中国神经系统疾病报告 2021

首都医科大学宣武医院
国家神经疾病医学中心

U0283005

科学出版社
北 京

内 容 简 介

编写和出版《中国神经系统疾病报告 2021》是国家神经疾病医学中心的重要年度任务之一。该中心组织神经内科、神经外科、功能神经外科、流行病学、人群防治、卫生经济学和卫生统计学等相关学科专家编撰的《中国神经系统疾病报告 2021》汇总自新中国成立以来我国重大神经系统疾病的患病率、发病率、病死率、危险因素情况、经济负担及治疗情况等调查资料，旨在为我国神经系统疾病防治工作提供技术指导与权威评价，为政府制定相关政策与策略提供技术决策依据。

本书图文并茂，实用性强，适合神经相关专业人员、临床医师及医学院校师生学习参考。

图书在版编目 (CIP) 数据

中国神经系统疾病报告 . 2021 / 首都医科大学宣武医院, 国家神经疾病医学中心主编.
—北京：科学出版社，2022.8
ISBN 978-7-03-072195-2

Ⅰ . ①中… Ⅱ . ①首… ②国… ③国… Ⅲ . ①神经系统疾病－疾病学－研究报告－中国－ 2021 Ⅳ . ① R741

中国版本图书馆 CIP 数据核字（2022）第 074976 号

责任编辑：路 弘 / 责任校对：张 娟
责任印制：赵 博 / 封面设计：龙 岩

科 学 出 版 社 出版
北京东黄城根北街 16 号
邮政编码：100717
http://www.sciencep.com

三河市春园印刷有限公司 印刷
科学出版社发行 各地新华书店经销
*
2022 年 8 月第 一 版 开本：889×1194 1/16
2022 年 8 月第一次印刷 印张：16
字数：48 000
定价：160.00 元
（如有印装质量问题，我社负责调换）

《中国神经系统疾病报告2021》编委会

主　编　赵国光

专家咨询组（以姓氏笔画为序）

王　艺	王　宁	王　坚	王　君	王　群	王玉平	王延江	王任直	车晓明
毛　颖	邓艳春	田恒力	冯　华	冯　涛	冯慧宇	吉训明	朱遂强	乔广宇
刘　峥	刘云会	刘艺鸣	刘佰运	刘建民	刘晓东	江　涛	江玉泉	江荣才
江基尧	许予明	杜怡峰	李　刚	李世绰	李存江	李美华	杨　弋	杨　欢
杨学军	杨清武	肖　波	吴　波	吴科学	张　努	张杰文	张建宁	张建民
张晓华	陆云涛	陈　高	陈忠平	陈春美	林卫红	林江凯	郁金泰	罗本燕
金丽日	周　东	周迎春	屈　延	屈秋民	赵　刚	赵　耀	赵重波	胡　波
段瑞生	洪　震	姚晓黎	贾文清	顾宇翔	晏　怡	徐　运	徐严明	栾国明
郭　华	郭艳苏	唐北沙	黄旭升	常　婷	崔丽英	康德智	章军建	商慧芳
彭　斌	董　强	董会卿	焦力群	曾进胜	游　潮	樊东升		

编写委员会（以姓氏笔画为序）

马永杰	王　韦	王玉平	王朝东	毛　薇	朱文佳	刘　刚	刘　峥	刘振磊
刘疏影	李大伟	李旭颖	邱　琼	宋海庆	张海岳	张鸿祺	陈　彪	林一聪
赵　浩	郝峻巍	贾建平	唐　毅	菅凤增	笪宇威	董会卿	程　也	焦力群

责任编辑

林一聪　郭艳苏

编辑助理

王　雪　胡士敏

前　言

神经系统疾病危害严重，特别是随着我国老龄化社会的到来，脑血管病、神经变性病等已成为我国城乡居民致死和致残的主要疾病之一，发病率、患病率和死亡率高于世界水平。神经系统疾病年住院费用的增长速度显著高于我国经济发展增速，照料负担不断增大，带来沉重的社会经济负担。

对比欧美国家，我国神经系统疾病的疾病谱、疾病特征、诊疗技术和社会经济负担具有自身特点。纵观数十年来我国神经系统疾病的预防管理、诊断治疗和临床研究，我们已在脑血管病、神经变性病、脑肿瘤、癫痫、神经系统罕见病等方面取得了长足的发展。尽管部分领域已达国际领先水平，但在发病机制、诊断技术、药物、医疗器械和设备等疾病诊疗全链条中仍存在诸多亟须突破的关键核心技术，总体仍处于跟跑状态。因此，梳理和总结我国在神经系统疾病的流行趋势、防治进展和规范管理等方面的研究数据，及时、准确、客观地反映我国神经系统疾病防治研究现状具有重要意义。

在国家卫生健康委的指导下《中国神经系统疾病报告2021》经学术委员会多位知名专家审稿和讨论审议，历时8个月，检索40年来我国人群的重要研究数据，累计检索中文13 518篇，英文11 393篇。入选病种包括脑血管病、痴呆与认知障碍疾病、帕金森病、癫痫、肌萎缩侧索硬化、多发性硬化、重症肌无力、创伤性颅脑损伤、中枢神经系统肿瘤和脊柱退行性疾病。本报告涵盖大样本横断面和队列人群流行病学调查、随机对照研究、注册登记研究等具有代表性的高质量研究结果，是中国神经系统疾病信息权威发布平台，更是社会公众和专业人士了解我国神经系统疾病的有效路径，可作为医疗研究机构防治研究工作的重要参考，也为政府部门制定相关政策提供重要决策依据。

本报告在编写过程中，得到了国家卫生健康委、国家神经疾病医学中心、中国国际神经科学研究所、国家老年疾病临床医学研究中心、《中国神经系统疾病报告2021》学术委员会和编写委员会的专家学者的倾力支持和帮助，在此谨向他们及为本报告付出辛勤汗水的所有人员表示最衷心的感谢！

  尽管编写时力争精益求精，恐仍有疏漏，恳请广大读者提出批评和改进意见。作为国家神经疾病医学中心主体单位，我们将坚决按照党中央、国务院的部署，把人民健康放在优先发展的战略地位，进一步深化医药卫生改革，以踏石留印、抓铁有痕的劲头将神经疾病的研究与诊疗工作不断推进，持续提升神经系统疾病防治和诊疗水平，为实现中华民族伟大复兴的中国梦打下坚实的健康基础！

首都医科大学宣武医院
国家神经疾病医学中心
中国国际神经科学研究所
2021 年 12 月 31 日

目　录

概　要

1　脑血管病

脑血管病是由于脑血管壁病变、血液成分或血流动力学改变等引起的局限性或弥漫性神经功能障碍，包括缺血性脑卒中、出血性脑卒中、颈动脉狭窄、椎动脉狭窄和颅内动脉狭窄、动脉瘤和血管畸形等。我国缺血性脑卒中发病率持续攀升，2017年达到156/10万，出血性脑卒中发病率缓慢下降至2017年的62/10万；缺血性脑卒中患病率1981/10万，出血性脑卒中患病率424/10万。出血性脑卒中通常由颅内动脉瘤、动静脉畸形、海绵状血管畸形破裂导致，颅内未破裂动脉瘤综合患病率3.2%～7.0%，年平均破裂风险0.95%～1.4%。脑动静脉畸形患病率（10～18）/10万，年发病率约1.3/10万，年出血率约3%。脊髓动静脉畸形年发病率（1～2.5）/100万，年出血率约10%。海绵状血管畸形占中枢神经系统所有血管病变的5.15%，患病率0.16%～0.5%，年出血率0.6%～11%。

脑卒中有多种危险因素，80%以上脑卒中可通过控制危险因素进行早期预防。主要且可干预的危险因素包括高血压、血脂异常、糖尿病以及肥胖、吸烟、身体活动不足、不健康饮食习惯等。积极筛查脑卒中高风险人群，并对危险因素进行有效干预不仅能够预防或推迟脑卒中的发生，而且能够有效降低脑卒中复发风险。

针对缺血性脑卒中的治疗包括院前和院内急救、评估患者状况、完善相关检验及影像学检查以及进行静脉溶栓等。此外还可进行血管内介入再通治疗，包括血管内动脉溶栓、机械取栓、导管吸栓和支架置入等。康复锻炼也是脑卒中单元的主要治疗手段。二级预防，即药物治疗如抗血小板聚集，同样必不可少。中国国家卒中登记显示，缺血性脑卒中发病3个月、6个月和1年内脑卒中复发率分别为10.9%、13.4%和14.7%。全国多中心CHANCE研究显示出血性脑卒中复发率0.3%。疾病负担研究数据显示我国脑卒中死亡率149/10万，粗死亡率较1990年上升了41%。

颈动脉狭窄、椎动脉狭窄和颅内动脉狭窄、动脉瘤和血管畸形等疾病需要根据病变部位完善CT/CTA、MRI/MRA、血管超声甚至全脑血管造影等检查。结合患者身体状况、经济条件选择适宜的手术治疗方式，如开刀手术、介入手术、立体定向放射治疗及多模态治疗等。动脉瘤破裂蛛网膜下腔出血患者28天内病死率19%，而28天内幸存患者中有22%在第5年随访时再次出血，第5年随访时患者死亡率仍有16%。对于脑动静脉畸形出血后存活的患者，约25%最终没有神经功能障碍，30%有轻至中度功能障碍，45%有严重功能障碍。出血后3个月，20%的初始幸存者已经死亡，1/3的患者仍有中度残疾。在脊髓动静脉畸形患者中因非出血事件导致的脊髓功能障碍逐渐加重风险高达17%/年。

根据《2021中国卫生健康统计年鉴》，2020年我国脑梗死出院人数396.19万人，平均住院日9.9天，人均医药费9823.9元。2020年我国脑出血出院人数62.52万人，平均住院日14.2天，人均医药费20 606.3元。

不同类型的脑血管病预后不同，但一般仅少数患者可痊愈，多数患者会根据病变部位出现相应功能障碍，部分或严重影响生活质量，且复发可能性较高，应积极明确发病原因，针对所有可干预的危险因素进行治疗，做好二级预防，降低复发危险。

2 痴呆与认知障碍疾病

痴呆是一种以获得性认知功能损害为核心，并导致患者日常生活、社会交往和工作能力明显减退的综合征。阿尔茨海默病是最常见的痴呆亚型。2019年，阿尔茨海默病位居导致我国人群死亡原因的第5顺位。

2020年一项大型横断面调查研究显示，我国痴呆患病率6.0%（95%CI：5.8～6.3），其中阿尔茨海默病患病率3.9%（95%CI：3.8～4.1），血管性痴呆患病率1.6%（95%CI：1.5～1.7）。据此估算，我国目前约有1507万例（95%CI：1453～1562）痴呆患者，其中阿尔茨海默病患者983万例（95%CI：939～1029），血管性痴呆患者392万例（95%CI：364～422），其他痴呆患者132万例（95%CI：116～150）。2013年，一项共纳入340 247名受试者的荟萃分析结果显示，60岁及以上人群痴呆发病率9.87/（1000人·年），其中阿尔茨海默病6.25/（1000人·年），血管性痴呆2.42/（1000人·年）。《中国阿尔茨海默病报告2021》指出，我国因痴呆导致的死亡人数320 715（76 156～843 371）例，占全球的19.8%。

对我国12个省市共46 011名60岁以上老年人进行危险因素分析，发现痴呆和轻度认知障碍共同的危险因素有12个，包括年龄增长、女性、家族史、低教育程度、生活在农村、丧偶/离异/独居、吸烟、高血压、高脂血症、糖尿病、心脏病和脑血管疾病，其中后9个为可干预的危险因素。

2015年一项全国多中心痴呆经济费用调研显示，每例患者每年的平均费用约19 144.36美元（折合人民币约122 523元）。预估中国阿尔茨海默病患者的社会经济成本1677.4亿美元，其中直接医疗费用545.3亿美元，占总费用的32.51%，直接非医疗费用262.0亿美元（15.62%），间接费用870.1亿美元（51.87%）。其中，痴呆护理占用痴呆治疗花费的一半以上。据此推算，2020年中国阿尔茨海默病的总成本达2487.1亿美元，2050年将高达1.89万亿美元。

目前，痴呆常用的治疗药物仍为胆碱酯酶抑制剂和兴奋性氨基酸受体拮抗剂。总体来说，我国痴呆患者药物治疗率不高，约80%的痴呆患者仍未接受过任何药物治疗。过去10年，我国已经完成和正在进行的痴呆相关临床试验有28项，包括4项IV期试验，14项III期试验，4项II/III期试验和6项II期试验。非药物干预方面，由宣武医院认知障碍团队牵头撰写并发表了我国第一个认知训练专家共识，针对我国阿尔茨海默病早期患者开展的40Hz经颅磁刺激和双盲、随机对照经颅交流电刺激研究正在进行中，该研究结果将为痴呆患者的神经调控治疗提供更多循证证据。

中国居民对阿尔茨海默病临床表现总体知晓率较低，早期识别不足，精神负担是人们最为担心的影响；但人群早筛意愿较强，需要进一步加强对阿尔茨海默病相关知识的普及。经健康教育干预后，痴呆相关概念、临床表现和病因知晓率均显著提高。建立多层次的健康教育模式、采取综合干预手段有助于提高痴呆的社区防治水平。

3 帕金森病

帕金森病是一种常见中老年神经系统退行性疾病，主要以运动症状如静止性震颤、肌强直、动作迟缓、姿势平衡障碍和非运动症状如嗅觉减退、便秘、快速眼动睡眠期行为异常和抑郁等为显著特征。全国多中心流行病学结果显示，我国65岁及以上人群帕金森病的患病率1.63%。据此估计，目前我国帕金森病患者总数可能高达362万人。2020年我国因帕金森病导致的全人群死亡率约1.38/10万，在城市、农村居民中均呈现逐年上升的趋势。

帕金森病发病受多种环境及行为因素的影响，如适度饮茶可降低帕金森病的发病风险，吸烟、饮酒也与帕金森病发病风险减低相关，但吸烟、饮酒导致的帕金森病发病风险减低不能除外因吸烟、饮酒导致死亡率增加带来的偏倚。此外，脑外伤、重大精神创伤及帕金森病阳性家族史均可增加帕金森病的患病风险。

目前我国帕金森病每年新增超过10万人，且发病年龄呈现年轻化趋势。近50%的帕金森病患者未及时就诊，总体治疗率偏低。早期诊断、综合治疗及多学科治疗模式、全程管理是提高帕金森病患者生活质量的重要手段。其中综合治疗是指兼顾帕金森病患者的运动及非运动症状；多学科治疗模式包括药物治疗、手术治疗、肉毒毒素治疗、康复运动疗法、心理干预和照料护理等；全程管理则强调帕金森病的治疗需立足当前、长期管理，力求使患者长期获益。

我国帕金森病患者的年平均直接医疗成本在患病早期、中期、晚期、终末期分别为6721.79元、27 982.01元、37 324.54元和42 326.63元，其中主要成本为长期的药品支出。随着我国人口老龄化的发展，帕金森病患病人数急剧上升，帕金森病带来的社会经济负担日益增加，对患者及其家庭造成越来越严重的影响。现有临床应用中各种帕金森病相关治疗均只能改善患者的症状和生活质量，无法治愈疾病，也不能预防或延缓疾病的发展。目前多项针对中国人群进行的疾病修饰治疗药物临床研究正在进行，同时国际也有多项疾病修饰治疗方法进入Ⅲ期临床试验。

4　癫痫

癫痫是一组由于脑部神经元异常过度放电引起的反复发作性、短暂性中枢神经系统功能失常的慢性脑部疾病。我国约有900多万例癫痫患者，其中包括600万例活动性癫痫患者，每年新增癫痫患者约40万例。癫痫与遗传因素、围生期事件、热性惊厥史、颅脑损伤、颅内感染与脑血管疾病等因素相关。

癫痫疾病本身给患者带来很大的精神负担，还容易并发焦虑、抑郁障碍、睡眠障碍、偏头痛等共患病，严重影响患者的生活质量。癫痫治疗以药物治疗为主，约1/3的患者为药物难治性癫痫，可以考虑外科手术、神经调控和生酮饮食治疗等。目前已有20余种抗癫痫发作药物应用于临床，而第三代抗癫痫发作药中，醋酸艾司利卡西平、布立西坦已在我国进入临床试验阶段，卢非酰胺、瑞替加滨等尚未进入我国。中国癫痫手术始于20世纪50～60年代，近10年癫痫手术的质量和数量均呈上升趋势。根据2016年全国癫痫中心的调研数据，全国共实施癫痫切除术9667例，较2005年的2500例有明显增加；此外，实施迷走神经刺激术888例、脑深部刺激术275例。

癫痫领域诊疗新技术发展十分迅速。立体定向脑电图是侵入性癫痫术前评估手段及治疗技术，2016年我国应用该技术1534例次。近年来陆续开展的射频热凝术、激光间质热疗等新技术为癫痫患者提供了微创治疗机会，刚刚起步的反应性神经刺激的研发将为难治性局灶性癫痫患者提供新的治疗选择。脑磁图是一种无创性探测大脑神经电磁信号的脑功能检测技术，用于定位癫痫灶和脑科学研究，2016年我国有14个癫痫中心（3.9%）配备脑磁图设备。

自2000年开始，在卫生部疾病预防控制局和世界卫生组织（WHO）精神卫生处的支持下，"中国农村地区癫痫防治管理项目"在国内陆续开展，使癫痫患者受益的同时，也为后续农村癫痫防治管理项目纳入中央补助地方公共卫生专项资金支持提供了依据。《2016年全球疾病、伤害和风险因素负担研究（GBD 2016）》显示对于癫痫的综合诊疗能力，中国总体医疗可及性和质量指数为80分，居全球195个国家和地区第48位。但我国各地区发展显著不平衡，东部省份明显优于西部省份。《2016—2020年中国卫生健康统计年鉴》显示，2016—2020年，癫痫患者年平均出院人数为201 010人，疾病构成为0.25%，平均住院日为6.438天，人均医药费用为6352.198元。

2017—2018年，中国抗癫痫协会牵头开展了我国首次最大规模癫痫诊疗机构调研工作，覆盖了全国除港澳台地区以外的31个省、自治区和直辖市。调研显示全国各类医院共成立了358家不同级别的癫痫诊疗机构，其中3/4在东西部地区，90%以上在三级医院。从事癫痫诊疗的医师9688人。自2019年起，中国抗癫痫协会用3年时间开展了覆盖全国的癫痫中心评审工作。至2021年底，通过评审的癫痫中心共201家，其中综合癫痫中心（三级）39家，癫痫中心（二级）98家，癫痫专科门诊（一级）64家，初步形成了我国三级癫痫诊疗体系。

5　肌萎缩侧索硬化

罕见病，又称"孤儿病"，是一类发病率极低疾病的统称。目前，全球已知的罕见病有6000～8000种。我国人口基数大，罕见病患者并不少见。大多数罕见病严重威胁患者的生命及严重影响生存质量。其中，超过60%的罕见病在儿童时期开始发病，超过70%的罕见病与基因突变有关，只有5%的罕见病有药物治疗，但是几乎没有一种罕见病可以被治愈，给患者和社会带来了沉重的疾病与经济负担。2019年，中国罕见病联盟牵头的一项包含2万⁺例中国罕见病患者的《2019年中国罕见病患者综合社会调查报告》显示，受访者在2018年的医疗费用支出（包含直接与间接医疗费用支出以及与医疗相关的非医疗费用支出）约为人均67 528.77元，其中完全自费部分占总支出的85.7%；未成年患者的医疗自费支出占家庭总收入的72.2%，明显高于成年患者（57.2%）。

党的十八大以来，党和国家高度重视我国罕见病相关工作发展。2018年5月，国家卫健委等五部委联合发布我国第一批121种罕见病目录，其中39种涉及神经系统，包括肌萎缩侧索硬化、线粒体脑肌病、肝豆状核变性等。《罕见病诊疗指南（2019年版）》总结了中国孤儿药可及性现状：在121种疾病中，全球范围内74种疾病可以治疗，在中国，有53种疾病可以治疗，其中有明确适应证获批的是31种疾病，55个药品；纳入到中国医保目录的有18个疾病，29个药物。令人振奋的是，考虑到中国国情，2021年版国家医保药品目录公布，有3个神经系统罕见病用药入选（脊髓性肌萎缩症—诺西那生钠注射液；多发性硬化—氨吡啶缓释片；法布雷病—阿加糖酶α注射用浓溶液），包含两个曾年治疗费用超过百万元的超高值罕见病药品，充分说明医保部门对罕见病患者用药保障工作的高度重视。因此，准确反映我国罕见病有关情况，可以为社会各界开展罕见病有关工作提供重要的参考依据。

肌萎缩侧索硬化症，又称"渐冻症"，是一种严重致死性进行性神经退行性疾病，主要影响大脑、脑干和脊髓运动神经元。临床上，主要表现为隐匿起病的上、下运动神经元损害症状和体征，逐渐出现肢体肌肉萎缩、无力及吞咽、言语障碍。目前缺乏有效治疗手段，只能通过药物及营养、呼吸支持延长生存期，但这些方法不能阻止疾病的进展，患者通常于诊断后3～5年因呼吸衰竭和肺炎而死亡。国外报道本病发病率（1.5～2.5）/（10万人·年），患病率约4.6/10万。近年来，国内越来越多的病例被诊断，中国患者平均发病年龄为49.8岁，明显早于欧洲及日本人群。由于其高度致残率和致死率，且无特效治疗方法，因此该病同癌症、艾滋病、白血病和类风湿并称为世界五大绝症。肌萎缩侧索硬化目前也成为国际公认的热点研究罕见病之一。深入探讨该病在中国的现状，对重大疾病防治相关决策的制定和效果评价具有极其重要的指导意义，进一步有利于卫生医疗资源的合理配置。

6　多发性硬化

多发性硬化是一种以中枢神经系统炎性脱髓鞘病变为主要特点的免疫介导性疾病，临床上以时间多发性和空间多发性为主要特征，主要累及中青年，复发率和病残率较高，给家庭和社会带来沉重的经济负担。

多发性硬化呈全球性分布，其发病率随着纬度的增高而增加。中国多发性硬化粗患病率（2～3）/10万，好发于青壮年，女性多见，男女患病比例1:1.5～1:2。目前，多发性硬化的病因仍不明确，可能是携带遗传易感基因的人群在后天病毒感染、吸烟、缺乏阳光照射、低维生素D水平、青春期肥胖等因素下，产生中枢神经系统的异常自身免疫应答而致病。

多发性硬化疾病负担包括负面情绪、疾病对社交及工作的影响、疾病复发的负担以及医疗经济负担等多个方面。超过85%的多发性硬化患者确诊后都会受到负面情绪的困扰，部分患者甚至出现自杀念头和自杀、自毁行为。近70%的患者不同程度地影响了日常社交，这些因素更易导致患者出现负面情绪，进一步影响日常生活。多发性硬化住院治疗花费高、耗时长，77.9%的患者每次发作均需住院治疗，87.4%的患者每次复发需住院时间≥7天，进一步加重了患者的经济负担。随着口服缓解期疾病修正治疗药物的陆续上市及国家医保政策的执行，药物可及性正在大幅提升，价格也更加"亲民"，患者的复发和经济负担可能会随之减轻。

7　重症肌无力

重症肌无力是由抗体介导的获得性神经－肌肉接头传递障碍的自身免疫病。全身骨骼肌均可受累，表现为波动性肌无力和易疲劳性，症状呈"晨轻暮重"，活动后疲劳加重，休息后可减轻。我国重症肌无力终身患病率约10/10万，发病率约0.68/10万，其中成年人（＞19岁）年发病率约0.74/（10万人·年），青少年（≤19岁）年发病率约0.38/（10万人·年），住院总死亡率为14.69‰，男性死亡率（16.52‰）高于女性（12.86‰）。主要死亡原因包括呼吸衰竭、肺部感染等。

起病为眼肌型重症肌无力患者在眼外肌症状出现两年内容易向全身型重症肌无力转化。近年来国内纳入病例数较多的研究显示，转化率17.0%～31.4%。起病年龄大、短病程、AChR抗体阳性、重复神经电刺激异常以及合并胸腺瘤者容易转化为全身型，而免疫抑制治疗和胸腺切除可能是转化的保护性因素。患者常伴有高血压、糖尿病、高脂血症及其他自身免疫病。近年来来自国内不同中心的研究显示重症肌无力合并其他自身免疫病的比例从1.5%到11.6%不等，甲状腺功能亢进是重症肌无力最常共病的自身免疫病。患者多为青年女性，多表现为眼肌型重症肌无力，较少合并胸腺瘤，伴发胸腺增生的可能性大，病情较轻但发病两年内更易复发。

目前，重症肌无力的治疗仍以胆碱酯酶抑制剂、糖皮质激素及其他免疫抑制剂（硫唑嘌呤、环孢素、他克莫司、吗替麦考酚酯、甲氨蝶呤和环磷酰胺）、静脉注射免疫球蛋白、血浆置换以及胸腺切除为主，少数难治性病例可应用靶向生物制剂利妥昔单抗注射液（美罗华）。

据2020年全国31个省市的调研数据显示，重症肌无力患者中位住院时间为8天，中位住院费用为1037美元。在支付方式方面，城镇职工基本医疗保险和城镇居民基本医疗保险覆盖了约67.4%的患者，17.9%的患者自费支付治疗和药物费用。儿童自付支付账户的比例相对较高，为39.6%。0.4%的重症肌无力患者购买了商业健康保险。

8　创伤性颅脑损伤

创伤性颅脑损伤是由撞击、打击、挤压、震动或穿透头部等外力，导致颅骨骨折或颅内结构如脑血管、脑组织、脑神经等损伤，从而导致神经功能障碍的一类疾病。全国患病率442.4/10万，总体病死率4.8%；重型颅脑创伤的病死率19.7%，男性高于女性。随着年龄的增长，创伤性颅脑损伤患病率和死亡率均逐渐升高。

创伤性颅脑损伤的致伤原因主要包括交通伤、打击伤、坠落伤、跌倒伤和火器伤等。道路交通事故是导致创伤性颅脑损伤的主要原因。随着年龄的增长，道路交通事故的发生率呈现逐渐下降的趋势，而平地跌倒导致的创伤性颅脑损伤逐渐增多，尤其是老年人，受伤地点以家中最多。道路交通伤分为不同类型，包括汽车伤、摩托车伤、电动车伤、自行车伤和步行伤等。随着经济的发展，中国道路交通事故导致的创伤性颅脑损伤高发生率与汽车数量的增长一致，摩托车相关交通伤发生率逐渐减少，电动自行车导致死亡和受伤的数量逐渐增加。

创伤性颅脑损伤常合并颅骨骨折、脑挫裂伤、脑实质出血、硬膜下血肿、硬膜外血肿及外伤性蛛网膜下腔出血等。根据格拉斯哥昏迷评分、意识状态及记忆丧失持续时间，可将创伤性颅脑损伤分为轻、中、重度等三型，部分会增加第四型——特重型。轻型发生率较高，但需预防病情恶化。重型发生率较低，但患者损伤重，预后差，是诊治的重点和难点。约1/3的患者需要接受手术治疗，手术方式包括去骨瓣减压术、脑内血肿清除术、脑室外引流等。此外颅内压监测、治疗性低温也是常采用的诊疗手段。充分认识颅脑损伤后各阶段的临床特点非常重要，及时、正确的治疗方案（包括紧急手术和颅内压重症监护）是降低死亡率的关键。

颅脑创伤后癫痫、进展性硬膜外血肿、慢性硬膜下血肿、创伤性颅脑损伤后脑积水是创伤性颅脑损伤常见并发症，应及时发现和治疗。高龄、低格拉斯哥昏迷评分、高损伤严重程度评分、瞳孔对光反射缺失、缺氧、系统性低血压、基底池变窄、中线移位超过5mm、地理海拔高度超过500m和人均GDP较低均与创伤性颅脑损伤预后不良有关。医院联合社区对康复期患者进行健康教育，能减轻患者的费用负担，优化患者的就医行为。目前影响住院费用的因素主要有年龄、手术、抢救、入院病情、出院情况、颅脑损伤类型等。应加强道路交通安全措施，优化院前救治，从而缩短患者住院日，控制颅脑损伤患者的住院费用。

9　中枢神经系统肿瘤

中枢神经系统肿瘤指起源于中枢神经系统内的组织或结构的一组良恶性疾病，病变主要位于颅内或椎管内，占全身肿瘤的1%～2%。我国中枢神经系统肿瘤的年发病率（4.1～7.4）/10万，以神经上皮性肿瘤、脑膜源性肿瘤、垂体瘤和转移瘤居多。死亡率约3.77/10万，以恶性神经上皮性肿瘤和转移瘤为主。我国以东部和中部地区患病人数最多，其中农民、自由职业和工人为主要患病群体。城镇居民的发病率略高于乡村，随着年龄增长而上升。我国患者中，75岁以上人群发病率最高。

中枢神经系统肿瘤的病因不明。终身大量饮酒、既往患有颅脑疾病、脑外伤、长期吸烟、长期接触工业射线与中枢神经系统肿瘤部分亚型的发病率相关，长期使用通信设备与低级别胶质瘤患病率相关，但与高级别胶质瘤发病率并无相关性。中枢神经系统肿瘤缺乏系统性的社区防治规范及流程，主要集中在筛查（影像学检查）、健康教育（定期检查以及远离有害物质）及康复管理（药物指导、饮食、功能锻炼，特别是心理辅导）三个重要步骤。目前，在院治疗仍为我国中枢神经系统肿瘤的诊治重点，包括手术治疗（常规手术、微创手术、姑息性手术及立体定向活检术等）和非手术治疗（药物治疗、放化疗、个体化免疫及靶向治疗、记忆及病毒治疗和电场治疗等）。

中枢神经系统肿瘤诊疗当下存在的问题仍然以诊疗费用高和医疗资源不足为主。恶性中枢神经系统肿瘤的综合治疗费用较高，部分患者及家庭难以负担。中枢神经系统肿瘤诊疗对医疗设备要求较高，医疗人才培养周期较长，导致基层医院医疗资源相对紧缺。最大限度地减轻中枢神经系统肿瘤造成的家庭和社会负担是我国中枢神经系统肿瘤综合防治工作的重要任务与目标。

10　脊柱退行性疾病

脊柱退行性疾病是指随着患者年龄增长，其脊柱自然老化导致的一大类疾病，以颈椎病、腰椎病最为常见。我国总患病人数保守估计可达3亿。2021年的人口普查显示，我国60岁及以上人口达2.64亿，较前次普查上升5.44%。随着人口老龄化现象的加剧，智能手机、电子设备的普及，生活及劳动方式的改变，脊柱退行性疾病的患病人数有明显的上升和年轻化趋势。

我国成年人群颈椎病的患病率约13%，在城市、郊区和农村人群中存在差异。危险因素主要包括高龄、轻体力劳动、睡眠时间不足及个体发育因素。我国尚缺乏腰椎退行性疾病的流行病学数据，预期成年人群中总患病率超过10%。危险因素主要包括高龄、肥胖、久坐、外伤及个体发育因素。社区防治工作在我国普遍缺乏，少数区域试行健康教育、病友互助及"综合医院－康复医院－社区"三级康复服务体系，值得推广。我国每年因脊柱退行性疾病住院治疗的人数保守估计2万～3万，治疗方式以手术为主，总费用预期15亿～20亿元。

第一部分 脑血管病

1.1 脑卒中

脑卒中是由于脑部血管突然破裂或因脑血管阻塞导致血液循环障碍造成脑组织损伤的急性脑血管疾病，已成为我国居民死亡的首位病因，每5位死亡者中至少有1位死于脑卒中，我国因脑卒中死亡的人数约占全球脑卒中患者死亡总数的1/3。中国现存脑卒中患者1300万名，高居世界首位[1]。脑卒中是一种可防可治的疾病，80%以上的脑卒中可以通过控制危险因素进行早期预防，其中，主要且可干预的危险因素包括高血压、血脂异常、糖尿病，以及肥胖、吸烟、身体活动不足、不健康饮食习惯等。积极筛查脑卒中高风险人群，并对危险因素进行有效干预不仅能预防或推迟脑卒中的发生，而且能有效降低脑卒中的复发风险。

1.1.1 流行病学

1.1.1.1 发病率

疾病负担研究（GBD）数据显示，中国缺血性脑卒中发病率持续攀升，由2005年的112/10万升高至2017年的156/10万，而出血性脑卒中发病率呈现缓慢下降的趋势，由2005年的96/10万下降至2017年的62/10万（图1-1-1）。据中国国家卒中筛查调查（China National Stroke Screening Survey，CNSSS）数据显示，我国40～74岁人群首次脑卒中总体标化发病率由2002年的189/10万上升至2013年的379/10万，平均每年增长8.3%。据国家卒中流行病学专项调查（National Epidemiological Survey of Stroke in China，NESS-China）报告显示，2013年我国20岁及以上居民脑卒中发病率345/10万，年龄标化发病率247/10万[1]。

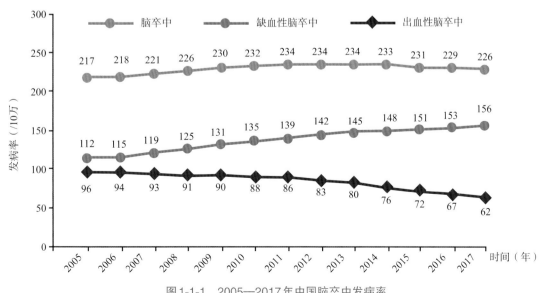

图1-1-1 2005—2017年中国脑卒中发病率

1.1.1.2 患病率

我国脑卒中患病率整体呈上升趋势。全球疾病负担（global burden of disease，GBD）数据显示，2017年我国缺血性脑卒中患病率为1981/10万（年龄标化率1470/10万），出血性脑卒中患病率为424/10万（年龄标化率309/10万）[2]。根据"脑卒中高危人群筛查和干预项目"数据显示，我国40岁及以上人群的脑卒中人口标化患病率由2012年的1.89%上升至2018年的2.32%，因此初步推算我国40岁及以上脑卒中患病人数高达1318万。

1.1.1.3 复发率

2007—2008年，中国国家卒中登记对7593例首次发生缺血性脑卒中的18岁及以上患者进行调查，发现发病3个月、6个月和1年内脑卒中复发率分别为10.9%、13.4%和14.7%。2009—2012年，全国多中心CHANCE（Clopidogrel in High-risk Patients with Acute Non-disabling Cerebrovascular Events）研究纳入了5170例短暂性脑缺血发作（TIA）或轻型缺血性脑卒中患者，其3个月缺血性脑卒中复发率为9.7%，出血性脑卒中复发率为0.3%。2015—2017年，PRINCE（Platelet Reactivity in Acute Non-disabling Cerebrovascular Events）研究纳入了675例TIA或轻型缺血性脑卒中患者，3个月缺血性脑卒中复发率为6.8%，出血性脑卒中复发率为0.7%。

1.1.1.4 死亡率

根据《2020中国卫生健康统计年鉴》，中国农村居民2019年卒中死亡率为158/10万，城市居民脑卒中死亡率为129/10万。根据第六次人口普查数据估算，2018年我国约有194万人死于脑卒中。研究发现，2010—2018年，城市居民脑卒中粗死亡率无明显变化，而农村居民粗死亡率呈波动性上升趋势并持续高于城市居民同期水平（图1-1-2）。GBD数据显示，2017年我国脑卒中死亡率为149/10万，粗死亡率较1990年相比上升41%，而年龄标化死亡率下降34%[3]。从此可见，脑卒中粗死亡率的上升可能与我国持续人口老龄化相关，年龄标化死亡率下降可能与医疗体系逐步完善、全民健康素养逐步提升及卒中普及宣教全面开展相关。

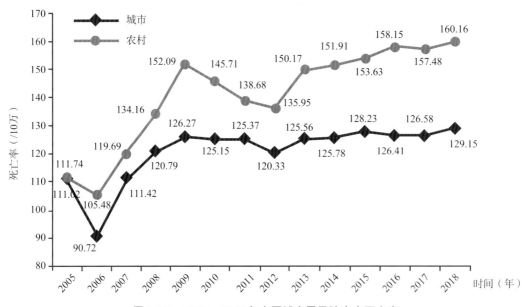

图1-1-2　2005—2018年中国城乡居民脑卒中死亡率

1.1.1.5　疾病经济负担

在过去的30年间，伴随社会经济的发展，国民生活方式的改变，我国脑卒中发病率总体呈现逐步攀升的趋势。社会老龄化加重，居民不健康生活方式普遍，脑卒中危险因素逐渐暴露，我国脑卒中疾病负担出现暴发增长趋势，其中低收入群体快速增长、地域和城乡差异及发病年轻化趋势引人深思。据此推算，2030年我国脑血管病事件发生率将较2010年升高约50%。根据《2018中国卫生健康统计年鉴》，2005—2017年，中国脑卒中出院人数及人均医药费用均持续增长，其中缺血性脑卒中的出院人数及人均医药费用均呈爆发性增长。2017年我国缺血性脑卒中出院人数为3 122 289人，出血性脑卒中为523 488人，相比2007年，10年间分别增长了12倍和5倍。2017年我国缺血性脑卒中和出血性脑卒中患者人均住院费用分别为9607元和18 525元，相比2007年分别增长了60%和118%（图1-1-3）。

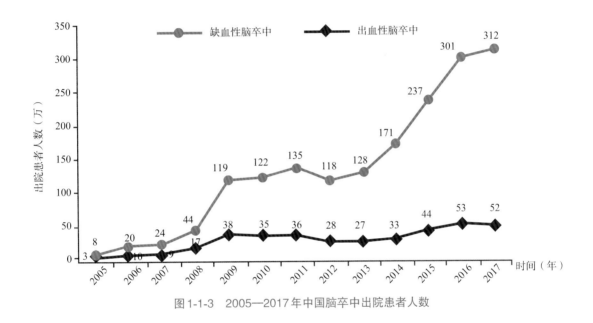

图1-1-3　2005—2017年中国脑卒中出院患者人数

根据《2020中国卫生健康统计年鉴》，我国2019年统计公立医院部分病种平均住院医药费用显示，脑梗死出院人数4 335 072人，平均住院日10.0天，人均医药费9809.1元。

1.1.2　流行病学特征

我国脑卒中流行病学特征主要表现为：①年龄特征，发病年轻化；②性别差异，男性高于女性；③地域差异，北高南低，中部突出；④城乡差异，农村高于城市；⑤变化趋势差异，缺血性脑卒中增多，出血性脑卒中减少等。

1.1.2.1　年龄特征

我国脑卒中年龄特征表现为发病呈现年轻化趋势，我国脑卒中患者平均发病年龄在65岁左右，与发达国家的75岁左右相比较低。GBD数据显示，中国脑卒中人群发病年龄70岁以下患者比例由2005年的61.94%增长至2017年的62.48%。2012—2016年，根据国家"脑卒中高危人群筛查和干预项目"数据，我国40岁及以上脑卒中患者首次发病的平均年龄为60.9～63.4岁，其中首次发病年龄构成中40～64岁年龄段占比超过66.6%。

1.1.2.2　性别特征

我国脑卒中性别特征表现为男性高于女性。NESS-China研究结果显示，2012—2013年我国男女脑卒中患者的平均发病年龄分别为65.5岁和67.6岁，年龄标化死亡率分别为122/10万和108/10万。根据《2018中国卫生健康统计年鉴》和《2019中国卫生健康统计提要》，2005—2018年城市和农村居民卒中粗死亡率均为男性高于女性。

1.1.2.3　地域特征

我国脑卒中地域特征表现为"北高南低，中部突出"的分布。NESS-China研究发布的2012—2013年脑卒中数据显示，东北地区脑卒中发病率［365/（10万人·年）］与死亡率［159/（10万人·年）］均最高，其次为中部地区发病率［326/（10万人·年）］、死亡率［154/（10万人·年）］，南部地区均最低［155/（10万人·年）、65/（10万人·年）］；脑卒中患病率中部地区最高（1550/10万），其次为东北地区（1450/10万），南部地区最低（625/10万）。

1.1.2.4　城乡特征

我国脑卒中城乡特征表现为农村高于城市。2016年"脑卒中高危人群筛查和干预项目"数据显示，我国农村和城市40岁及以上人群的人口标化患病率分别为2.29%和2.07%，农村高于城市。根据《2019中国卫生健康统计提要》和《2020中国卫生健康统计年鉴》，自2005年开始，农村地区脑卒中死亡率持续超过城市地区，两者之间差距呈现波动性增大，2019年农村居民和城市居民的脑卒中死亡率分别为158/10万和129/10万，这种差距可能随着时间的推移继续拉大。

1.1.2.5　类型特征

我国缺血性脑卒中发病率表现为持续上升、出血性脑卒中发病率呈现缓慢下降的趋势。同时，GBD数据显示，2005—2017年我国缺血性脑卒中的伤残调整寿命年整体呈现上升趋势，而出血性脑卒中的伤残调整寿命年则趋于下降。此外，与发达国家相比，我国急性脑小血管病在脑卒中患者中占比较高，而心源性脑梗死占比较低。

1.1.3　危险因素

脑卒中的危险因素分为可干预与不可干预两种。不可干预因素主要包括年龄、性别、种族、遗传因素等；可干预因素包括高血压、糖代谢异常、血脂异常、心脏病、无症状性颈动脉粥样硬化、生活方式及其他因素等。

1.1.3.1　高血压

在中国人群中，高血压是脑卒中最主要的心脑血管危险因素。高血压的诊断标准为：在未使用抗高血压药物的情况下，非同日3次测量诊室血压，收缩压（systolic blood pressure，SBP）≥140mmHg和（或）舒张压（diastolic blood pressure，DBP）≥90mmHg。对于既往有高血压病史，目前正在使用抗高血压药物的患者，即使血压低于140/90mmHg，也应诊断为高血压。

亚太队列研究显示[4]，血压水平与亚洲人群的脑卒中、冠状动脉粥样硬化性心脏病事件密切相关，收缩压每升高10mmHg，亚洲人群脑卒中与致死性心肌梗死发生风险分别增加53%与31%。特别是我国人群中脑卒中与心肌梗死发病率比值高达5∶1～8∶1，远高于西方国家人群。可见我国高血压人群的脑卒中风险更大。开滦研究发现，血压正常高值人群总心脑血管事件风险增加37.0%，缺血性脑卒中风险增加56.0%。根据2015—2025年中国心血管病政策模型预测，与维持现状相比，如果对1期和2期高血压患者进行治疗，每年将减少脑卒中事件69.0万例，获得120万质量调整生命年（quality-adjusted life year，QALY）[5]。

1.1.3.2　糖代谢异常

近30年来，我国糖尿病患病率显著增加。1980年，我国18岁及以上居民糖尿病的患病率为0.67%，而2012年我国18岁及以上居民糖尿病的患病率逐步攀升为9.7%（男性为10.2%，女性为9.0%）。以此推算，中国成人糖尿病患者总数达9240万人。其中农村患者约4310万人，城市患者约4930万人[6]。研究表明，糖尿病患者缺血性脑卒中发病年龄更低，且不同年龄段患者缺血性脑卒中的发病率均有增加。近期来自中国的一项51万余人的前瞻性研究显示[7]，糖尿病显著增加缺血性脑卒中及颅内出血的风险，并且随着糖尿病病史的延长，心脑血管疾病风险逐年增加。对2型糖尿病患者进行包括降血糖、降血脂、降压、抗血小板聚集等在内的综合治疗，可以明显降低脑卒中事件的发生概率。

糖尿病前期作为脑卒中的危险因素，近年来被更多的研究证实。来自中国的一项荟萃分析发现：与正常血糖相比，糖尿病前期（包括空腹血糖受损或糖耐量受损）与脑卒中风险增加显著相关[8]。

中国的一项基于CNSSS病例对照研究结果显示[9]，在女性糖尿病患者中，缺乏体力活动与全部脑卒中和缺血性脑卒中的风险增加显著相关，而在男性糖尿病患者中未发现这一相关性，因而得出结论：女性糖尿病患者中，在吸烟、肥胖/超重和缺乏体力活动等生活方式因素中，缺乏体力锻炼可能增加全部脑卒中和缺血性脑卒中的风险。

1.1.3.3　血脂异常

根据《中国成人血脂异常防治指南（2016年修订版）》[10]，血清总胆固醇（TC）浓度≥6.22 mmol/L（240 mg/dl）为高胆固醇血症；甘油三酯（TG）≥2.26 mmol/L（200 mg/dl）为高甘油三酯血症；低密度脂蛋白胆固醇（LDL-C）≥4.14 mmol/L（160 mg/dl）为高低密度脂蛋白胆固醇血症；高密度脂蛋白胆固醇（HDL-C）＜1.04 mmol/L（40 mg/dl）为低高密度脂蛋白胆固醇血症。2002年，调整后的高胆固醇血症患病率为1.6%（95%CI：1.3%～1.8%），2010年增至5.6%（95%CI：5.1%～6.1%），2015年增至5.8%（95%CI：5.3%～6.3%）（趋势P＜0.001）。高甘油三酯血症的患病率从2002年的5.7%（95%CI：5.1%～6.3%），急剧增加到2010—2012年的13.6%（95%CI：12.9%～14.2%）和2015年的15.0%（95%CI：14.3%～15.7%）。低高密度脂蛋白胆固醇血症的患病率也发生了显著变化，从2002年的18.8%（95%CI：17.0%～20.6%）增至2010—2012年的35.5%（95%CI：33.3%～37.6%）和2015年的24.9%（95%CI：23.5%～26.4%）。同样，高低密度脂蛋白胆固醇血症的患病率从2002年的1.3%增加到2010—2012年的5.6%和2015年的7.2%（图1-1-4）。

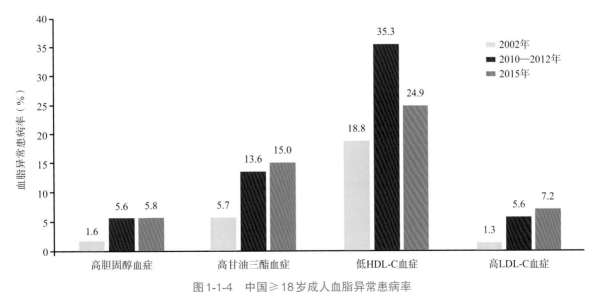

图 1-1-4　中国≥18岁成人血脂异常患病率

（中国居民营养与健康状况监测2002和2010—2012，中国成人营养与慢性病监测2015）

纳入大型前瞻性研究"中国慢性病前瞻性研究项目"（China Kadoorie Biobank，CKB）中的5475例缺血性脑卒中（IS）、4776例脑出血（ICH）和6290例健康对照，进行巢式病例对照分析，观察LDL-C与脑卒中的关联性。LDL-C与脑卒中的关联性在CKB观察性研究、随机试验及遗传性研究中高度一致。每10 000例中国成年患者接受调脂治疗5年，LDL-C降低1mmol/L，可额外增加10～20例自发性颅内出血事件，但是可避免缺血性脑卒中事件和重大冠心病事件的预测数量大大超过了颅内出血事件[11]。

1.1.3.4 心脏病

约20%的缺血性脑卒中是由心源性栓子造成的，约40%不明原因的脑卒中可能是心源性脑卒中。相比非心源性脑卒中，心源性脑卒中患者入院时神经功能缺损更严重，且出院时及发病6个月后的预后也更差。

其中心房颤动为心源性脑卒中的主要因素。心房颤动定义为自我报告的持续性心房颤动病史，或根据既往心电图或调查期间心电图的检查结果判定为心房颤动。根据2014年10月～2015年11月中国脑卒中筛查和干预项目的各省数据（不包括西藏数据），中国≥40岁人群中标化的心房颤动患病率为2.31%（95%CI：2.28%～2.33%）。患病率随年龄增长而增加，从40～49岁成人的1.13%上升到≥70岁人群中的4.57%。女性的心房颤动患病率高于男性（2.72% vs 1.90%），农村居民的心房颤动患病率高于城市（2.42% vs 2.19%）（图1-1-5）。

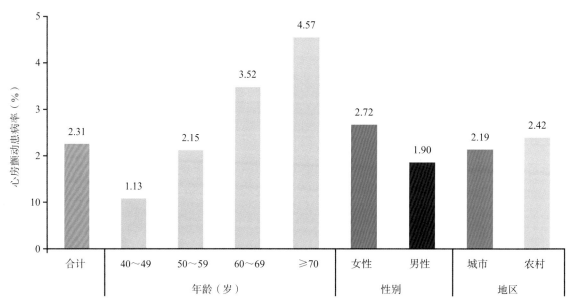

图1-1-5　中国≥40岁成人按地区、性别和年龄划分的心房颤动患病率
（中国脑卒中筛查和干预项目2014—2015）

1.1.3.5 无症状性颈动脉粥样硬化

CKB研究于2013年9月～2014年6月纳入23 973例基线无心血管病病史者，分析颈动脉粥样硬化在CVD危险因素与脑卒中亚型之间关联性中的作用。根据颈动脉斑块的数量和最大厚度，综合形成颈动脉斑块负担这一指标。参与者平均年龄50.6岁，61.9%为女性。结果显示：收缩压（每SD的OR值1.51，95%CI：1.42～1.61）与缺血性脑卒中的关联强于斑块负担与缺血性脑卒中的关联（每SD的OR值1.34，95%CI：1.26～1.44）。在调整斑块负担后，收缩压与各亚型缺血性脑卒中的关联减弱。在调整血压后，与腔隙性脑梗死（OR＝1.25，95%CI：1.10～1.43）相比，斑块负担与大动脉闭塞性脑卒中（OR＝1.43，95%CI：1.24～1.63）的关联更强，但与心源性脑卒中不相关（OR＝1.06，95%CI：0.83～1.36）。提示尽

管血压是所有缺血性脑卒中亚型的重要危险因素，但颈动脉粥样硬化只是大动脉闭塞性脑卒中和腔隙性脑梗死的重要危险因素，这表明抗动脉粥样硬化药物治疗对不同亚型脑卒中风险的降低程度可能不一样[12]。

1.1.3.6 社交因素

中国健康与养老追踪调查（CHARLS）项目的基线调查于2011年开展，覆盖150个县级单位和450个村级单位共约1万户家庭中的1.7万人。研究纳入12 662名≥45岁的参与者，评估社交孤立对脑卒中发病风险的作用。研究在2013年和2015年进行了随访，衡量社交孤立的指标包括婚姻状况，与朋友、家人和孩子的接触频率，以及社会活动参与情况。随访期间，共有245例发生脑卒中。总体效应模型表明社交孤立人士发生脑卒中的风险增加了64%（OR＝1.64,95%CI：1.26～2.13）。边缘结构模型显示，调整抑郁后，社交孤立人士的脑卒中发生风险增加，OR值为2.39（95%CI：1.49～3.82）。提示减少社交孤立的干预措施可能对中国中老年人的脑卒中预防有益[13]。

1.1.3.6.1 吸烟与脑卒中

很多研究证据显示，经常吸烟是缺血性脑卒中重要的独立危险因素。吸烟可使缺血性脑卒中的相对危险增加90%，使蛛网膜下腔出血的危险增加近2倍。Tanika等对169 871名40岁及以上中国人群的前瞻性随访研究发现，吸烟是脑卒中的独立危险因素，两者间存在剂量-反应关系。随着每天吸烟数量的增加，脑卒中风险随之升高。中国近期一项分析成年人吸烟与不同心脑血管疾病发病风险关系的研究发现，与从不吸烟者相比，吸烟能增加各类心脑血管疾病的发病风险，其95%置信区间（HR值）由大到小依次为急性冠状动脉粥样硬化性心脏病事件1.54（1.43～1.66）、缺血性心脏病1.28（1.24～1.32）、脑梗死1.18（1.14～1.22）、脑出血1.07（1.00～1.10）。一项针对15～49岁男性的病例对照研究也发现，与从不吸烟者相比，吸烟者发生缺血性脑卒中的相对危险比是1.88。此外，按每天吸烟数量分层时，吸烟与缺血性脑卒中的发生存在剂量-反应关系：每天吸烟＜11支者，其相对危险比为1.46；但当每天吸烟40支以上时，其相对危险比达到5.66。CKB研究发现，与从不吸烟者相比，每天吸烟＜15支、15～24支和≥25支，发生缺血性脑卒中的相对危险比分别是1.17（95%CI：1.11～1.23）、1.22（95%CI：1.16～1.29）和1.22（95%CI：1.13～1.31）[14-17]。

1.1.3.6.2 饮酒与脑卒中

既往有研究表明，每周酒精摄入量超过300g称为大量饮酒，可增加脑卒中的发病风险；而每周酒精摄入量150～300g称为中度饮酒，每周酒精摄入量＜150g称为少量饮酒，均可降低脑卒中发病风险。对中国男性人群的一项前瞻性队列研究结果显示，与较少量饮酒或戒酒者相比，大量饮酒者脑卒中发病风险增加22%。一项纳入35个观察性研究的荟萃分析显示，与轻、中度饮酒者相比，每天酒精摄入量＞60g的人群，脑卒中发病风险增加64%。既往传统研究发现适量饮酒可减少脑卒中发病风险。与从不饮酒者相比，每天酒精摄入量＜15g、15～29g、30～59g和≥60g，发生缺血性脑卒中的风险分别是0.94（95%CI：0.81～1.10）、0.90（95%CI：0.81～0.99）、1.00（95%CI：0.92～1.09）和1.06（95%CI：0.97～1.15）[18]。但是在东亚人群中乙醛形成和代谢相关酶易出现基因突变，减慢饮酒后乙醛代谢，并且突变的位点不同对于乙醛代谢影响的程度也不同，因此不同群体饮酒量差异较大。在最近一项基于CKB研究项目中，应用遗传流行病学方法，按照不同基因型分析，从16万人的前瞻性随访数据和遗传学数据中发现，随着饮酒量的增加，血压水平和脑卒中发病风险持续增加，结果提示适量饮酒对脑卒中的保护作用没有因果关系[19]。

1.1.3.6.3 缺乏锻炼与脑卒中

我国10个地区在由约48万名30～79岁组成的成年队列人群经7.5年随访发现，无论是休闲时间的身体活动还是与工作相关的身体活动均与心血管病死亡风险呈剂量-反应负相关，与身体活动总量最少的五分位数组相比，身体活动最多组的总心血管病风险降低23%（HR＝0.77，95%CI：0.74～0.80），日常总身体活动每增加4个代谢当量（metabolic equivalent，MET）（4 MET/d，相当于慢跑1小时），则缺血性脑卒中和出血性脑卒中的风险分别下降5%和6%；但如果与工作相关的身体活动高达20个代谢当量时对出血性脑卒中的保护作用就消失了。根据2010年中国慢性病监测项目显示，以每次锻炼10分钟、每周至少

3天、每次中等及以上强度运动为有效体育锻炼，我国成年人群参加有效体育锻炼的比例仅为11.9%。与其他年龄组相比，25～44岁和75岁以上人群参加体育锻炼的比例最低。近年来中国青少年面临着体力活动不足与静坐时间过长的双重挑战。根据中国健康与营养调查2006—2015年4次横断面调查的数据显示，6～17岁在校儿童与青少年闲暇静坐活动总时间呈明显增长趋势，其中闲暇使用计算机时间增长趋势明显，从每周的71分钟增加至204分钟，尤其以6～11岁低龄组儿童青少年使用计算机时间增长最快，增长达5倍[20]。

1.1.3.6.4　肥胖与脑卒中

脑卒中、高血压、糖尿病、心脏病都与超重和肥胖相关。在我国，肥胖已经成为一个社会问题，减轻体重可明显降低超重或肥胖者患心脑血管疾病的风险。体重分类多根据体重指数（body mass index，BMI），即体重（kg）/身高（m）的平方，依据世界卫生组织（World Health Organization，WHO）针对亚洲人群推荐的BMI切点：< 18.5kg/m^{2}为消瘦；18.5～22.9kg/m^{2}为正常；23.0～27.4kg/m^{2}为超重；≥ 27.5kg/m^{2}为肥胖。目前关于肥胖与脑卒中关系的研究结论较为统一：BMI增高和腹型肥胖均是脑卒中的独立危险因素。

我国一项纳入26 607例患者的研究证实，体重指数是缺血性脑卒中的独立预测因素。当调整糖尿病、高血压、血脂异常及其他混杂因素后，出血性脑卒中的发病率并无显著增加。一项纳入25项研究、超过2.2万人及3万例事件的荟萃分析发现，缺血性脑卒中的RR值在超重人群中为1.22（95%CI：1.05～1.41），而在肥胖人群中为1.64（95%CI：1.36～1.99）；对于出血性脑卒中，RR值在超重人群中为1.01（95%CI：0.88～1.17），而在肥胖人群中为1.24（95%CI：0.99～1.54）；糖尿病、高血压、血脂异常及其他混杂因素都进入分析后，出血性脑卒中发病率无显著增加。国内对10个人群共计24 900人平均随访15.2年的前瞻性研究表明，与正常体重者相比，超重和肥胖者缺血性脑卒中发病的相对危险分别增加了1.03倍和98%。无论男女，脑卒中与腹部体脂量均呈显著性相关，然而此相关性并不独立于糖尿病、吸烟与高血压[21, 22]。

1.1.3.7　其他因素

1.1.3.7.1　偏头痛

研究表明，偏头痛可增加缺血性脑卒中患病风险，该风险在有先兆症状、高发作频率、育龄期（< 45岁女性）或口服避孕药的偏头痛人群中最为明显。2013年的一项前瞻性病例对照研究发现，急性脑梗死组偏头痛的患病率为17.15%，显著高于对照组（3.9%）[23]。2017年的一项荟萃分析结果显示，与非偏头痛患者相比，偏头痛患者总脑卒中和缺血性脑卒中的相对风险分别为1.55（95%CI：1.38～1.75）和1.64（95%CI：1.22～2.20），流行病学证据支持偏头痛应与总脑卒中和缺血性脑卒中风险增加有关[24]。

1.1.3.7.2　睡眠呼吸障碍

流行病学证据显示，习惯性打鼾是缺血性脑卒中的独立危险因素。睡眠呼吸障碍可以增加脑卒中的发病率、复发率和致死率。

1.1.3.7.3　情绪障碍

情绪障碍会增加脑卒中的风险。2016年发表的一项来自CKB研究结果显示，重度抑郁发作会增加15%的脑卒中风险（校正后危险比为1.15，95%CI：0.99～1.33）[25]。中国脑卒中后抑郁发病率和预后的前瞻性队列研究（A Prospective cohort study on Incidence and Outcome of Patients with Post-Stroke Depression，PRIOD研究）发现，与脑卒中后不伴有抑郁患者相比，脑卒中后抑郁患者的1年卒中复发风险增加49%[26]。

1.1.3.7.4　高同型半胱氨酸血症

高同型半胱氨酸血症是发生脑血管疾病的独立危险因素之一，不仅与脑卒中的发生有关，而且与预后存在紧密的关系[27]。2014年发表的一项荟萃分析对我国高同型半胱氨酸血症患者的分布情况进行了系统评价，最终得到高同型半胱氨酸血症的总患病率为27.5%。高同型半胱氨酸血症患病率随年龄增长而增高。此外，该研究发现，相较于1990—2005年，我国2006—2012年的高同型半胱氨酸血症患病率明显升高[28]。

1.1.3.7.5　大气污染

2010年中国疾病负担研究显示，环境大气污染和室内空气污染是影响中国伤残调整寿命年的第4位和第5位危险因素。中国香港队列研究显示，老年人群居住地$PM_{2.5}$浓度每升高$10\ \mu g/m^3$，总心血管病死亡风险增加22%，缺血性心脏病死亡风险增加42%，缺血性脑卒中发病风险增加21%。2013年，中国室内空气污染导致的总死亡为80.7万例，其中出血性脑卒中16.9万例，缺血性脑卒中8.8万例。2015年发表的一项关于短期空气污染暴露与脑卒中发病率和病死率关系的荟萃分析显示，随着一氧化碳、二氧化硫、二氧化氮、$PM_{2.5}$和PM_{10}浓度的增高，脑卒中的患病率和病死率逐渐上升。

1.1.4　脑卒中治疗

1.1.4.1　院前和院内急救

对2018年度脑血管病监测平台中国大陆31个省、自治区、直辖市纳入269 428例脑卒中住院患者分析发现，发病3.5小时内静脉溶栓率为24.2%，住院死亡率为0.4%。2018年度，全国高级卒中中心静脉溶栓43 486例（重组组织型纤溶酶原激活剂/尿激酶），其中利用尿激酶溶栓有7282例，占16.7%，入院至给药的时间中位数为48分钟。

1.1.4.2　介入治疗

血管内介入再通技术包括血管内动脉溶栓、机械取栓、导管吸栓、支架置入等。2018年急性缺血性脑卒中的血管内介入再通技术开展例数较2017年增加，总计完成14 535例，其中桥接例数4415例，占比30.4%（图1-1-6）。

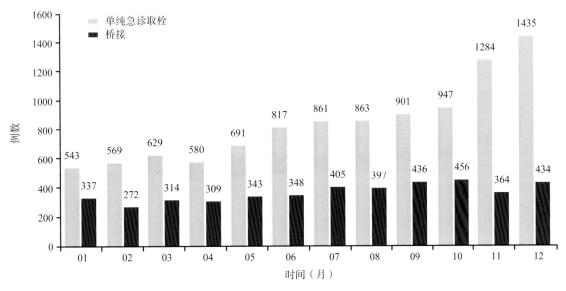

图1-1-6　2018年度高级卒中中心取栓开展情况

颈动脉内膜切除术（carotid endarterectomy，CEA）和颈动脉支架置入术（carotid artery stenting，CAS）是脑卒中防治工程重点推广的适宜技术，在高级脑卒中中心建设标准中也有明确要求。在脑卒中中心建设工作的推动下，这两项技术近几年来得到快速发展，手术例数明显增加。2018年度CEA手术上报例数为4910例，手术严重并发症约2.79%，保持在国际指南认定的较低水平（＜3%）。CAS在我国已开展较为广泛，2018年开展CAS共15 801例，严重并发症发生率仅为1.92%（图1-1-7）。

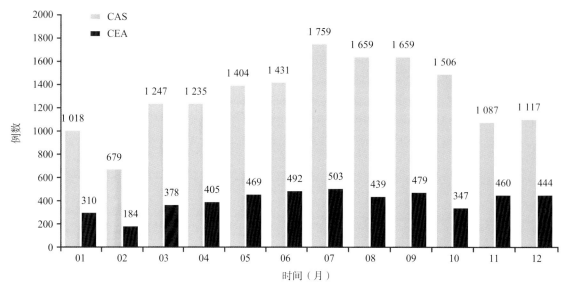

图1-1-7　2018年度高级卒中中心颈动脉内膜切除术（CEA）、颈动脉支架置入术（CAS）开展例数

1.1.4.3　康复治疗

2009—2018年，中国脑卒中康复医院数量和康复床位数均有显著增长。2009年中国有康复医师1.6万名、治疗师1.4万名、护士1.2万名，2018年康复医师增加至3.8万名，护士增加至1.5万名。国家卒中登记Ⅱ对219家医院2012—2013年收治的19 294例急性缺血性脑卒中住院患者进行分析，发现仅59.4%的患者接受了康复评估。在接受评估的患者中，50.3%的患者由康复治疗师提供康复服务，34.3%的患者由护士或医师提供康复服务。

1.1.5　院内管理

1.1.5.1　关键绩效指标

依据国家指南利用中国卒中中心联盟2018年数据，分析脑卒中关键绩效指标。研究将来自1377家医院的297 327例脑卒中患者（缺血性脑卒中269 428例、脑出血24 556例和蛛网膜下腔出血3343例）纳入分析。缺血性脑卒中复合指标评分为0.77±0.21，复合指标完全执行率为27.1%（26.9%～27.3%）。根据医院治疗监测系统对2018年的手术/操作治疗数据进行分析，缺血性脑卒中最常采用的两个手术/操作治疗方法是颅内动脉取栓术［6 923例（28.1/万）］及颈动脉支架置入术［5 540例（22.5/万）］。

1.1.5.2　住院结局

研究显示，约有87%的脑卒中住院患者按计划出院；有8.3%的患者非计划出院，包括未遵医嘱出院或住院期间死亡。患者平均住院时间为12.4天±10.5天，中位数和四分位数间距为10.0（7.0～14.0）天。患者平均护理费用约为18 555元，平均自付费用约5765元。与缺血性脑卒中患者相比，脑出血和蛛网膜下腔出血患者未遵医嘱出院或住院期间死亡率更高，住院总费用及自付费用也更高（表1-1-1）。按性别分层再次分析患者住院结局发现，与男性脑卒中患者相比，女性脑卒中患者缺血性脑卒中和脑出血的花费较低，但蛛网膜下腔出血患者的花费较高（表1-1-1，表1-1-2）。

表 1-1-1 2018年医院质量监测系统中脑卒中患者住院结局

变量	合计［3 010 204 例（100%）］	缺血性脑卒中［2 466 785 例（81.9%）］	脑出血［447 609 例（14.9%）］	蛛网膜下腔出血［95 810 例（3.2%）］
院内结局/例（%）				
不详	94 651（3.1）	72 501（2.9）	18 145（4.1）	4005（4.2）
出院	2 629 861（87.4）	2 226 794（90.3）	332 929（74.4）	70 138（73.2）
转院	35 663（1.2）	23 510（1.0）	9025（2.0）	3128（3.3）
非医嘱离院/死亡	250 029（8.3）	143 980（5.8）	87 510（19.5）	18 539（19.4）
非医嘱离院	206 921（6.9）	125 930（5.1）	66 457（14.8）	14 534（15.2）
死亡	43 108（1.4）	18 050（0.7）	21 053（4.7）	4005（4.2）
住院时长（天）				
均数±标准差	12.4±10.5	11.3±8.3	17.7±16.6	14.7±14.2
中位数（四分位数间距）	10.0（7.0～14.0）	10.0（7.0～13.0）	14.0（8.0～22.0）	12.0（5.0～19.0）
总费用（元）				
均数±标准差	18 555.2±29 893.9	13 675.7±18 167.6	34 071.1±44 760.2	71 696.4±75 216.5
中位数（四分位数间距）	10 213.5（6 547.5～17 271.9）	9456.6（6287.0～14 686.4）	18 114.2（9274.5～40 106.0）	42 209.6（11 739.6～116 403.0）
自付费用（元）				
均数±标准差	5765.0±16 395.9	4 034.6±9 848.3	10 980.4±25 195.7	25 951.4±48 698.2
中位数（四分位数间距）	1090.0（0.0～5510.7）	1004.7（0.0～4826.2）	1703.8（0.0～11 007.8）	2624.8（0.0～29 138.7）

表 1-1-2 2018年医院质量监测系统中缺血性脑卒中患者住院结局

变量	合计［2 466 785 例（100%）］	男性［1 460 467 例（59.2%）］	女性［1 006 318 例（40.8%）］
院内结局/例（%）			
不详	72 501（2.9）	43 879（3.0）	28 622（2.8）
出院	2 226 794（90.3）	1 318 716（90.3）	908 078（90.2）
转院	23 510（1.0）	13 975（1.0）	9535（0.9）
非医嘱离院/死亡	143 980（5.8）	83 897（5.7）	60 083（6.0）
非医嘱离院	125 930（5.1）	73 438（5.0）	52 492（5.2）
死亡	18 050（0.7）	10 459（0.7）	7 591（0.8）
住院时长（天）			
均数±标准差	11.3±8.3	11.5±8.5	11.0±8.0
中位数（四分位数间距）	10.0（7.0～13.0）	10.0（7.0～14.0）	10.0（7.0～13.0）
总费用（元）			
均数±标准差	13 675.7±18 167.6	14 349.4±19 456.1	12 698.0±16 065.1
中位数（四分位数间距）	9456.6（6 287.0～14 686.4）	9779.2（6492.2～15 245.3）	9007.7（6 017.5～13 881.0）
自付费用（元）			
均数±标准差	4034.6±9 848.3	4212.8±10 547.1	3775.9±8728.8
中位数（四分位数间距）	1 004.7（0.0～4 826.2）	958.0（0.0～4928.7）	1091.0（0.0～4 689.1）

1.1.6 二级预防

根据2021年发表的CHANCE-2研究结果，共计11 255例患者接受筛选，其中6412例患者被纳入试验，3205例被分配到替格瑞洛组，3207例被分配到氯吡格雷组。患者中位年龄为64.8岁，女性占33.8%；98.0%为汉族。替格瑞洛组191例患者（6.0%）和氯吡格雷组243例患者（7.6%）在90日内发生脑卒中（$HR = 0.77$，95%CI：$0.64 \sim 0.94$，$P = 0.008$）。结果表明对于中国人群，轻型缺血性脑卒中和短暂性脑缺血发作且携带 CYP2C19 失活等位基因的脑卒中患者，替格瑞洛联合阿司匹林预防脑卒中复发的疗效优于氯吡格雷联合阿司匹林，前者比后者90天内脑卒中复发率降低23%。研究显示约60%的亚洲人携带上述失活位点，因此该结果对于中国人群脑卒中二级预防具有重要价值。次要结局与主要结局方向一致。替格瑞洛组9例患者（0.3%）和氯吡格雷组11例患者（0.3%）发生重度或中度出血；两组分别有170例患者（5.3%）和80例患者（2.5%）发生出血。因此，对于轻型缺血性脑卒中或TIA并且携带 CYP2C19 失活等位基因的中国患者，应用替格瑞洛后的90天脑卒中风险略低于应用氯吡格雷。两组的重度或中度出血风险无差异，但替格瑞洛组的出血事件总数超过氯吡格雷组[29]。

1.1.7 指南共识

脑卒中指南及专家共识见表1-1-3。

表1-1-3 脑卒中指南及专家共识

年份	名 称
2021	中国脑卒中防治指导规范
2021	急性脑梗死缺血半暗带临床评估和治疗中国专家共识
2021	缺血性脑卒中基层诊疗指南
2020	心源性脑卒中诊断中国专家共识
2019	中国心源性脑卒中防治指南
2018	中国急性缺血性脑卒中诊治指南
2018	中国急性缺血性脑卒中急诊诊治专家共识
2017	急性脑梗死溶栓治疗机制绿色通道构建专家共识
2015	中国脑卒中一级预防指导规范
2015	中国卒中中心建设指南
2014	中国缺血性脑卒中和短暂性脑缺血发作二级预防指南

参 考 文 献

［1］《中国脑卒中防治报告2019》编写组.《中国脑卒中防治报告2019》概要［J］. 中国脑血管病杂志，2020，17（5）：272-281.

［2］Krishnamurthi RV，Ikeda T，Feigin VL. Global，Regional and Country-Specific Burden of Ischaemic Stroke，Intracerebral Haemorrhage and Subarachnoid Haemorrhage：A Systematic Analysis of the Global Burden of Disease Study 2017［J］. Neuroepidemiology，2020，54（2）：171-179.

［3］Zhou MG，Wang HD，Zeng XY，et al. Mortality，morbidity，and risk factors in China and its provinces，1990-2017：a systematic analysis for the Global Burden of Disease Study 2017［J］. Lancet，2019，394（10204）：1145-1158.

［4］Zhang X，Patel A，Horibe H，et al. Cholesterol，coronary heart disease，and stroke in the Asia Pacific region［J］. Int J Epidemiol，2003，32（4）：563-572.

［5］《中国心血管健康与疾病报告2020》编写组.《中国心血管健康与疾病报告2020》概述［J］. 中国心血管病研究，2021，

19（7）：582-590.

［6］Yang WY，Lu JM，Weng JP，et al. Prevalence of diabetes among men and women in China［J］. N Engl J Med，2010，362（12）：1090-1101.

［7］Bragg F，Li LM，Yang L，et al. Risks and Population Burden of Cardiovascular Diseases Associated with Diabetes in China：A Prospective Study of 0.5 Million Adults［J］. PLoS Med，2016，13（7）：e1002026.

［8］Huang YL，Cai XY，Mai WY，et al. Association between prediabetes and risk of cardiovascular disease and all cause mortality：systematic review and meta-analysis［J］. BMJ，2016，355：i5953.

［9］Guo J，Guan TJ，Shen Y，et al. Lifestyle Factors and Gender-Specific Risk of Stroke in Adults with Diabetes Mellitus：A Case-Control Study［J］. J Stroke Cerebrovasc Dis，2018，27（7）：1852-1860.

［10］中国成人血脂异常防治指南修订联合委员会. 中国成人血脂异常防治指南（2016年修订版）［J］. 中国循环杂志，2016，31（10）：937-950.

［11］Sun LL，Clarke R，Bennett D，et al. Causal associations of blood lipids with risk of ischemic stroke and intracerebral hemorrhage in Chinese adults［J］. Nat Med，2019，25（4）：569-574.

［12］Parish S，Arnold M，Clarke R，et al. Assessment of the Role of Carotid Atherosclerosis in the Association Between Major Cardiovascular Risk Factors and Ischemic Stroke Subtypes［J］. JAMA Netw Open，2019，2（5）：e194873.

［13］Zhou Z，Lin C，Ma JP，et al. The Association of Social Isolation With the Risk of Stroke Among Middle-Aged and Older Adults in China［J］. Am J Epidemiol，2019，188（8）：1456-1465.

［14］Kelly TN，Gu DF，Chen J，et al. Cigarette smoking and risk of stroke in the Chinese adult population［J］. Stroke，2008，39（6）：1688-1693.

［15］申倩，祝楠波，余灿清，等. 中国成年人吸烟与心血管疾病发病风险的关联及其性别差异分析［J］. 中华流行病学杂志，2018，39（1）：8-15.

［16］Lv J，Yu CQ，Guo Y，et al. Adherence to Healthy Lifestyle and Cardiovascular Diseases in the Chinese Population［J］. J Am Coll Cardiol，2017，69（9）：1116-1125.

［17］He Y，Lam TH，Jiang B，et al. Passive smoking and risk of peripheral arterial disease and ischemic stroke in Chinese women who never smoked［J］. Circulation，2008，118（15）：1535-1540.

［18］Bazzano LA，Gu DF，Reynolds K，et al. Alcohol consumption and risk for stroke among Chinese men［J］. Ann Neurol，2007，62（6）：569-578.

［19］Millwood IY，Walters RG，Mei XW，et al. Conventional and genetic evidence on alcohol and vascular disease aetiology：a prospective study of 500 000 men and women in China［J］. Lancet，2019，393（10183）：1831-1842.

［20］Wang CX，Liu YH，Yang QD，et al. Body mass index and risk of total and type-specific stroke in Chinese adults：results from a longitudinal study in China［J］. Int J Stroke，2013，8（4）：245-250.

［21］中华医学会神经病学分会，中华医学会神经病学分会脑血管病学组. 中国脑血管病一级预防指南2015［J］. 中华神经科杂志，2015，48（8）：629-643.

［22］中国肥胖问题工作组. 中国成人超重和肥胖症预防与控制指南（节录）［J］. 营养学报，2004，26（1）：1-4.

［23］Li HJ，Yu Y. Association between ischemic stroke and migraine in elderly Chinese：a case-control study［J］. BMC Geriatr，2013，13：126.

［24］Hu XM，Zhou YC，Zhao HY，et al. Migraine and the risk of stroke：an updated meta-analysis of prospective cohort studies［J］. Neurol Sci，2017，38（1）：33-40.

［25］Sun J，Ma HX，Yu CQ，et al. Association of Major Depressive Episodes With Stroke Risk in a Prospective Study of 0.5 Million Chinese Adults［J］. Stroke，2016，47（9）：2203-2208.

［26］Shi YZ，Xiang YT，Wu SL，et al. The relationship between frontal lobe lesions，course of post-stroke depression，and 1-year prognosis in patients with first-ever ischemic stroke［J］. PLoS One，2014，9（7）：e100456.

［27］Zhang T，Jiang Y，Zhang SH，et al. The association between homocysteine and ischemic stroke subtypes in Chinese：A meta-analysis［J］. Medicine（Baltimore），2020，99（12）：e19467.

［28］Yang BY，Fan SJ，Zhi XY，et al. Prevalence of hyperhomocysteinemia in China：a systematic review and meta-analysis［J］. Nutrients，2014，7（1）：74-90.

［29］Wang YJ，Meng X，Wang AX，et al. Ticagrelor versus Clopidogrel in CYP2C19 Loss-of-Function Carriers with Stroke or TIA［J］. N Engl J Med，2021，385（27）：2520-2530.

1.2 颅内动脉瘤

颅内动脉瘤是颅内动脉壁的局限性病理性扩张，存在破裂倾向。颅内动脉瘤破裂是自发性蛛网膜下腔出血最常见的病因。对于瘤体无破裂或瘤体体积较小的患者，通常可无症状；若瘤体破裂或压迫周围组织可导致脑出血、脑缺血及脑动脉痉挛，进而产生头痛、颈强直、脑神经麻痹、意识模糊、昏迷等表现，严重者可有生命危险。

1.2.1 流行病学

1.2.1.1 患病率

颅内未破裂动脉瘤（unruptured intracranial aneurysm，UIA）患病率较高。一项基于上海社区人群的横断面研究结果表明，在35～75岁中国人群中，磁共振血管造影（MRA）检出的UIA患病率高达7.0%（336/4813，95%CI：6.3%～7.7%）。其中，男性患病率为5.5%（130/2368，95%CI：4.6%～6.4%），女性患病率为8.4%（206/2445，95%CI：7.3%～9.5%）。患病率在55～64岁时达到峰值[1]。

1.2.1.2 发病率

目前国际上尚缺乏高质量中国人群整体UIA破裂率研究。2021年发表的基于1087例直径＜7 mm的UIA的我国人群前瞻性队列研究指出，UIA破裂率为1.0%（11/1087）[2]；2020年发表的关于276例中国未破裂巨大动脉瘤（直径≥25 mm）人群（66.7%集中在颈内动脉段）远期预后的观察性研究中，保守治疗的45个巨大动脉瘤在长达7年的平均随访期内，年破裂率为7.3%[3]。

1.2.1.3 死亡率

颅内动脉瘤破裂会导致蛛网膜下腔出血（subarachnoid hemorrhage，SAH），具有较高的致残、致死风险。2008年1月～2017年1月的脑卒中随访研究显示，中国SAH患者28天内病死率约为19%，而28天内幸存SAH者中有22%的患者在第5年随访时再次出血，第5年随访时患者死亡率仍有16%[4]。

1.2.2 临床表现、危险因素

1.2.2.1 颅内未破裂动脉瘤的临床表现和体征

UIA分为有症状性和无症状性。无症状性UIA通常在健康体检或其他原因需接受颅脑影像学检查时发现。动脉瘤性蛛网膜下腔出血的患者在接受影像学检查和治疗时，有时会发现未破裂的非责任动脉瘤（属多发动脉瘤）。

UIA可引起的常见症状包括头痛、头晕、视力障碍、复视、眼部疼痛、上睑下垂和癫痫等。小脑后下动脉瘤若压迫后组脑神经可出现声音嘶哑、饮水呛咳、吞咽困难等症状。瘤体较大的动脉瘤可引起占位效应，表现为头痛、恶心、呕吐等类颅内高压症状。巨大的床突旁动脉瘤可引起视力下降；颈内动脉海绵窦段巨大动脉瘤可引起海绵窦综合征；基底动脉瘤可能引起眩晕和脑干症状。

在未破裂巨大动脉瘤的中国人群中，头痛和脑神经功能缺损是最常见的临床表现，发生率分别为27.2%（75/276）和46.0%（127/276）。表现为头晕的患者占10.1%（28/276），运动障碍及失语为

2.2%（6/276）。仅14.5%（40/276）的患者无症状。视力障碍是最常见的脑神经功能缺损症状，占全部脑神经功能缺损的64.6%（82/127）[3]。由此可见，除健康体检中偶然发现动脉瘤外，最常见的原因为其他动脉瘤破裂导致的动脉瘤性蛛网膜下腔出血（aneurysmal subarachnoid hemorrhage，aSAH）或头痛，但部分患者的头痛症状并非由动脉瘤引起。

1.2.2.2 颅内破裂动脉瘤的临床表现和体征

aSAH患者的主要临床症状包括突发剧烈头痛，恶心、呕吐，脑膜刺激征，意识障碍，癫痫等[5]。目前，对aSAH患者的临床症状评估系统主要靠临床病情分级，包括WFNS分级系统和Hunt&Hess分级系统。颅脑CT平扫是诊断aSAH发生及责任颅内破裂动脉瘤（ruptured intracranial aneurysm，RIA）大致位置的主要手段。此外，基于CT影像学检查结果可进一步进行Fisher分级、改良Fisher分级及Claassen分级等，这些评分均与aSAH的预后，特别是迟发性脑梗死或脑血管痉挛有关。

中国RIA患者28天内的病死率约为19%，而28天内幸存下来的SAH患者又有22%会在5年里再次破裂，5年内的累计病死率统计又增加16%[4]，且上述病死率数据不完全包括院前死亡的病例，故实际病死率可能更高。年龄、蛛网膜下腔出血量、脑室积血或合并脑内血肿、发病时临床病情分级［Hunt-Hess分级系统Ⅳ～Ⅴ级和世界神经外科医师联盟（World Federation of Neurological Surgeons，WFNS）分级系统Ⅳ～Ⅴ级］、动脉瘤的形态和肺部感染等是影响RIA患者预后的主要因素[6]。

1.2.2.3 颅内未破裂动脉瘤的破裂或增大风险评估及危险因素

对于低风险UIA，随访观察是可靠且安全的办法，但一旦发现动脉瘤增大，则需尽快进行治疗，动脉瘤增大可以作为动脉瘤破裂的替代观察指标。在临床工作中，应对每例动脉瘤患者仔细评估手术的风险与获益，并与该动脉瘤自然破裂风险相权衡。由此可见，研究与动脉瘤破裂或增大相关的危险因素十分重要，这些危险因素在UIA破裂及增大中的作用交互性很强。

1.2.2.3.1 流行病学危险因素

此部分介绍的UIA流行病学危险因素是独立于动脉瘤形态、血流动力学等动脉瘤影像相关因素，而与患者疾病史及生活史相关的危险因素。

（1）高血压：多项研究结果均表明，高血压是动脉瘤增大及破裂的危险因素。

（2）既往SAH史：对于既往发生SAH的患者，其体内UIA也应考虑破裂风险增加。

（3）吸烟：由于吸烟可对血管内皮细胞产生破坏，在UIA稳定性评估中被许多研究者提及。一项纳入4701例患者、6411例动脉瘤的病例对照研究显示，吸烟者（OR＝2.21，95%CI：1.89～2.59）或曾吸烟者（OR＝1.56，95%CI：1.31～1.86）UIA发生破裂风险均较未吸烟者高，且吸烟年数及每日吸烟数都与UIA破裂风险呈正相关[7]。人工智能风险预测模型同样提示，吸烟与动脉瘤不稳定相关（$P < 0.001$）[8]。这些结果提示，对于吸烟的UIA患者，其动脉瘤破裂风险较高。但控烟对于动脉瘤增大及破裂的预防作用尚不明确。

（4）其他危险因素：除了上述因素外，与动脉瘤破裂风险相关的流行病学危险因素还有很多报道，但未达成统一结论。有研究报道，在破裂动脉瘤患者中发现血清维生素D的水平明显降低[9]。

总之，在UIA破裂危险因素中，流行病学危险因素起着重要作用。其中高血压、既往出血史及家族史有着明确的作用。患者伴有以上危险因素时，应更积极处理动脉瘤。

1.2.2.3.2 形态学危险因素

对动脉瘤形态学的准确评估是动脉瘤破裂风险评估的重要组成部分。通过测量与动脉瘤破裂相关的形态学参数，判断该动脉瘤的破裂风险，是形态学测量的最终目的。

（1）直径：是最早被提出也是最常见的与动脉瘤破裂风险相关的参数，即动脉瘤的大小，也称动脉瘤最大径。多数研究将其定义为动脉瘤瘤顶一点到瘤颈中点的最大距离，少数文献则指的是动脉瘤内任意两点的最大距离，研究表明动脉瘤最大径为动脉瘤破裂重要的危险因素之一。

（2）纵横比（aspect ratio，AR）：AR是动脉瘤高度与瘤颈宽度之比。动脉瘤高度是指瘤内垂直于瘤颈平面的最大距离，瘤颈宽度指瘤颈平面的最长径。AR在大于临界值时发生破裂的风险显著增高，研究中提出的AR临界值主要为1.4[10]。有研究报道，破裂动脉瘤瘤内低壁面剪切应力（wall shear stress，WSS）区面积比更大，在AR ≥ 1.4的动脉瘤中，其低剪切应力区面积占比（low shear area ratio，LSAR）为0.13，与宽颈动脉瘤LSAR为0.02相比，差异有统计学意义（$P < 0.001$）[10]。动脉瘤AR值越大，其瘤内低WSS区域越多，动脉瘤破裂风险越高。

（3）尺寸比（size ratio，SR）：SR是指动脉瘤高度与载瘤动脉平均直径之比，平均直径是指沿血流入射方向测量的载瘤动脉平均直径，取入射点载瘤动脉直径与1.5倍入射点外载瘤动脉直径平均值。

（4）动脉瘤部位：目前较为公认的观点是，前循环分支部（包括后交通起始部、脉络膜前动脉起始部、前交通部、大脑中动脉分叉部）及后循环动脉瘤的破裂风险较高。

（5）不规则性：2020年基于人工智能技术评估UIA稳定性模型的研究也同时指出，动脉瘤不规则性会增加其破裂风险（$P < 0.001$）。

（6）其他测量参数：一些研究指出，人工测量的入射角度存在很大偏差[11]，在临床应用中不易准确测量。

总之，大量研究结果证实，动脉瘤最大径、部位、不规则性、SR及AR均与UIA破裂相关。在临床实践中应仔细评估动脉瘤形态。

1.2.2.3.3 血流动力学危险因素

研究表明，壁面剪切应力（wall shear stress，WSS）、振荡剪切指数（oscillatory shear index，OSI）、血流冲击力及血流速度等各种血流动力学参数在颅内动脉瘤的形成、增大、破裂及复发过程中起着重要作用[12]。目前，有诸多能模拟血流动力学特点的流体力学计算方法，如基于影像的计算流体力学及四维血流MRI（four dimensional flow MRI，4D Flow MRI）模型技术，对临床上评估UIA的危险因素有重要意义。

（1）动脉瘤形成：颅内动脉瘤的形成是由血流动力学主导的多因素变化导致的。异常的血流动力学会增加机械负荷而改变血管壁张力，引起血管内皮细胞损伤，从而导致血管壁重塑。

（2）动脉瘤增大：在颅内动脉瘤的增大过程中，动脉瘤瘤腔内的血流模式复杂，当血流动力学变化超过血管重塑的极限时，就会导致局部血管壁的异常膨出和降解，从而促进颅内动脉瘤的进一步增大。

（3）动脉瘤破裂：持续异常的血流动力学变化会导致动脉瘤破裂。WSS是指血液流动对血管内壁产生的剪切力，可理解为血流作用于血管内壁的摩擦力。国内外研究表明，WSS和OSI是决定颅内动脉瘤破裂的重要血流动力学参数[13, 14]。低WSS与高OSI触发炎症细胞介导的信号通路，可能与动脉粥样硬化性动脉瘤的破裂相关，而高WSS触发正壁面剪切力梯度引发的血管壁炎症细胞介导的途径，可能与小的动脉瘤破裂有关。

需要注意的是，目前血流动力学各指标对于动脉瘤形成、增大、破裂等的影响仍存在争议，需要进一步探讨和完善。

1.2.2.3.4 血管壁病理特征及高分辨率血管壁成像

（1）颅内囊性动脉瘤血管壁病理特征：目前关于颅内动脉瘤血管壁组织学特点的报道较少，动脉瘤破裂的相关病理机制尚不十分清楚。正常血管壁是通过平滑肌细胞增殖和管腔变化的细胞机制，来适应血流动力学作用的应激[15]。这些细胞机制部分受浸润血管壁炎症细胞释放的细胞因子控制。颅内囊性动脉瘤的一个共同特点是内弹力层的崩解，这种内弹力层是将血管内膜与中膜分离的结缔组织，其他特点可能包括血管管腔表面不规则、肌内膜的增生、肌肉介质的紊乱、低细胞化及炎细胞浸润等[16]。

（2）颅内动脉瘤高分辨率磁共振风险预测：高分辨率血管壁成像（high-resolution vascular wall imaging，HR VWI）不仅能从宏观层面观察颅内动脉瘤的大小、形态和部位等特征，还能观察动脉瘤壁的情况，为评估颅内动脉瘤的稳定性提供更全面的信息[17]。目前临床主要使用纳米氧化铁和钆对比剂来观察瘤壁强化程度[18, 19]。有研究报道，HR VWI检查时，颅内动脉瘤壁发生强化是瘤壁存在炎症反应的表现，瘤壁强化程度与炎症反应程度呈正相关，而炎症反应程度与破裂风险密切相关。因此，动脉瘤瘤壁强化越明显，提示颅内动脉瘤状态越不稳定（Kappa值＝0.86，95%CI: 0.68～1.00）[18]。同时，动脉瘤壁的强化程度增高及范围增大也可预测动脉瘤的破裂（OR＝2.6，95%CI: 1.4～4.9）[19]。但管壁成像技术目前还存在着一些局限性，如受到动脉瘤壁纤薄的特点及部分容积效应的制约，MR血管壁成像分辨率仍不够高和成像序列扫描时间较长等。

1.2.3　影像诊断评估

1.2.3.1　数字减影血管造影

数字减影血管造影（digital subtraction angiography，DSA）是公认的颅内动脉瘤临床诊断和随访的金标准，其对比度和分辨率高，同时3D-DSA可以较好地呈现动脉瘤形态，多投射角度和选择性动脉造影可以更加清晰地显现动脉瘤及周围血管情况，还可以对血流的动态图像进行实时观察。

DSA检查也存在一定缺点，首先，DSA作为一种有创且需要注射对比剂的检查，可能引起穿刺部位血肿/假性动脉瘤/夹层/动静脉瘘、对比剂肾病甚至肾衰竭、造影管途经动脉夹层、神经功能障碍等并发症。其次，DSA检查需要患者接受一定剂量的X线辐射，其辐射剂量相当于CTA检查的4～5倍。

1.2.3.2　计算机断层扫描血管造影

计算机断层扫描血管造影（computed tomography angiography，CTA）作为一种方便快捷的检查方式，目前已经广泛用于颅内动脉瘤的检出和随访，虽然其接受X线辐射量与注射对比剂使用量要小于DSA，但相比MRA仍有一定的辐射。随着CT技术的不断发展，在最近的报道中，对于颅内动脉瘤CTA诊断的敏感度可达96.3%，特异度可达100%；但对于直径＜3mm的微小动脉瘤，CTA仍存在漏诊的情况，敏感度仅为81.8%[20]。

1.2.3.3　磁共振血管成像

磁共振（MR）是一种生物磁共振成像技术，磁共振血管成像（magnetic resonance angiography，MRA）常见类型包括时间飞跃法血管成像（time of flight-MRA，TOF-MRA）、增强血管成像（contrast enhanced-MRA）等，其中TOF-MRA在动脉瘤的检出中较为常用。TOF-MRA的突出优势在于检查时无须对比剂注射及接受X线辐射。

MRA检出动脉瘤的灵敏度被认为与动脉瘤大小相关，有研究表明对于直径＞3mm的颅内动脉瘤在有经验医师的判读下敏感度可达89%[21]，但同时也有研究表明对于直径≤5mm的动脉瘤在有经验医师通过容积重建进行判读的情况下诊断准确度相比DSA可达96.4～97.3%[22]。

1.2.3.4　高分辨磁共振成像

高分辨磁共振成像（high resolution magnetic resonance imaging，HR-MRI）通过抑制血管内血流信号及脑脊液信号，而获取血管壁等静态组织的信号，保证了颅内动脉血管壁的高水平信噪比，具有扫描快速准确、分辨率高、无电离辐射损害等优点，显示了管壁、管腔及血液情况，在脑动脉粥样硬化狭窄鉴别诊断、斑块成分检测等方面均有较高的应用价值。正常状态下，HR-MRI检查使用的对比剂无法透过血管内皮，因而不出现强化效应。而一旦内皮发生炎症反应，动脉壁内皮遭到破坏，对比剂可直接通过裂隙进入管壁，则可因此出现血管壁的强化效应。另外，其在用于诊断夹层动脉瘤时可以显示血管夹层特征性的内膜瓣、双腔和壁间血肿等内部结构，同时可以对动脉瘤外壁结构及占位效应进行评估，为诊断和评估动脉瘤提供全面信息，帮助临床医师获取更多信息，为患者制订更科学、有效的临床治疗方案[23]。

1.2.3.5 四维血流MRI

四维血流MRI（four-dimensional flow magnetic resonance imaging，4D-Flow MRI）是基于时间分辨的三维相位对比MRI成像技术，可同时对三个相互垂直的维度进行相位编码，从而采集多维度信息，包括：三个空间维度信息、三个速度方向信息和心动周期内的时间信息[24]。

1.2.3.6 四维CT血管造影

四维CT血管造影（four-dimensional computed tomography angiography，4D-CTA）通过实时图像数据处理及定量分析，观察动脉瘤壁在心动周期不同时相中的形态学变化，并计算颅内动脉瘤壁的力学特点和分布，对动脉瘤破裂风险的预测提供帮助[25, 26]。4D-CTA可在低浓度对比剂和低辐射剂量的条件下，观察颅内动脉瘤的静态特征（包括大小、部位、形态等）。通过4D-CTA可以对动脉瘤瘤壁的运动情况进行评估，从而有效识别动脉瘤的不规则搏动，继而对未破裂动脉瘤的破裂风险进行评估。有学者通过4D-CTA在41.0%（48/117）的颅内未破裂动脉瘤中观察到了异常的搏动，而具有异常搏动的动脉瘤破裂风险比无异常搏动的动脉瘤高6倍[25]。

1.2.4　治疗

1.2.4.1　颅内破裂动脉瘤治疗原则

RIA早期再破裂的风险高，随着影像设备及动脉瘤手术技术的不断提高，对RIA的治疗越来越倾向于早期手术干预。对大多数发生破裂出血的动脉瘤应尽早进行病因治疗，以降低动脉瘤再次破裂出血的风险，且有利于对出血造成的一系列继发损害进行尽早干预[27]。所以，多数国内研究及专家共识认为，对于临床分级较低（Hunt-Hess分级Ⅰ～Ⅲ级或WFNS分级Ⅰ～Ⅲ级）者应早期（72小时内）处理动脉瘤；对于高级别（Hunt-Hess分级Ⅳ～Ⅴ级或WFNS分级Ⅳ～Ⅴ级）者，经一般内科治疗后，如果病情好转，符合手术治疗适应证，应尽快进行手术干预，并根据患者动脉瘤部位及形态、年龄、血肿情况、经济条件和术者经验水平选择不同的手术方式[28, 29]，对于某些特殊类型的动脉瘤（巨大、严重钙化、假性、血疱等）在充分做好术前准备后尽快手术。

充分且快速的术前准备后，需要尽快对有条件的患者进行手术治疗，目前手术包括介入治疗及开颅治疗两种方式。国内重症RIA多中心前瞻性研究结果显示，1年随访表明介入栓塞和外科夹闭对重症RIA预后的差异无统计学意义（$P > 0.05$）[30]。血管内治疗可避免重症动脉瘤ICP升高对开颅手术操作的限制，避免术中牵拉脑肿胀导致的继发性损害，且重症动脉瘤治疗的荟萃分析显示，重症动脉瘤接受介入栓塞的比例从1990—2000年的10.0%增至2010—2014年的62.0%[27]。目前认为对于病情分级较低的RIA患者行夹闭与栓塞治疗均可，但应首先考虑介入栓塞。而RIA的手术治疗主要是动脉瘤夹闭，并且保证载瘤动脉及穿支血管的通畅。一般认为，宽颈RIA、动脉瘤体发出分支血管、MCA分叉部动脉瘤或动脉瘤破裂同时合并血肿患者，可考优先考虑手术夹闭。介入治疗及手术治疗方式详见1.2.4.3及1.2.4.4。

1.2.4.2　颅内未破裂动脉瘤治疗原则

UIA的治疗包括保守治疗及手术治疗。是否对UIA进行治疗需要对UIA的破裂风险进行详细评估。UIA破裂危险因素详见1.2.2.3。目前认为，如果UIA患者合并控制不达标的高血压、吸烟无法戒断、既往颅内另一动脉瘤破裂出血、多发动脉瘤、动脉瘤直径 > 5 mm（或测量上明显大于载瘤动脉）、症状性动脉瘤、动脉瘤位于后循环或分叉部位、动脉瘤不规则如有子囊或多分叶状等情况，需要积极进行治疗。治疗方式包括介入治疗和手术治疗。治疗方式详见 1.2.4.3 及 1.2.4.4。而对于不合并上述危险因素的 UIA，可以采取保守观察的态度。

由于 DSA 存在对比剂相关事件、动脉瘤破裂、血管损伤和射线辐射等风险，CTA 同样存在辐射暴露的问题。因此，对于未治疗 UIA 患者的影像学随访方式，建议采取无创的 TOF-MRA 方式。有研究表明，对于直径≤5 mm 的动脉瘤，在有经验医师通过容积重建进行判读的情况下，诊断准确度相比 DSA 可达 96.4%～97.3%[22]。故目前认为首次影像学检查可采取对 UIA 的破裂风险进行判断。

1.2.4.3 动脉瘤介入治疗

1.2.4.3.1 颅内未破裂动脉瘤介入治疗

对于 UIA 的介入治疗来说，主要包括单纯弹簧圈栓塞术、球囊辅助栓塞术、支架辅助弹簧圈栓塞术、血流导向装置和覆膜支架置入术等。

（1）单纯弹簧圈栓塞术：通常认为，对于体颈比≥2 的动脉瘤，单纯弹簧圈栓塞是可行的，而对于体颈比＜2 或瘤颈≥4 mm 的宽颈囊状动脉瘤，不推荐单纯弹簧圈栓塞，往往需要使用球囊或者支架辅助栓塞的技术进行治疗。

（2）球囊辅助栓塞术：在载瘤动脉内使用球囊辅助栓塞主要用于瘤颈比相对较宽、不适合用单纯弹簧圈栓塞术进行介入治疗的患者。与球囊辅助栓塞术最相关的并发症是术中动脉瘤破裂，但是，球囊辅助栓塞术的一个主要优点是在术中动脉瘤破裂的情况下，可作为临时阻断的手段控制出血。

（3）支架辅助弹簧圈栓塞术：支架辅助弹簧圈栓塞术是指在弹簧圈填塞过程中根据需要，将支架置于动脉瘤颈部，起支撑及防止弹簧圈逸出的作用。支架辅助弹簧圈栓塞术可以处理宽颈、体积大或巨大的囊性动脉瘤，一项汇集了 9 项球囊辅助栓塞术与支架辅助弹簧圈栓塞术对比研究的系统综述表明，支架辅助弹簧圈栓塞术后 6 个月瘤体完全闭塞率明显好于球囊辅助栓塞术（OR＝1.82，95%CI：1.21～2.74），且两者间复发率差异无统计学意义（$P=0.457$）[31]。

（4）血流导向装置（flow diverter，FD）置入术：FD 是一种腔内支架样结构，用于重建动脉瘤的载瘤动脉。该装置对位于颈内动脉的巨大动脉瘤、瘤颈超过 4 mm 的宽颈动脉瘤具有较好的治疗效果，但是对累及基底动脉的动脉瘤应慎重使用。Pipeline 栓塞装置（Pipeline Embolism Device，PED）是最常用的血流导向装置，2014 年 11 月～2019 年 10 月，纳入中国 14 个中心 1171 例动脉瘤患者，接受 PED 治疗的真实世界的队列研究（PED in China post-market multi-center registry study，PLUS）结果显示，平均随访（8.96±7.50）个月时，总闭塞率为 81.4%（787/967），单独 PED 治疗闭塞率为 77.1%（380/493），PED 结合弹簧圈闭塞率为 85.9%（407/474）[28, 29]。高血压（OR＝1.743，$P=0.017$）、基底动脉瘤（OR＝3.705，$P=0.012$）和 PED 置入不成功或调整后置入成功（OR＝2.833，$P<0.001$）是缺血性脑卒中的独立预测因素。动脉瘤＞10mm 是迟发性动脉瘤破裂的独立预测因素（OR＝5.466，$P=0.008$），远端前循环动脉瘤是远端实质内出血的独立预测因素（OR＝5.129，$P=0.005$），PED 结合弹簧圈治疗是出现神经压迫症状的独立预测因素（OR＝3.105，$P<0.001$）[32-34]。

（5）覆膜支架置入术：覆膜支架治疗颅内动脉瘤的原理是在载瘤动脉内置入带物理屏障的支架，在保持载瘤动脉通畅的情况下，隔离动脉瘤并使其内部形成血栓，从而达到治愈病变的目的，在无重要分支血管毗邻的宽颈、巨大动脉瘤等治疗中有着较大优势[35, 36]。

1.2.4.3.2 颅内破裂动脉瘤的介入治疗

RIA 的介入治疗与 UIA 略有不同，主要在于因 RIA 的急迫性，其治疗时对于抗血栓准备往往不足，可能加重血栓事件风险。同时，围手术期使用双抗治疗，是否加重动脉瘤再出血风险也没有统一定论。

国内单中心大样本回顾性研究分析支架辅助治疗 RIA 的结果显示，支架辅助治疗组的围手术期技术相关并发症发生率和病死率略高于非支架组，但二者的差异无统计学意义（技术相关并发症发生率：8.3% vs 4.5%，$P=0.120$；技术相关病死率：1.5% vs 0.7%，$P=0.796$）。在有效性方面，该项研究表明，支架辅助弹簧圈栓塞和单纯弹簧圈栓塞的术后即刻致密栓塞率相似（分别为 66.9%、64.0%），但影像随访结果显示，支架辅助治疗的动脉瘤闭塞率高于单纯弹簧圈栓塞（82.5% vs 66.7%，$P=0.007$）[37]。国内多中心前瞻性支架辅助治疗重症RIA的研究显示，支架辅助治疗与单纯弹簧圈栓塞动脉瘤相比，未明显增加围手术期并发症[38]。上述两项研究说明支架辅助弹簧圈栓塞对于重症RIA患者的治疗仍是安全可行的。

1.2.4.3.3 抗血小板治疗

抗血小板治疗是动脉瘤介入治疗尤其支架辅助栓塞治疗和FD治疗必须进行的辅助治疗。目前，常用的抗血小板聚集药物包括血小板环氧化酶抑制剂（如阿司匹林）、P2Y12受体拮抗剂（氯吡格雷、普拉格雷、替格瑞洛）、血小板糖蛋白Ⅱb/Ⅲa受体拮抗剂（阿昔单抗、替罗非班）。

目前对于UIA，常用的抗血栓方案为：①术前持续口服阿司匹林（100 mg/d）和氯吡格雷（75 mg/d）3～14天，采用血栓弹力图检测抗血小板聚集功能，达到抑制标准后，可实施支架辅助栓塞或FD治疗。②术后的治疗方案为阿司匹林（100 mg）联合氯吡格雷（75 mg）持续口服6周～6个月；如无缺血症状发生且复查支架内无狭窄发生，可改为单一抗血小板聚集药物，并持续口服治疗12个月以上。③尽管目前对于血小板检测尚存在争议，但其对调整抗血小板聚集治疗方案有一定的参考价值；对于血小板检测提示对抗血小板聚集药物抵抗的患者，建议改为其他抗血小板聚集药物（如普拉格雷、替格瑞洛等）替代治疗。

对于RIA患者，根据动脉瘤形态及部位选择支架辅助栓塞或FD者，术前需给予负荷剂量阿司匹林、氯吡格雷，或术中给予替罗非班、依替巴肽或阿昔单抗等静脉使用的药物，该类药物可有效抑制血小板聚集，预防支架内血栓形成，降低不良脑血管事件的发生率[39]。

1.2.4.4 动脉瘤开颅治疗

外科开颅手术常用技术主要包括动脉瘤瘤颈夹闭术、动脉瘤包裹或瘤壁加固术、载瘤动脉结扎或闭塞术、载瘤动脉闭塞或孤立联合血运重建术等。动脉瘤包裹或瘤壁加固术是使用人工脑膜、自身肌肉或筋膜等材料加固动脉瘤。载瘤动脉结扎或闭塞术主要是闭塞一侧颈动脉，但其可能增加缺血事件的发生率，目前临床较少应用。载瘤动脉闭塞或孤立联合血运重建术是治疗复杂RIA的必要技术，尤其对于颈动脉巨大型动脉瘤、载瘤动脉及瘤颈严重粥样硬化甚至钙化、瘤夹无法夹闭且载瘤动脉也无法重塑的动脉瘤、大型椎动脉夹层或梭形动脉瘤、外伤性颈动脉假性动脉瘤、血泡样动脉瘤、无明显瘤颈且无法夹闭的RIA等。术中脑保护、电生理监测、多普勒超声等监测技术有助于降低术后并发症的发生风险，术中荧光造影、复合手术则有助于降低术后动脉瘤残留或载瘤动脉狭窄等风险，旨在提高手术的安全性。

（1）夹闭手术：RIA的手术治疗主要是动脉瘤夹闭，并且保证载瘤动脉及穿支血管的通畅。对于特殊类型的动脉瘤，术中可能需要特殊的技巧，如前床突的磨除（硬膜内或外）、动脉瘤包裹、动脉壁缝合、血管旁路移植术等。

对于动脉瘤（特别是前循环动脉瘤）破裂伴脑实质内局限性占位血肿，血肿较大（出血量＞50 ml），以及MCA分叉部位动脉瘤患者，优先选择手术夹闭动脉瘤。伴颅内血肿者，则应在夹闭动脉瘤的基础上清除血肿。严重脑积水患者，可先对其行脑室外引流，再考虑手术或介入治疗。手术夹闭动脉瘤后脑组织仍肿胀，严重颅内高压者，可考虑行去骨瓣减压术。

（2）复合手术：对复杂动脉瘤或后循环动脉瘤破裂合并血肿（尤其是脑池血肿）者，可考虑行介入、开颅手术联合处理，即复合手术。术中造影能实时反映动脉瘤夹闭及穿支血管通畅情况，可在术中及时调整动脉瘤夹，对减少术后动脉瘤残留、血管误夹所致的缺血并发症具有重要的指导意义。

（3）术中监测及影像：术中常规采取电生理监测、多普勒超声、吲哚菁绿荧光造影等技术，可提高动脉瘤夹闭的成功率及准确性，降低术后并发症。在预测手术过程中缺血性神经功能缺损方面，躯体感觉诱发电位或运动诱发电位生理监测也具有一定的价值。术中多普勒超声检查和超声流量计可用于评估动脉瘤夹闭后载瘤动脉及其分支血管的通畅性。而静脉注射吲哚菁绿，通过整合手术显微镜的滤镜来进行术区血管显影技术又是一项进步，并可快速评估动脉瘤是否夹闭完全、载瘤动脉及其穿支是否通畅[40]。

1.2.5　疾病负担

颅内动脉瘤是SAH最常见的病因，作为导致出血性脑卒中的常见疾病之一，这种高死亡率和高致残率的疾病正在严重危害我国人民的健康。2017年全球疾病负担研究（global burden of disease study，GBD）数据[41]显示，脑卒中是我国疾病所致寿命损失年（years of life lost，YLLs）的首位病因。GBD数据显示，2017年我国出血性脑卒中患病率为424/10万（年龄标化率309/10万），虽然低于缺血性脑卒中的患病率1981/10万（年龄标化率1470/10万），但是因出血性脑卒中导致死亡和残疾的患者也占了较大比重。同时对于低收入及中等收入国家，出血性脑卒中致死率甚至高达80%。

1.2.6　风险预测模型

对于已经诊断明确的UIA患者，需要对动脉瘤的增大和破裂风险等级进行评估，对相关风险因素进行综合评价，以为后续治疗决策提供帮助。

近年来，人工智能技术被广泛应用于医学研究领域，旨在通过应用机器学习、深度学习等算法来解析数据并学习，再对真实世界中的类似事件做出决策和预测。目前，人工智能技术在颅内动脉瘤的影像识别与风险评估方面有着良好的发展前景，整体处于研发阶段，并开始尝试应用。目前，智能预测模型的分析参数以形态学因素和临床因素为主，使用算法包括随机森林、支撑向量机和卷积神经网络等。机器学习模型在UIA稳定性分析中具有显著优势，其中人工智能模型结果最优，曲线下面积值达到0.867，特异度92.9%，准确度82.4%，该模型使用13个患者特异性临床特征和18个动脉瘤形态特征预测，预测效能已在临床中初步尝试应用[8]。

1.2.7　指南共识

随着神经外科诊疗技术的发展，颅内动脉瘤高质量研究及先进的诊疗技术陆续发布。国内外多部颅内动脉瘤相关指南共识相继推荐，表1-2-1就近年来相对权威的指南及专家共识进行总结。

表 1-2-1　国内颅内动脉瘤相关指南

年份	名　称
2021	中国颅内未破裂动脉瘤诊疗指南 2021 年版
2021	中国颅内破裂动脉瘤诊疗指南 2021 年版
2021	颅内动脉瘤影像学判读专家共识 2021 年版
2020	血流导向装置治疗颅内动脉瘤的中国专家共识 2020 年版
2019	中国蛛网膜下腔出血诊治指南 2019 年版
2016	中国颅脑疾病介入治疗麻醉管理专家共识 2016 年版
2016	中国动脉瘤性蛛网膜下腔出血诊疗指导规范 2016 年版
2015	中国蛛网膜下腔出血诊治指南 2015 年版
2015	重症动脉瘤性蛛网膜下腔出血管理专家共识 2015 年版

综上指南及专家共识，对颅内未破裂动脉瘤和破裂动脉瘤的病因、诊断、治疗、并发症及随访等内容进行了相关推荐。其中包括破裂及未破裂动脉瘤流行病学特点、诊断及相关影像学检查特点、影响动脉瘤生长和破裂风险的危险因素评估、动脉瘤介入及开颅治疗注意事项、动脉瘤术中的麻醉管理、相关监护及护理体系管理、相关自然病史和转归、并发症的预防及处理、药物应用及随访观察。

无论破裂或颅内未破裂动脉瘤的患者都需要由经验丰富的医疗中心及时提供高质量的诊治。应用上述基于循证医学证据的破裂或颅内未破裂动脉瘤指南和专家共识建议，可以有效改善此类患者的预后。

参 考 文 献

［1］Li MH，Chen SW，Li YD，et al. Prevalence of unruptured cerebral aneurysms in Chinese adults aged 35 to 75 years：a cross-sectional study［J］. Ann Intern Med，2013，159（8）：514-521.

［2］Wang J，Weng JC，Li H，et al. Atorvastatin and growth，rupture of small unruptured intracranial aneurysm：results of a prospective cohort study［J］. Ther Adv Neurol Disord，2021，14：1756286420987939.

［3］Lu JL，Li MT，Burkhardt JK，et al. Unruptured Giant Intracranial Aneurysms：Risk Factors for Mortality and Long-Term Outcome［J］. Transl Stroke Res，2021，12（4）：593-601.

［4］Chen YP，Wright N，Guo Y，et al. Mortality and recurrent vascular events after first incident stroke：a 9-year communi-ty-based study of 0.5 million Chinese adults［J］. Lancet Glob Health，2020，8（4）：e580-e590.

［5］Yang CW，Fuh JL. Thunderclap headache：an update［J］. Expert Rev Neurother，2018，18（12）：915-924.

［6］Zhao B，Yang H，Zheng K，et al. Preoperative and postoperative predictors of long-term outcome after endovascular treat-ment of poor-grade aneurysmal subarachnoid hemorrhage［J］. J Neurosurg，2017，126（6）：1764-1771.

［7］Can A，Castro VM，Ozdemir YH，et al. Association of intracranial aneurysm rupture with smoking duration，intensity，and cessation［J］. Neurology，2017，89（13）：1408-1415.

［8］Zhu W，Li WQ，Tian ZB，et al. Stability Assessment of Intracranial Aneurysms Using Machine Learning Based on Clinical and Morphological Features［J］. Transl Stroke Res，2020，11（6）：1287-1295.

［9］Wei S，Yuan X，Fan F，et al. The relationship between the level of vitamin D and ruptured intracranial aneurysms［J］. Sci Rep，2021，11（1）：11881.

［10］Qiu TL，Jin GL，Xing HY，et al. Association between hemodynamics，morphology，and rupture risk of intracranial an-eurysms：a computational fluid modeling study［J］. Neurol Sci，2017，38（6）：1009-1018.

［11］Geng JW，Hu P，Ji Z，et al. Accuracy and reliability of computer-assisted semi-automated morphological analysis of in-tracranial aneurysms：an experimental study with digital phantoms and clinical aneurysm cases［J］. Int J Comput Assist Ra-diol Surg，2020，15（10）：1749-1759.

［12］Li M，Wang J，Liu J，et al. Hemodynamics in Ruptured Intracranial Aneurysms with Known Rupture Points［J］. World Neurosurg，2018，118：e721-e726.

［13］Meng H，Tutino VM，Xiang J，et al. High WSS or low WSS? Complex interactions of hemodynamics with intracranial aneurysm initiation，growth，and rupture：toward a unifying hypothesis［J］. AJNR Am J Neuroradiol，2014，35（7）：1254-1262.

［14］Lu G，Huang L，Zhang XL，et al. Influence of hemodynamic factors on rupture of intracranial aneurysms：patient-specific 3D mirror aneurysms model computational fluid dynamics simulation［J］. AJNR Am J Neuroradiol，2011，32（7）：1255-1261.

［15］Lv N，Karmonik C，Chen SY，et al. Wall Enhancement，Hemodynamics，and Morphology in Unruptured Intracranial Aneurysms with High Rupture Risk［J］. Transl Stroke Res，2020，11（5）：882-889.

［16］Xu Z，Rui YN，Hagan JP，et al. Intracranial Aneurysms：Pathology，Genetics，and Molecular Mechanisms［J］. Neu-romolecular Med，2019，21（4）：325-343.

［17］陈思静，宋建勋，林国辉，等. 高分辨率血管壁成像评估颅内动脉瘤破裂风险［J］. 国际脑血管病杂志，2020，28（7）：547-551.

［18］Hu P，Yang Q，Wang DD，et al. Wall enhancement on high-resolution magnetic resonance imaging may predict an un-steady state of an intracranial saccular aneurysm［J］. Neuroradiology，2016，58（10）：979-985.

［19］Jiang YQ，Xu F，Huang L，et al. Increased Wall Enhancement Extent Representing Higher Rupture Risk of Unruptured Intracranial Aneurysms［J］. J Korean Neurosurg Soc，2021，64（2）：189-197.

［20］Wang H，Li W，He H，et al. 320-detector row CT angiography for detection and evaluation of intracranial aneurysms：comparison with conventional digital subtraction angiography［J］. Clin Radiol，2013，68（1）：e15-e20.

［21］Li MH，Cheng YS，Li YD，et al. Large-cohort comparison between three-dimensional time-of-flight magnetic resonance and rotational digital subtraction angiographies in intracranial aneurysm detection［J］. Stroke，2009，40（9）：3127-3129.

［22］Li MH，Li YD，Gu BX，et al. Accurate diagnosis of small cerebral aneurysms ≤5 mm in diameter with 3.0-T MR angiog-raphy［J］. Radiology，2014，271（2）：553-560.

［23］Wang GX，Wen L，Lei S，et al. Wall enhancement ratio and partial wall enhancement on MRI associated with the rupture of intracranial aneurysms［J］. J Neurointerv Surg, 2018, 10（6）: 566-570.

［24］Liu J, Koskas L, Faraji F, et al. Highly accelerated intracranial 4D flow MRI: evaluation of healthy volunteers and patients with intracranial aneurysms［J］. MAGMA, 2018, 31（2）: 295-307.

［25］Zhang JJ, Li X, Zhao B, et al. Irregular pulsation of intracranial unruptured aneurysm detected by four-dimensional CT angiography is associated with increased estimated rupture risk and conventional risk factors［J］. J Neurointerv Surg, 2021, 13（9）: 854-859.

［26］Gu Y, Zhang YG, Luo M, et al. Risk Factors for Asymptomatic Intracranial Small Aneurysm Rupture Determined by Electrocardiographic-Gated 4D Computed Tomographic（CT）Angiography［J］. Med Sci Monit, 2020, 26: e921835.

［27］Zhao B, Rabinstein A, Murad MH, et al. Surgical and endovascular treatment of poor-grade aneurysmal subarachnoid hemorrhage: a systematic review and meta-analysis［J］. J Neurosurg Sci, 2017, 61（4）: 403-415.

［28］中华医学会神经病学分会, 中华医学会神经病学分会脑血管病学组, 中华医学会神经病学分会神经血管介入协作组. 中国蛛网膜下腔出血诊治指南2019［J］. 中华神经科杂志, 2019, 52（12）: 1006-1021.

［29］黄清海, 杨鹏飞. 中国动脉瘤性蛛网膜下腔出血诊疗指导规范［J］. 中国脑血管病杂志, 2016, 13（07）: 384-392.

［30］Zhao B, Tan X, Yang H, et al. Endovascular Coiling versus Surgical Clipping for Poor-Grade Ruptured Intracranial Aneurysms: Postoperative Complications and Clinical Outcome in a Multicenter Poor-Grade Aneurysm Study［J］. AJNR Am J Neuroradiol, 2016, 37（5）: 873-878.

［31］Wang F, Chen X, Wang Y, et al. Stent-assisted coiling and balloon-assisted coiling in the management of intracranial aneurysms: A systematic review & meta-analysis［J］. J Neurol Sci, 2016, 364: 160-166.

［32］Luo B, Kang HB, Zhang HQ, et al. Pipeline embolization device for intracranial aneurysms in a large Chinese cohort: factors related to aneurysm occlusion［J］. Ther Adv Neurol Disord, 2020, 13: 1756286420967828.

［33］Kang HB, Zhou Y, Luo B, et al. Pipeline Embolization Device for Intracranial Aneurysms in a Large Chinese Cohort: Complication Risk Factor Analysis［J］. Neurotherapeutics, 2021, 18（2）: 1198-1206.

［34］Kang HB, Luo B, Liu JM, et al. Postoperative occlusion degree after flow-diverter placement with adjunctive coiling: analysis of complications［J］. J Neurointerv Surg, 2022, 14（4）: 371-375.

［35］Liu Y, Yang HF, Xiong ZY, et al. Efficacy and Safety of Willis Covered Stent for Treatment of Complex Vascular Diseases of the Internal Carotid Artery［J］. Ann Vasc Surg, 2019, 61: 203-211.

［36］Fang C, Tan HQ, Han HJ, et al. Endovascular isolation of intracranial blood blister-like aneurysms with Willis covered stent ［J］. J Neurointerv Surg, 2017, 9（10）: 963-968.

［37］Zuo Q, Yang PF, Lv N, et al. Safety of coiling with stent placement for the treatment of ruptured wide-necked intracranial aneurysms: a contemporary cohort study in a high-volume center after improvement of skills and strategy［J］. J Neurosurg, 2018, 131（2）: 435-441.

［38］Zhao B, Tan XX, Yang H, et al. Stent-assisted coiling versus coiling alone of poor-grade ruptured intracranial aneurysms: a multicenter study［J］. J Neurointerv Surg, 2017, 9（2）: 165-168.

［39］Ge HJ, Lv XL, Ren H, et al. Influence of CYP2C19 genetic polymorphisms on clinical outcomes of intracranial aneurysms treated with stent-assisted coiling［J］. J Neurointerv Surg, 2017, 9（10）: 958-962.

［40］Li J, Lan ZG, He M, et al. Assessment of microscope-integrated indocyanine green angiography during intracranial aneurysm surgery: a retrospective study of 120 patients［J］. Neurol India, 2009, 57（4）: 453-459.

［41］Institute for Health Metrics and Evaluation（IHME）. GBD Compare Data Visualization. Seattle, WA: IHME, University of Washington, 2020［DB/OL］.（2020-10-15）https://vizhub. healthdata. org/gbd-compare.

中枢神经系统血管畸形是累及脑、脊髓组织的血管发育异常疾病，包括动静脉畸形和静脉畸形（即海绵状血管畸形）两类。

1.3 脑、脊髓动静脉畸形

1.3.1 概述

脑动静脉畸形（brain arteriovenous malformations，BAVMs）是一种少见的血管病变，可表现为自发性颅内出血（intracranial hemorrhage，ICH）、癫痫发作、神经功能障碍或头痛。脊髓动静脉畸形（spinal cord arteriovenous malformations，SAVMs）更加罕见，一项汇集了国内主要病例的队列研究提示其发病率为（1～2.5）/100万[1]。脊髓动静脉畸形多由于脊髓出血或脊髓静脉高压表现为突发或逐渐进展的脊髓功能障碍，包括运动、感觉障碍及二便障碍。

2019年，张鸿祺教授团队基于10年466例脊髓动静脉畸形患者的临床随访资料，首次系统阐述了脊髓动静脉畸形的自然病史，指出患者症状在发病后进展迅速，其年出血发现约10%，因非出血事件导致的脊髓功能障碍逐渐加重风险高达17%/年。因此脊髓动静脉畸形一旦发病需进行早期临床干预[1]。

1.3.2 治疗方式

目前脑、脊髓动静脉畸形的治疗方案包括保守治疗、显微外科手术、立体定向放射外科（stereotactic radiosurgery，SRS）、血管内栓塞或上述方式的组合治疗（多模式治疗），其主要目的是预防出血性脑卒中。这些治疗的风险必须与自然史的风险相权衡。

1.3.2.1 显微外科手术

显微外科手术是一种常见的脑、脊髓动静脉畸形治疗方法，其主要目的是彻底治愈：安全和彻底切除畸形血管以消除与其潜在破裂相关的残疾和死亡风险。相对于其他治疗方式，显微外科手术的主要优势在于完全消除率较高、即刻消除出血风险及其长期稳定性；主要缺点是创伤大、康复时间长且有相关神经功能缺损风险。

Spetzler-Martin（SM）分级量表是迄今最常用的脑动静脉畸形分类系统，它根据3项解剖因素（畸形血管团大小、与脑功能区的相对位置及静脉引流方式）将BAVMs分为5级。SM分级量表是一种非常有效的工具，可利用基线影像学数据估计外科手术切除的风险。显微外科手术最适合低级别（Ⅰ～Ⅱ级）BAVMs，对于高级别（Ⅳ～Ⅴ级）转归不良的BAVMs风险较高。

脊髓动静脉畸形的手术治疗在国内仅小范围开展。2021年，张鸿祺教授团队基于10年466例脊髓动静脉畸形患者的临床随访资料，着重观察其临床治疗结果，指出，目前获得认可的显微手术指征包括病变主体位于脊髓背侧或侧方，畸形血管团结构致密且直径不宜＞3cm[1,2]。近年来复合手术室的应用使术中血管造影得以开展，有利于提高手术的治愈率和安全性。

1.3.2.2 立体定向放射外科

在解剖学因素（如畸形血管团位置）或全身情况导致手术切除风险太大的情况下，通常采用SRS达到清除脑动静脉畸形的目的。大多数长期随访研究提示，SRS后的脑动静脉畸形闭塞率可达81%[3]，与显微外科手术或血管内栓塞不同，SRS的获益和不良反应在治疗后数年内都不会完全显现。辐射引起的坏死、水肿和囊腔形成均在治疗后很长时间才会发生。此外，在畸形血管团消失前的潜伏期内仍然存在出血风险，为每年1%～3%，与脑动静脉畸形的自然史相比似乎并无明显改变。由于脊髓组织对射线的耐受程度低于脑组织，尽管有治疗结果满意的病例报道，但目前尚无高级别临床证据支持脊髓动静脉畸形患者接受SRS。

1.3.2.3　血管内栓塞

栓塞术在BAVMs的多学科治疗中很常用。它可应用于多种不同的临床情况，其中以开颅手术前栓塞最常见。血管内治疗的另一个适应证是作为显微外科手术或SRS的辅助治疗。这种情况下，栓塞治疗有助于缩小BAVMs体积或闭塞高危特征，例如畸形血管团内或其周围的破裂动脉瘤，然后再对BAVMs的剩余部分进行最终治疗。栓塞术已被作为一种姑息性治疗手段，用来降低畸形血管团血流，从而改善盗血引起的潜在症状。栓塞治疗最常见的两种并发症是脑出血和缺血性脑卒中，其潜在原因非常多。缺血性脑卒中的原因包括导管插入术引起的血栓栓塞并发症和非靶血管栓塞。脑出血则可能是血管壁受损或AVM破裂所致。

脊髓动静脉畸形的栓塞治疗相对于脑动静脉畸形而言显得更加保守。病变的供血动脉往往在到达畸形血管团之前发出分支供应脊髓组织，因此要求微导管到位更加准确，对栓塞剂反流的控制也需要更加谨慎。在更多的时候，对脊髓动静脉畸形进行栓塞治疗是闭塞动脉瘤以期降低出血风险，并不追求解剖治愈。

1.3.2.4　多模式治疗

对于大型脑、脊髓动静脉畸形，应谨慎考虑给予多模式或分期治疗。其中一种多模式治疗是先行血管内栓塞，然后手术切除。SM分级系统及其改良版可为大型脑动静脉畸形的分期治疗模式提供极好的指导，脑动静脉畸形的另一种多模式治疗是先行血管内栓塞，然后进行SRS，其他多模式治疗方案包括先SRS后手术切除，或者栓塞、SRS和开颅手术三者结合。

1.3.2.5　未破裂脑动静脉畸形的处理

由于缺乏一致的有关ICH终身风险及其预测因素以及治疗相关并发症的高质量证据，因此未破裂脑动静脉畸形的最佳处理方案仍然存在争议。

1.3.2.6　脑动静脉畸形相关癫痫的治疗

在BAVMs的治疗中实现摆脱癫痫发作的重要性仍不完全明确。很少有研究报道治疗后癫痫发作的风险。BAVMs畸形血管团的完全消除很可能会减少以后的癫痫发生。少量同期对照研究的结果必须有更多的随机试验来支持，尚不清楚干预后癫痫发作的风险与自然史相比如何。

1.3.3　治疗策略

1.3.3.1　脑动静脉畸形的治疗策略

1.3.3.1.1　SM Ⅰ级或Ⅱ级
手术通常被认为是动静脉畸形的最佳初始选择，特别是Ⅰ级或Ⅱ级病变。经验丰富的治疗中心，92.5%的SM Ⅰ级或Ⅱ级通过显微外科手术取得良好预后[4]。

1.3.3.1.2　SM Ⅲ级
Ⅲ级动静脉畸形的治疗选择比低级病变更复杂。例如，一些Ⅲ级病变是位于脑部功能区的小的深部动静脉畸形。这些畸形具有深静脉引流，如果不及时治疗会增加自发性出血的风险。放射外科治疗最适合Ⅲ级小的病变，无论是否位于功能区或存在深静脉引流。

对于累及皮质功能区的较大Ⅲ级畸形的治疗更具有争议性。对于直径＞3cm的Ⅲ级病变，不到50%的放射外科手术患者可实现完全闭塞病灶并且无术后出血以及无永久性、症状性和放射性脑损伤。即使使用术前血管内栓塞来减小病灶的大小，然后进行放射外科手术，结局也不比未治疗的患者好。

破裂的Ⅲ级病变尤为需要关注，如果不治疗则再出血率高。当存在相关动脉瘤破裂时，出血的风险更高，需紧急血管内闭塞动脉瘤。破裂的动静脉畸形而没有明确出血点者需考虑多模式治疗，包括术前栓塞后进行显微手术切除或立体定向放射外科手术。

1.3.3.1.3　SM Ⅳ级或Ⅴ级及脑干动静脉畸形

目前针对Ⅳ级和Ⅴ级动静脉畸形的治疗尚未达到令人满意的结局。手术系列的研究显示总体治疗相关致残率接近50%[5]，血管内治疗和放射外科手术未能治愈大多数患者。当患者出现Ⅳ级或Ⅴ级动静脉畸形和脑出血时，姑息性血管内手术旨在选择性消除与出血相关的部分畸形，或治愈性闭塞供血动脉上的动脉瘤，可降低后续出血的风险。

1.3.3.2　脊髓动静脉畸形的治疗策略

由于加重风险较高，无论以何种方式起病的脊髓动静脉畸形均应在发病后早期治疗。对于结构简单的病例可争取解剖治愈。队列研究显示：非体节性且直径小于3cm，不伴有沟联合动脉供血的病变通过全切获得解剖治愈的比例较高。而瘘型病变以及主引流静脉直径不足1.5mm的病变多可通过介入栓塞获得治愈。对于结构复杂、只能进行部分闭塞的病变需根据其临床风险制订治疗方案。其中高出血风险的病例在治疗时需以闭塞动脉瘤为首要目标，对于结构异常复杂的病变，为保障治疗的安全性仅单纯闭塞危险结构即可，不追求更多的栓塞畸形血管团。对于存在脊髓静脉高压的病例而言，需尽可能多的闭塞畸形团或瘘口以达到有效降低病变血流量的目的，否则治疗效果不理想[2]。

1.3.4　脑、脊髓动静脉畸形的基础研究

作为一种先天性疾病，脑、脊髓动静脉畸形的遗传学研究一直处于瓶颈期，发病机制不明确，也无法建立起反映其生物学、血流动力学和病理生理学特征的理想动物模型进行后续研究。在临床工作中，我们有时会发现畸形团的生长行为。

从这一临床观察出发，来自首都医科大学宣武医院神经外科和中国医学科学院阜外医院心血管疾病国家重点实验室合作，聚焦肿瘤相关基因与动静脉畸形的关系，使用常见肿瘤基因Panel进行全外显子的二代超深度测序，进行体细胞突变在脑脊髓动静脉畸形的遗传发生学中的研究，并对较低丰度突变进行ddPCR验证，在国际上首次证实了肿瘤相关通路KRAS/BRAF体细胞突变在中枢神经系统血管畸形中的核心作用[6]。

该研究发现了肿瘤相关通路KRAS/BRAF这一单一通路在动静脉畸形中接近90%的体细胞突变率，不仅开拓了中枢神经系统AVM遗传学研究的新思路，也对药物靶向治疗动静脉畸形具有重要的参考价值。未来我们也许能找到一种针对该突变基因通路且安全的靶向药物来抑制病变的生长、复发，而近90%的突变率意味着未来药物靶向治疗时可能不需要再进行基因检测。

1.3.5　脑、脊髓动静脉畸形的治疗结果及预后

1.3.5.1　脑动静脉畸形的治疗结果

（1）首都医科大学神经外科研究所对239例AVM患者进行回顾性分析，结果发现，68例（28.5%）患者以癫痫起病。癫痫与脑出血病史、额颞叶病灶及动脉分水岭区病灶相关。37例以癫痫起病的患者接受ONYX栓塞治疗，23例（62.2%）患者栓塞前接受抗惊厥药物治疗。最后一次随访中，19例（51.4%）患者癫痫随访结果为Engel评分Ⅰ级（Engel Ⅰ级：术后癫痫发作完全消失或仅有先兆）。23例治疗前服用抗惊厥药物的患者，12例（52.2%）患者随访时仍口服抗惊厥药。单因素分析提示动脉分水岭区病灶与栓塞

术后更高级别的Engel评分显著相关。ONYX栓塞术后癫痫治愈的机制仍有待进一步研究[7]。

（2）首都医科大学附属北京天坛医院对90例位于皮质脊髓束10mm以内且手术切除的AVM患者术前弥散张量纤维束成像进行分析，研究结果表明：平均2.7年随访，21（23.3%）例患者出现术后持续肢体无力。回归分析模型提示运动功能变差的独立预测因素为畸形团与皮质脊髓束的距离、病灶最近的皮质脊髓束水平、患者年龄以及AVM的弥散程度。研究者构建一个CLAD评级系统将以上因素全部纳入，发现该评级系统对术后运动功能的预测准确性高于Spetzler-Martin分级。CLAD评级系统是手术决策的有效风险评估工具[8]。

（3）河南省人民医院一项前瞻性单臂经静脉入路栓塞破裂脑动静脉畸形的安全性和有效性研究，21例破裂AVM患者接受经静脉入路栓塞，SM分级分别为Ⅰ级3例（14.3%），Ⅱ级4例（19.0%），Ⅲ级11例（52.4%），Ⅳ级3例（14.3%），在治疗过程中，其中2例微导管置入引流静脉失败，栓塞术后完全闭塞率为84%（16/19），1例（5%）在治疗后仍有少量残留病灶，在13个月的随访中显示完全闭塞。6例出现手术相关并发症，5例出现脑出血，1例出现脑梗死，4例（66.7%）症状逐渐好转。mRS评分≤2的患者从术前的57.1%（12/21）上升至栓塞术后1个月的66.7%（14/21）。并发症和死亡率均为4.8%（1/21）。研究表明，经静脉入路栓塞只能在高度选择的出血AVM患者中获得高闭塞率以及改善神经功能，同时并发症和死亡率在可接受范围，但不能作为一线治疗方式[9]。

1.3.5.2 脊髓动静脉畸形的治疗结果

由于发病率极低，国内外缺少脊髓动静脉畸形的大样本量临床研究。首都医科大学宣武医院分析了2007—2019年463例病例，对该病的治疗结果进行了详细分析。现阶段脊髓动静脉畸形的总体治愈率为40%，其中单纯介入栓塞和显微手术的治愈率分别为26%及58%。治疗相关的永久性脊髓功能障碍发生率为11%，其中介入栓塞和显微手术的患者分别为5%及16%。该队列在治疗后的脊髓功能障碍加重风险为9.3%/年，显著低于治疗前的32.5%/年，提示治疗有效。但是，研究指出体节性脊柱脊髓动静脉畸形的治疗结果不理想，其整体治愈率仅18.1%，显著低于非体节性病变的50.8%。若进行部分治疗，患者术后出血风险较治疗前无显著改变（8.3%/年 vs 9.7%/年），且显著高于非体节性病变（8.3%/年 vs 3.3%/年）[2]。

参 考 文 献

[1] Yu JX, Hong T, Krings T, et al. Natural history of spinal cord arteriovenous shunts: an observational study [J]. Brain, 2019, 142（8）: 2265-2275.

[2] Yu JX, He C, Ye M, et al. The efficacy and deficiency of contemporary treatment for spinal cord arteriovenous shunts [J]. Brain, 2021, 144（11）: 3381-3391.

[3] Li WY, Wang YQ, Lu LT, et al. The factors associated with obliteration following stereotactic radiosurgery in patients with brain arteriovenous malformations: a meta-analysis [J]. ANZ J Surg, 2022, 92（5）: 970-979.

[4] Tong XZ, Wu J, Cao Y, et al. Microsurgical Outcome of Unruptured Brain Arteriovenous Malformations: A Single-Center Experience [J]. World Neurosurg, 2017, 99: 644-655.

[5] Jiao YM, Wu J, Chen X, et al. Spetzler-Martin grade Ⅳ and Ⅴ arteriovenous malformations: treatment outcomes and risk factors for negative outcomes after surgical resection [J]. J Clin Neurosci, 2019, 61: 166-173.

[6] Hong T, Yan YP, Li JW, et al. High prevalence of KRAS/BRAF somatic mutations in brain and spinal cord arteriovenous malformations [J]. Brain, 2019, 142（1）: 23-34.

[7] Zhang BR, Feng X, Peng F, et al. Seizure predictors and outcome after Onyx embolization in patients with brain arteriovenous malformations [J]. Interv Neuroradiol, 2019, 25（2）: 124-131.

[8] Li MG, Jiang PJ, Guo R, et al. A Tractography-Based Grading Scale of Brain Arteriovenous Malformations Close to the Corticospinal Tract to Predict Motor Outcome After Surgery [J]. Front Neurol, 2019, 10: 761.

[9] He Y, Ding Y, Bai W, et al. Safety and Efficacy of Transvenous Embolization of Ruptured Brain Arteriovenous Malformations as a Last Resort: A Prospective Single-Arm Study [J]. AJNR Am J Neuroradiol, 2019, 40（10）: 1744-1751.

1.4 脑与脊髓海绵状血管畸形

海绵状血管畸形（cavernous malformation，CM），旧称海绵状血管瘤（cavernous angioma，hemangioma，cavernoma），为发生在中枢神经系统实质内的簇状、异常扩张和渗透性增加的血窦样病变，为静脉畸形的一种，多见于脑，少见于脊髓。病变可因反复出血导致内皮细胞的增生，产生的占位效应可以损伤周围的神经组织，导致相应的神经功能障碍。大多数CM患者可表现为无症状，对于症状性CM，其多在20～50岁发病，临床病程差异很大，常见的临床表现包括癫痫、出血及局部神经功能障碍。

1.4.1 流行病学特征

CM占中枢神经系统所有血管病变的约5.15%，为第二大出血性血管病。脑CM年出血率为0.6%～11%，同时常伴有癫痫表现。基于人群的研究发现，CM的人群患病率为0.16%～0.5%。CM年检出率为（0.15～0.56）/100 000，其中70%～95%的CM是无症状的，且在性别分布上无显著差异，但女性多在40～60岁发病，男性则更倾向于在20～30岁发病，较女性发病更早[1]。另外，对于妊娠是否会加重CM出血风险尚无明确结论。

1.4.2 海绵状血管畸形的发病机制

CM病变可表现为多腔室的纤维包囊，内含血肿或血栓，也可表现为单发的大血肿。病理改变是一个紧密充填的血窦样良性血管瘤结构，内衬以内皮细胞。病变内血管壁不规则增厚、透明样变化、钙化、缺乏弹性纤维组织。电镜下观察CM病变组织，可以见到内皮细胞连接缺陷，排列松散，缺少正常微血管中的周细胞和星形胶质细胞足突以及内皮细胞间的紧密连接。

CM既可呈家族性分布，也可散发。家族性CM占所有CM的15%～20%，是一类常染色体显性遗传病，多表现为颅内或脊髓多发病变，目前已发现三个相关致病基因：*CCM1*（*KRIT1*）、*CCM2*（*MGC4607*）和*CCM3*（*PDCD10*）。在这三个基因中，任一基因发生功能缺失型胚系突变，都可导致内皮细胞功能障碍，引起CM发生，其中*CCM3*突变型的病变临床表型更重。近1年来，散发CM致病基因研究获得了突破性进展。张鸿祺教授团队、曹勇教授团队以及国外研究团队先后发现MAP3K3及PIK3CA体细胞突变是散发性CM的核心发病机制[1]。且张鸿祺教授团队进一步发现PIK3CA和MAP3K3突变的CM临床表现有显著差异，PIK3CA具有显著更高的出血率，且与MAP3K3突变的CM在MRI表现上有差异，为建立CM分子分型预测出血风险及新的药物治疗靶点提供了方向。

1.4.3 临床表现和影像学特征

大部分脑CM位于幕上，脊髓CM多位于髓内，也可以累及髓周及硬膜外[2]。散发CM可伴有静脉发育异常或毛细血管畸形，2.1%～36%的散发CM伴有静脉发育异常[3]。

脊髓CM是一类罕见的脊髓血管病，该病发病率仍不确切，目前认为占全部脊髓血管疾病的5%～12%。随着MRI的普及，脊髓CM检出率虽有上升趋势，但限于世界各中心的病例数较少，且多为小样本回顾性研究，难以对脊髓CM的自然病史进行全面、深入的认识和研究。文献中报道的年出血率一般为1.4%～6.8%，相关结论是以病变在出生时已存在为前提，但临床中很多病变是在出生若干年后出现的，故存在低估的情况，实际的年出血率可能会更高。

1.4.4 治疗

CM在治疗上以手术切除为主，对于非功能区的单发无症状CM可以考虑手术切除，以防止进一步出血，并减少患者的心理压力，昂贵的影像复查及耗时的随访。对于引起癫痫的CM，尤其对于药物难治性癫痫，应考虑及早行手术治疗。对于有症状的、手术可及的CM应行手术切除治疗，其手术相关致死、致残率约相当于带瘤生存2年的风险。对于有症状或已出过血的深部病变，可考虑手术切除，其手术相关致死、致残率相当于带瘤生存5～10年的风险。单次出血的脑干CM手术切除指征较弱，但对于已发生两次出血事件的脑干CM，鉴于此种CM可能更具侵袭性、结合其术后并发症情况及生活质量进行综合考量之后，建议行手术切除治疗。对于所有症状性脊髓CM都应积极行手术治疗[4]。

参 考 文 献

［1］Ren J，Hong T，Zeng G，et al. Characteristics and Long-Term Outcome of 20 Children With Intramedullary Spinal Cord Cavernous Malformations［J］. Neurosurgery，2020，86（6）：817-824.

［2］Ren J，Hong T，He C，et al. Coexistence of Intracranial and Spinal Cord Cavernous Malformations Predict Aggressive Clinical Presentation［J］. Front Neurol，2019，10：618.

［3］Ren J，Hong T，He C，et al. Surgical approaches and long-term outcomes of intramedullary spinal cord cavernous malformations：a single-center consecutive series of 219 patients［J］. J Neurosurg Spine，2019，31（1）：123-132.

［4］Li D，Wu ZY，Liu PP，et al. Natural history of brainstem cavernous malformations：prospective hemorrhage rate and adverse factors in a consecutive prospective cohort［J］. J Neurosurg，2020，134（3）：917-928.

第二部分　痴呆与认知障碍疾病

　　痴呆是一种以获得性认知功能损害为核心，导致患者日常生活、社会交往和工作能力明显减退的综合征，阿尔茨海默病（Alzheimer's disease，AD）是最常见的痴呆亚型。轻度认知功能障碍（mild cognitive impairment，MCI）指患者具有主观或客观的记忆或认知损害，但其日常生活能力并未受到明显影响，尚未达到痴呆的标准，是介于正常衰老和痴呆之间的一种临床状态。

2.1　流行病学

2.1.1　患病率

2.1.1.1　总体患病率

　　一项对我国1990—2010年痴呆患病率的荟萃分析（$n = 340\,247$）[1]结果显示：1990年，65～69岁老年人痴呆整体患病率为1.8%（95%CI：0.0～44.4），95～99岁为42.1%（95%CI：0.0～88.9）；2010年分别为2.6%（95%CI：0.0～28.2）和60.5%（95%CI：39.7～81.3）。据此估算，1990年中国约有痴呆患者368万例（95%CI：222～514），2000年有562万例（95%CI：442～682），2010年有919万例（95%CI：592～1248）。其中AD患者分别有193万例（95%CI：115～271）（1990年），371万例（95%CI：284～458）（2000年），569万例（95%CI：385～753）（2010年）。

　　2014年贾建平等[2]在全国30个省市和45个农村（$n = 10\,276$）开展的大型多中心社区人群横断面调查结果显示，65岁及以上人群中痴呆患病率为5.14%（95%CI：4.71～5.57），其中AD和血管性痴呆（vascular dementia，VaD）的患病率分别为3.21%（95%CI：2.87～3.55）和1.50%（95%CI：1.26～1.74）。据此推断，中国有800余万例痴呆患者。2020年，该团队在代表中国所有社会经济和地理区域的12个省市中随机选择了96个站点，对2015年3月～2018年12月的46011名60岁以上老年人通过多阶段分层聚类抽样方法进行分析，对年龄和性别进行校正后，痴呆患病率为6.0%（95%CI：5.8～6.3），其中AD患病率3.9%（95%CI：3.8～4.1），VaD患病率1.6%（95%CI：1.5～1.7），其他痴呆患病率0.5%（95%CI：0.5～0.6）。据此估算，我国目前约有1507万例（95%CI：1453～1562）痴呆患者，其中AD患者983万例（95%CI：939～1029），VaD患者392万例（95%CI：364～422），其他痴呆患者132万例（95%CI：116～150）[3]（图2-1-1）。

　　2019年贾建平等依据既往研究报道和荟萃分析结果对我国痴呆患病率及增长速度进行统计分析并对未来20年痴呆患病率进行预测[1, 4, 5]（图2-1-2）。

　　2015年世界阿尔茨海默病报告[6]指出，60岁及以上中国人群中痴呆发病率约为6.19%，与世界范围内其他地区发病率相似，高于撒哈拉以南的非洲（5.47%）和中欧（5.18%），低于拉丁美洲（8.41%）和东南亚（7.64%）。

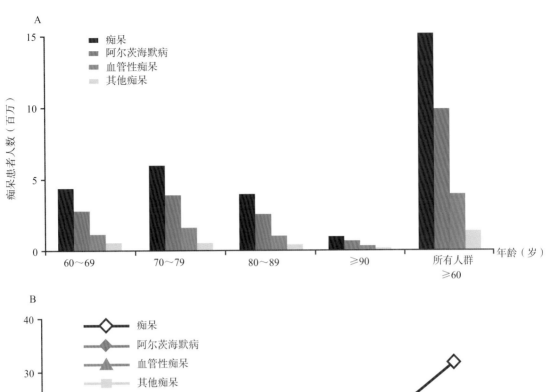

图2-1-1　2021年中国痴呆患病率情况（以年龄组分布）

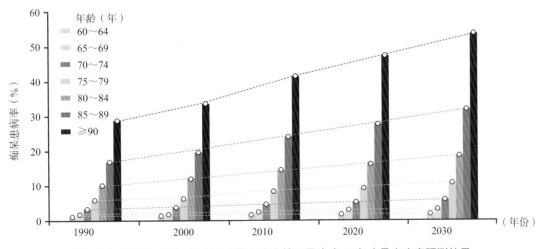

图2-1-2　1990—2010年我国痴呆患病率情况及未来20年痴呆患病率预测结果

2.1.1.2　地域特征

（1）区域分布

对96项痴呆流行病学研究结果进行的荟萃分析显示，我国60岁及以上人群中，痴呆的总体患病率为5.30%（95%CI：4.30～6.30）。按照地区分布，华北5.5%（95%CI：4.3～6.7），华中5.2%（95%CI：4.0～6.4），华南7.2%（95%CI：4.6～9.8），中国香港7.2%（95%CI：5.3～9.1），中国台湾6.0%（95%CI：4.1～7.9）[1,4,7]。

2020年，贾建平等对12个省市共46 011名60岁以上老年人的调查结果显示，痴呆总体患病率为6.0%（95%CI：5.8～6.3），其中我国北方痴呆患病率6.3%（95%CI：5.9～6.6），南方4.7%（95%CI：4.4～5.1），西部7.5%（95%CI：7.0～7.9）[3]。

（2）城乡差异

根据中国老年健康调查（CLHLS）七次调查数据[8]，对1998—2014年我国老年人认知障碍特征城乡差异进行分析（图2-1-3）。总体来看，在相同年龄组城镇老年人认知功能正常的比例均高于农村，各类认知障碍的比例均低于农村，但二者的差异在6.2～4.69个百分点，差异不是非常明显；其次，在城镇老年人认知优于农村老年人的基础上，随着年龄组的增长，老年人认知功能的城乡差异不断增大。具体如下：①城镇老年人轻、中、重度认知障碍的比例均低于农村老年人。在小于90岁年龄组中，轻度认知障碍的差异最大，城镇比农村低1.32～4.69个百分点。在90岁及以上年龄组中，中度认知障碍的差异最大，城镇比农村低2.68个百分点。②在四个年龄组中，城镇老年人认知功能正常的比例均高于农村老年人，且随着年龄增长差异不断扩大，在90岁及以上年龄组中，城镇比农村高6.41个百分点。

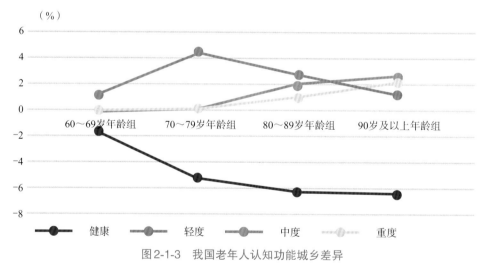

图2-1-3　我国老年人认知功能城乡差异

（注：图中为农村老年人的各类认知功能比例减去城镇老年人的各类认知功能比例）

贾建平等在全国30个省市和45个农村（n = 10 276）对65岁及以上社区人群横断面调查[2]结果表明，农村地区痴呆患病率（6.05%）明显高于城市地区（4.40%）（P < 0.001）。AD也观察到相同的区域差异（4.25% vs 2.44%，P < 0.001），而VaD在农村和城市之间患病率没有显著差异（1.28% vs 1.61%，P = 0.166）。

2.1.1.3　年龄特征

根据中国老年健康调查（the Chinese longitudinal healthy longevity survey，CLHLS）七次调查数据结果[8]，对1998—2014年我国老年人认知障碍年龄特征进行分析（图2-1-4），总体来看，随着年龄增长，罹患各类认知障碍的比例越来越高。①从年龄组对比来看，近20年来，60～69岁年龄组老年人认知功能正常、轻度认知障碍、中度认知障碍和重度认知障碍的比例分别约为95%、4%、0.8%和0.4%。在

70～79岁年龄组，以上四项比例分别约为88%、9%、2%和1.5%；在80～89岁年龄组，以上四项比例分别为65%～79%、14%～19%、4%～9%和3%～8%；在90岁及以上年龄组，以上四项比例分别为31%～51%、19%～23%、15%～19%和14%～33%。②从年龄分布变动来看，在60～69岁和70～79岁年龄组，历次调查的各项比例均比较接近，但80～89岁年龄组和90岁及以上年龄组的部分指标在不同年份存在一定差异，但变动范围不大。究其原因，这可能是因为年龄越大，样本的规模和代表性会有所下降。

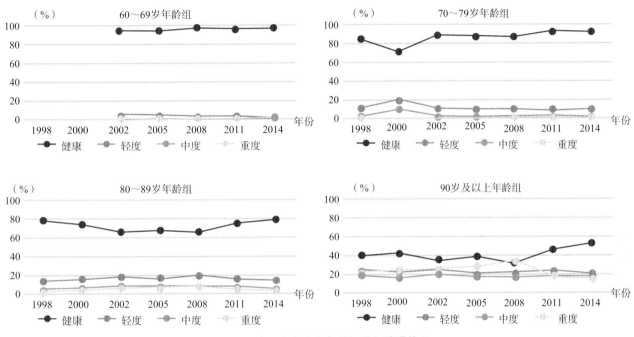

图 2-1-4　我国老年人各年龄组认知障碍状况

2.1.1.4　性别特征

根据CLHLS七次调查数据[8]，对1998—2014年我国老年人认知障碍性别特征进行分析（图2-1-5）。总体来看，在相同年龄组，男性老年人认知功能正常的比例均高于女性，各类认知障碍的比例均低于女性；随着年龄组增长，老年人认知功能的性别差异不断增大，男性的认知功能正常状况显著好于女性。具

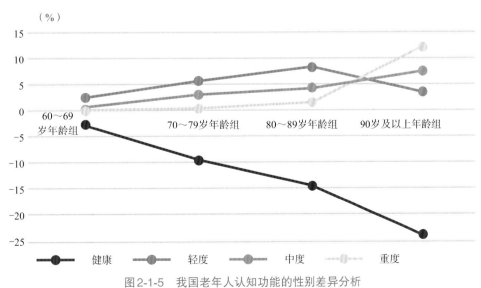

图 2-1-5　我国老年人认知功能的性别差异分析

（注：女性老年人各类认知功能比例减去男性）

体如下：在四个年龄组，男性老年人认知功能正常的比例均高于女性，而且其差异随年龄增长快速增大，在90岁及以上年龄组，男性比女性高23.71个百分点。在90岁之前，患重度认知障碍的性别差异较小，患轻度认知障碍的性别差异最大且随着年龄增长不断提高。在90岁及以上年龄组，患重度认知障碍的性别差异显著扩大，男性患重度认知障碍的比例比女性低12.27个百分点。

2014年，贾建平等在全国30个省市和45个农村（$n = 10\,276$）开展的大型多中心社区人群横断面调查[2]结果显示，无论是在农村还是在城市，女性的痴呆患病率均高于男性。女性AD患病率为城市3.54%（95%CI：0.92～4.15），农村6.30%（95%CI：5.33～7.27）；男性AD患病率为城市1.27%（95%CI：0.84～1.70），农村1.95%（95%CI：1.30～2.60）。女性VaD患病率为城市1.73%（95%CI：1.30～2.17），农村1.50%（95%CI：1.02～1.98）；男性VaD患病率为城市1.49%（95%CI：1.02～1.95），农村1.03%（95%CI：0.55～1.50）。

2.1.1.5 轻度认知功能障碍

（1）患病率

2013年，一项纳入10 276名社区居民的多中心横断面调查研究[9]结果显示，轻度认知障碍（MCI）在65岁及以上人群中总体患病率是20.80%。据此推断，中国约有2400万例MCI患者。2020年，该团队在代表中国所有社会经济和地理区域的12个省市中随机选择了96个站点，对2015年3月～2018年12月的46 011名60岁及以上的老年人通过多阶段分层聚类抽样方法进行分析，对年龄和性别进行校正后，轻度认知障碍整体患病率为15.5%（95%CI：15.2～15.9），据此估算，我国约有3877万例（95%CI：3795～3962）轻度认知障碍患者（图2-1-6）。

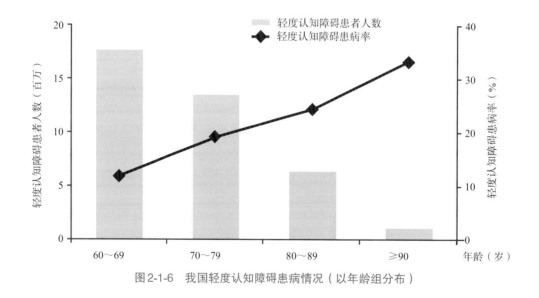

图2-1-6　我国轻度认知障碍患病情况（以年龄组分布）

2021年，一项共纳入112 632名受试者的41项研究荟萃分析[10]结果显示，中国55岁及以上社区居民的MCI患病率为12.2%（95%CI：10.6～14.2），其中遗忘型轻度认知障碍（amnestic mild cognitive impairment，aMCI）患病率10.9%（95%CI：7.7～15.4）。不同诊断标准下MCI患病率有所不同，采用DSM-Ⅳ诊断标准MCI患病率为13.5%，Petersen标准为12.9%，NIA-AA标准为10.3%。

（2）分布特征

2013年，贾建平等[9]开展的一项大型社区居民横断面调查研究（$n = 10\,276$）报道，MCI患病率农村（25.10%，95%CI：23.8～26.4）高于城市（17.9%，95%CI：16.9～18.8）。

2010年，一项纳入22项研究的荟萃分析[11]结果显示，中国MCI患病率为12.7%（95%CI：9.7～16.5），东部和西部分别为9.6%（95%CI：9.2～10.0）和14.7%（95%CI：14.2～15.2）。2018年，一

项纳入覆盖中国22个省市48项研究的荟萃分析[12]结果显示,60岁及以上人群MCI患病率14.71%（95%CI:14.5 ～ 14.92），其中东部患病率13.41%（95%CI:13.14 ～ 13.68）、西部14.33%（95%CI:13.95 ～ 14.71）；城市患病率13.87%（95%CI:13.61 ～ 14.12）、农村14.78%（95%CI:14.19 ～ 15.34）；临床样本中的患病率为16.72%（95%CI:15.68 ～ 17.71）、非临床样本14.61%（95%CI:14.40 ～ 14.83）；筛查样本中的患病率为15.2%（95%CI:14.91 ～ 15.49）、诊断样本中为14.16%（95%CI:13.85 ～ 14.46）。

2.1.2　发病率

2.1.2.1　总体发病率

2012年,一项对中低收入国家痴呆发病率和死亡率的研究[13]中,共纳入我国1160名城市受试者和1 002名农村受试者,痴呆总体发病率为24.0/（1000人·年）（95%CI:20.6 ～ 28.1），其中城市发病率为24.7/（1000人·年）（95%CI:20.0 ～ 30.6），农村发病率为23.3/（1000人·年）（95%CI:18.7 ～ 29.2）；男性发病率为18.9/（1000人·年）（95%CI:14.5 ～ 24.7），女性发病率为27.8/（1000人·年）（95%CI:23.0 ～ 33.6）；65 ～ 69岁发病率为11.6/（1000人·年）（95%CI:7.4 ～ 18.1），70 ～ 74岁发病率为13.4/（1000人·年）（95%CI:9.6 ～ 18.8），75 ～ 79岁发病率为23.9/（1000人·年）（95%CI:17.5 ～ 32.7），≥80岁发病率为77.7/（1000人·年）（95%CI:61.3 ～ 98.3）（表2-1-1）。进行年龄标准化后,中国城镇地区发病率为31.2/（1000人·年）（95%CI:25.8 ～ 37.1），农村发病率为37.5/（1000人·年）（95%CI:31.5 ～ 44.1）。对年龄、性别、教育和家庭资产进行标准化后,中国城镇地区发病率为23.5/（1000人·年）（95%CI:18.9 ～ 28.7），农村发病率为20.4/（1000人·年）（95%CI:16.3 ～ 25.4）。

表2-1-1　我国痴呆发病率情况

	所有病例	地域		性别		年龄（岁）			
		城镇	农村	男	女	65 ～ 69	70 ～ 74	75 ～ 79	≥80
病例数（人·年）	161；6 696.9	84；3 395.4	77；3 301.5	54；2 853.7	107；3 843.3	19；1 643.3	34；2 534.3	39；1 630.9	69；888.4
发病率（95%CI）	24.0（20.6 ～ 28.1）	24.7（20.0 ～ 30.6）	23.3（18.7 ～ 29.2）	18.9（14.5 ～ 24.7）	27.8（23.0 ～ 33.6）	11.6（7.4 ～ 18.1）	13.4（9.6 ～ 18.8）	23.9（17.5 ～ 32.7）	77.7（61.3 ～ 98.3）

2013年,一项共纳入340 247名受试者的荟萃分析[1]结果显示,60岁及以上人群中痴呆年发病率为9.87/（1000人·年），其中AD为6.25/（1000人·年），VaD为2.42/（1000人·年），其他痴呆类型为0.46/（1000人·年）。

2.1.2.2　我国代表性区域中心城市痴呆发病率

2015年,一项基于1997年中国四个区域中心（北京、西安、上海和成都）开展的调查[14]研究（n=16 921），共随访4.5年,研究结果显示≥55岁人群的痴呆发病率为7.80/（1000人·年）（95%CI:6.97 ～ 8.70）, 其中AD发病率为4.94/（1000人·年）（95%CI:4.28 ～ 5.66），VaD发病率为2.28/（1000人·年）（95%CI:1.85 ～ 2.79）；≥65岁人群的痴呆发病率为12.14/（1000人·年）（95%CI:10.75 ～ 13.66），其中AD发病率为8.15/（1000人·年）（95%CI:7.03 ～ 9.41），VaD发病率为3.13/（1000人·年）（95%CI:2.45 ～ 3.93）。北部地区发病率8.32/（1000人·年）（95%CI:7.11 ～ 9.69）高于南部7.30/（1000人·年）（95%CI:6.20 ～ 8.54），东部9.22/（1000人·年）（95%CI:8.06 ～ 10.50）高于西部5.67/

（1000人·年）（95%CI：4.60～6.93）。中国痴呆发病率与欧洲和美国相似，甚至在85岁以后出现了更快速的增长（表2-1-2）。

表2-1-2　中国四个区域中心城市（北京、西安、上海和成都）痴呆发病率情况

	所有痴呆类型		AD		VaD	
	新发病例	发病率（95%CI）	新发病例	发病率（95%CI）	新发病例	发病率（95%CI）
人口学特征						
年龄≥55	311	7.80（6.97～8.70）	197	4.94（4.28～5.66）	91	2.28（1.85～2.79）
年龄≥65	268	12.14（10.75～13.66）	180	8.15（7.03～9.41）	69	3.13（2.45～3.93）
年龄（岁）						
55～59	15	1.87（1.09～3.01）	6	0.75（0.31～1.54）	7	0.87（0.39～1.71）
60～64	28	2.86（1.94～4.07）	11	1.12（0.60～1.94）	15	1.53（0.89～2.46）
65～69	33	3.56（2.49～4.93）	15	1.62（0.94～2.60）	15	1.62（0.94～2.60）
70～74	63	9.63（7.47～12.24）	39	5.96（4.30～8.06）	18	2.75（1.69～4.26）
75～79	75	19.69（15.60～24.54）	49	12.86（9.63～16.86）	21	5.51（3.51～8.27）
80～84	50	29.19（21.91～38.15）	40	23.35（16.93～31.46）	9	5.25（2.59～9.59）
≥85	47	64.30（47.82～84.72）	37	50.62（36.21～68.98）	6	8.21（3.41～16.92）
性别						
男性	117	6.34（5.27～7.57）	68	3.69（2.89～4.64）	38	2.06（1.48～2.80）
女性	194	9.05（7.84～10.39）	129	6.02（5.04～7.12）	53	2.47（1.87～3.21）
教育（年）						
＜1	193	12.87（11.15～14.78）	124	8.27（6.91～9.82）	56	3.73（2.85～4.81）
1～6	86	6.20（4.99～7.62）	54	3.89（2.96～5.04）	27	1.95（1.31～2.79）
7～12	22	2.90（1.87～4.31）	12	1.58（0.86～2.68）	7	0.92（0.41～1.81）
≥12	10	2.90（1.49～5.15）	7	2.03（0.91～3.99）	1	0.29（0.03～1.35）
地域						
城镇	117	6.69（5.56～7.99）	78	4.46（3.55～5.53）	25	1.43（0.95～2.08）
农村	194	8.66（7.50～9.94）	119	5.31（4.42～6.33）	66	2.95（2.30～3.72）
区域1						
南方	150	7.30（6.20～8.54）	113	5.50（4.55～6.58）	25	1.22（0.81～1.77）
北方	161	8.32（7.11～9.69）	84	4.34（3.49～5.35）	66	3.41（2.66～4.31）
区域2						
西部	91	5.67（4.60～6.93）	64	3.99（3.10～5.06）	21	1.31（0.83～1.96）
东部	220	9.22（8.06～10.50）	133	5.58（4.69～6.58）	70	2.93（2.31～3.68）

2.1.2.3　MCI发病率

2012年，对北京西城区和大兴区1859名65岁及以上老年人随访[15]发现，MCI的5年累积发病率为10.38%（95%CI：9.0～11.82），年发病率为2.17%（95%CI：1.76～2.30）。

2.1.3　死亡率

2.1.3.1　总体死亡率

根据《中国卫生健康统计年鉴（2020）》[16]汇总结果显示，2019年城市居民中痴呆总体死亡率为1.28/10万，男性为1.04/10万，女性为1.56/10万。

2012年，一项对中低收入国家痴呆死亡率（$n=2\,162$）的调查[13]结果显示：非痴呆人群中，中国城镇地区的死亡率为40.7/（1000人·年）（95%CI：35.3～46.9），农村地区的死亡率为57.0/（1000人·年）（95%CI：50.5～64.2）；痴呆人群中，中国城镇地区的死亡率为168.1/（1000人·年）（95%CI：126.6～215.4），农村地区的死亡率为216.1/（1000人·年）（95%CI：156.5～291.4）。对年龄和性别进行标准化后，中国痴呆患者城镇地区的死亡率为3.02/（1000人·年）（95%CI：2.13～4.28），农村地区的死亡率为3.59/（1000人·年）（95%CI：2.47～5.21）。

近期发表的《中国阿尔茨海默病报告2021》[17]指出：2019年，全球因AD及其他痴呆导致的死亡人数达1 623 276（407 465～4 205 719）例，其中我国因AD及其他痴呆导致的死亡人数为320 715（76 156～843 371）例，占全球的19.8%；全球AD及其他痴呆的标化死亡率为22.9/10万（5.8/10万～59.2/10万），我国为23.3/10万（5.7/10万～61.3/10万），略高于全球平均水平。

2.1.3.2　不同年龄组及不同痴呆亚型死亡率

《中国阿尔茨海默病报告2021》[17]分析结果显示，2019年我国因AD及其他痴呆导致死亡者中，女性明显多于男性，男性的死亡率为14.6/10万（3.4/10万～42.0/10万），女性的死亡率为30.8/10万（7.3/10万～80.2/10万），女性的死亡率是男性的2倍以上。对年龄进行标化后，女性的标化死亡率也高于男性（24.9/10万 vs 20.3/10万）；AD及其他痴呆死亡率在40岁以上人群中均呈现随着年龄增长不断上升的趋势，且均在85岁及以上年龄组人群中达到最高。其中，男性在85岁及以上年龄组的死亡数为32 145人，死亡率为945.4/10万；女性该年龄组的死亡数为107 958人，死亡率为1385.0/10万。

2011年，对北京市12个城区和17个农村进行抽样调查和随访分析[18]，55～64岁年龄组痴呆死亡率为0.82/（100人·年），65岁及以上年龄组痴呆死亡率为1.44/（100人·年），对年龄进行标化后死亡率分别为0.90/（100人·年）和1.56/（100人·年）。在AD组，这两个年龄组的死亡率分别为0.35/（100人·年）和0.42/（100人·年）。在VaD组，这两个年龄组的死亡率分别为0.34/（100人·年）和0.36/（100人·年）。

2.1.3.3　不同省市地区痴呆死亡率

《中国阿尔茨海默病报告2021》[17]分析结果显示，2019年AD及其他痴呆粗死亡率较高的省市（以下提及处，市均为直辖市）主要集中在沿海城市，包括上海（34.0/10万）、重庆（32.1/10万）、江苏（31.1/10万）和浙江（30.1/10万）；对年龄进行标化后，死亡率排在前5位的省市分别为天津（27.3/10万）、河北（26.5/10万）、重庆（25.3/10万）、浙江（25.2/10万）及四川（25.1/10万），东北地区和部分华中地区的死亡率相对较低。

2.1.3.4　标准死亡率

2013年，一项共纳入340 247名受试者的荟萃分析[1]结果显示，对1032例痴呆患者和20 157名健康对照者追踪随访3～7年，其中位标准死亡率为1.94∶1（IQR 1.74～2.45）。

2.1.4　疾病负担

根据《中国阿尔茨海默病报告2021》[17]报道，2019年我国AD及其他痴呆的早死寿命损失年（years

of life lost，YLL）达4 113 696人·年（972 998～11 434 550人·年），男性YLL率为212.4/10万（48.4/10万～603.1/10万），女性YLL率为369.0/10万（87.3/10万～1 018.6/10万）；伤残寿命损失年（years lived with disability，YLD）达1 863 344人·年（1 312 518～2 518 524人·年），男性YLD率为94.4/10万（66.1/10万～127.9/10万），女性YLD率为169.1/10万（118.7/10万～228.1/10万）；伤残调整寿命年（disability adjusted life year，DALY）达5 977 040人·年（2 678 980～13 100 564人·年），其中，31.2%是由伤残导致的疾病负担，68.8%是由过早死亡造成的疾病负担。男性DALY率为306.8/（10万人·年）（135.3/10万～704.3/10万），女性DALY率为538.1/10万（246.7/10万～1 154.7/10万）。上述疾病负担指标均呈现随着年龄增长不断上升的趋势。

2.2　痴呆分类/病因构成比

2.2.1　痴呆分类及构成比

一项在神经内科门诊开展的观察性研究[19]共纳入14 286名受试者，所有就诊患者中AD占比1.99%，血管性痴呆占比0.95%，混合性痴呆占比0.47%，额颞叶痴呆占比0.19%，其他类型痴呆占比0.19%。在所有痴呆患者中，AD占比52.5%，VaD占比25%，混合性痴呆占比12.5%，额颞叶痴呆占比5%，其他类型痴呆占比5%。

2.2.2　轻度认知障碍构成比

北京老年脑健康促进计划（the Beijing ageing brain rejuvenation initiative，BABRI）[20]中招募的受试者中共1211名完成了神经心理学测试，结果显示，MCI的总体患病率为15.7%，单认知域遗忘型MCI、多认知域遗忘型MCI和非遗忘型MCI的患病率分别为6.4%、3.7%和5.6%。

2013年，一项纳入10 276社区居民的多中心横断面调查研究[9]结果显示，轻度认知障碍（MCI）在65岁及以上人群中总体患病率是20.8%，其中，AD源性MCI、脑血管病源性MCI（MCI-CVD）、血管危险因素相关MCI（MCI-VRF）和其他类型MCI的占比分别为29.5%、18.3%、23.7%和28.5%。血管源性MCI（包括MCI-CVD和MCI-VRF）的总体患病率为42.0%，是最常见的MCI亚型。

2.3　危险因素

2.3.1　痴呆

2.3.1.1　遗传因素

遗传因素是AD重要的风险因素。对于致病基因，我国13.2%的家族性阿尔茨海默病（familial Alzheimer's disease，FAD）家系携带*PSENs/APP*错义突变，3.71%的家系携带*PSENs/APP*基因同义突变/非编码区变异[21]。*APOEε4*风险基因在FAD（未知基因突变）、FAD（携带*PSENs/APP*基因突变）、散发性AD和对照组中的出现频率分别为56.27%、26.19%、36.23%和19.54%[22]。

一项对3913例散发性AD患者和7 593名对照组成员进行的两阶段全基因组关联研究（genomewide association study，GWAS）[23]，验证了*APOE*的痴呆风险因素，并确定了痴呆风险相关的四种单核苷酸多态性（SNP）（rs3777215，rs6859823，rs234434，rs2255835，$P_{combined} = 3.07×10^{-19}$，$2.49×10^{-23}$，$1.35×10^{-67}$，

$4.81×10^{-9}$）。数据分析表明，这些SNP与淀粉样前体蛋白转运和代谢、氧化应激和神经发育相关。

从广州生物库队列研究中选择1325名重度认知功能下降的受试者和1083名年龄性别等匹配良好的对照受试者，对29个AD相关的基因单核苷酸多态性进行基因分型，进一步验证了APOEε4纯合子显著加速认知下降，并发现ACErs1800764_C等位基因的携带者比非携带者更容易出现认知功能下降，尤其对于没有接受过大学教育的人群[24]。

2.3.1.2　年龄、性别、教育水平及生活方式等

2014年贾建平等[2]在全国30个省市和45个农村（$n=10\,276$）开展的大型多中心社区人群横断面调查结果显示，年龄是痴呆常见的发病风险因素，在85岁及以上人群中，痴呆发病率可高达22.87%～23.66%。无论在农村还是城市，女性的痴呆患病率均高于男性。在城市人群，体力劳动者（OR＝2.89，95%CI：1.33～6.30）和非吸烟者（OR＝2.04，95%CI：1.08～3.85）是AD患病的风险因素。对于血管性痴呆，高血压（OR＝2.68，95%CI：1.41～5.10）、糖尿病（OR＝2.21，95%CI：1.22～4.01）、卒中病史（OR＝2.24.03，95%CI：12.99～44.47）是城市VaD患病的风险因素，而低教育水平（受教育年限1～6年）（OR＝5.26，95%CI：2.38～12.50）、饮酒（OR＝2.73，95%CI：1.17～6.36）、卒中病史（OR＝36.49，95%CI：18.36～72.51）是农村VaD人群患病的危险因素。2020年，该团队在代表中国所有社会经济和地理区域的12个省市中随机选择了96个站点，对2015年3月～2018年12月的46 011名60岁及以上老年人进行危险因素分析，发现了12个痴呆和轻度认知障碍共同的危险因素，包括年龄增长、女性、家族史、低教育程度、生活在农村、丧偶/离异/独居、吸烟、高血压、高脂血症、糖尿病、心脏病和脑血管疾病，其中后9个为可干预的危险因素[3]。

2020年一项纳入99项研究（1985—2018）共385 312名受试者的荟萃分析[25]结果显示，男性较女性患病率低（OR＝0.57，95%CI：0.51～0.64），非文盲较文盲受试者患病率低（OR＝2.99，95%CI：2.38～3.75）。

低教育程度、久坐不动的生活方式、至少患一种心脏疾病是AD和缺血性脑卒中共同的风险因素，而高水平的心理健康、休闲时间的智力活动、体育活动和丰富的社交活动是共同的保护性因素。对于有＜2个或≥2个上述风险因素的人群中，有≥1个保护性因素即可使AD发病风险分别降低47%和38%。若无上述风险因素，且有≥1个保护性因素，57.8%的AD/缺血性脑卒中病例可被预防[26]。

2.3.1.3　情绪与居住环境等

抑郁是痴呆发病的危险因素，难治性抑郁患者患痴呆（HR＝5.19，95%CI：2.56～10.52）和AD（HR＝4.44，95%CI：1.97～10.02）的发病风险更高，而易治疗的抑郁患者患痴呆和AD的风险相对减低（HR＝2.37，95%CI：1.87～3.01；HR＝2.59，95%CI：2.03～3.31）。在晚发性难治性抑郁患者中，痴呆（HR＝6.64，平均1.45年）和AD（HR＝4.97，平均1.67年）发病风险和进展速度升高更为显著[27]。

对12 401例新发AD患者的研究发现，居住在有游乐场和运动场馆等可用性较高地区的受试者AD患病率减低约3%，而独居老年人密度较高地区，AD患病率升高（增加5%左右）。但是，该情况只在农村地区发现，在城市地区未发现[28]。

一项对华南地区4个社区进行的横断面调查研究[29]显示，908名受试者来源于疗养院，1107名来源于社区，在所有参与者中，痴呆和MCI的总体患病率分别为22.0%和15.8%。疗养院中痴呆患病率为42.4%，显著高于社区（5.3%，$P<0.000\,1$），与社区相比，疗养院中有更多的中度和重度痴呆患者（$P<0.000\,1$）。

2.3.1.4　其他

研究报道，有黄斑变性的患者患AD的风险较对照组人群增加至1.23倍（校正HR＝1.23，95%CI：1.04～1.46）[30]。与非青光眼人群相比，青光眼患者的AD发病风险增高［2.85/（1000人·年），95%CI：

2.19～3.70 vs 1.98/（1000人·年），95%CI：1.68～2.31）[31]。

一项回顾性队列研究[32]发现，与对照组相比，低钠血症患者患痴呆症的风险高出2.36倍。严重低钠血症（校正HR＝4.29，95%CI：3.47～5.31）与非严重低钠血症患者（校正HR＝2.08，95%CI：1.83～2.37）相比，痴呆患病风险更高。脑卒中是影响低钠血症和痴呆之间关系的重要因素，有脑卒中基础或突发脑卒中的低钠血症患者患痴呆的风险明显升高。对2788名受试者进行长达7年的前瞻性随访研究发现，调整了年龄、性别、教育程度和基线认知功能后，虚弱与AD、痴呆和死亡显著相关，死亡的OR值增加5.7%，痴呆的OR值增加2.9%[33]。输血可以增加痴呆（1.73倍，95%CI：1.62～1.84）和AD（1.37倍，95%CI：1.13～1.66）风险，输注红细胞可增加2.37倍（95%CI：1.63～3.44）痴呆患病风险[34]。

台湾州立健康保险数据库的回顾性分析发现，有10年牙周炎病史的患者发生AD的风险更高（校正HR＝1.707，95%CI：1.152～2.528）[35]。而根管治疗和拔牙（修复口腔稳态）有较低的OR值，但如果拔牙超过4次，OR值升高。口腔健康消费水平有较低的OR值，但是放射性检查费用（独立于口腔健康）有较高的OR值，口腔健康护理有较低的OR值[36]。

2.3.2　轻度认知功能障碍

一项纳入10 276名社区居民的多中心横断面调查研究[9]结果显示，年龄是MCI的危险因素，而更高的受教育水平是MCI的保护性因素。与女性相比，男性患MCI-CVD的概率更大。脑卒中可导致整体MCI和MCI-CVD的患病风险增加。高血压、糖尿病和心脏病与MCI-VRF的发病风险升高有关。高血压和糖尿病倾向于增加患MCI-CVD的风险。高脂血症、吸烟和饮酒与整体MCI和各亚型MCI患病风险无关。

2012年，对北京西城区和大兴区1859名65岁以上老年人随访[15]发现，高龄（HR＝4.66，95%CI：1.41～15.42）、生活在农村地区（HR＝2.54，95%CI：1.72～3.75）、脑卒中史（HR＝3.04，95%CI：1.63～5.68）、糖尿病史（HR＝2.00，95%CI：1.14～3.50）、较大的腰臀比（HR＝4.97，95%CI：3.53～7.01）是MCI的危险因素，有配偶（HR＝0.55，95%CI：0.40～0.76）和体育锻炼（HR＝0.34，95%CI：0.14～0.84）是MCI的保护性因素。

2010年，一项纳入22项研究的荟萃分析[11]结果显示，随年龄增长，MCI患病率升高，60～70岁的MCI患病率为6.2%（95%CI：5.9～6.6），70～80岁为12.3%（95%CI：11.7～12.9），≥80岁为7.7%（95%CI：7.3～8.2）。女性MCI患病率（10.5%，95%CI：10.0～10.9）高于男性（7.7%，95%CI：7.3～8.2）。受教育程度越高，MCI患病风险越低，文盲MCI患病率10.4%（95%CI：9.8～11.1），小学文化程度7.7%（95%CI：7.2～8.2），中学及以上文化程度7.1%（95%CI：6.6～7.6）。

BABRI研究[20]发现，高血压、糖尿病和脑血管疾病是MCI的危险因素，而健康饮食、体育锻炼、智力活动和社交活动是MCI的保护性因素。

2.3.3　主观认知功能障碍

汉族人群阿尔茨海默病生物标记及生活方式研究[37]基于1165名没有客观认知障碍的主观认知障碍（subjective cognitive decline，SCD）人群确定了8个因素为非痴呆人群主观认知功能下降的风险因素，包括老年人、甲状腺疾病、最小焦虑症状和日间功能障碍、女性、贫血、缺乏体育锻炼和独居。SCD的患病率随着个体危险因素累计数量的增加而逐渐增加，为SCD的早期预防和干预提供了新的线索。

2.4　诊断

2.4.1　诊断概况

2016年，一项针对1993例AD患者进行的回顾性研究[38]发现，其平均发病年龄为69.8岁±9.5岁，被诊断为AD时的平均年龄为（72.0±10.0）（38～96）岁，65.1%的患者在诊断时有中至重度症状，诊断时的平均MMSE得分为15.7分±7.7分。AD患者在诊断后的12个月出现显著的认知功能下降。AD的快速认知功能下降与较高的教育水平（OR＝1.80，95%CI：1.11～2.91）和较年轻的发病年龄（OR＝1.83，95%CI：1.09～3.06）相关。

2.4.2　诊断差异性

痴呆的诊断在各级医院存在差异[39]。在医学院附属相关教学医院，医师具备痴呆相关的专业知识训练，主要根据国际疾病分类第10版、DSMIV-R、DSM5和中国痴呆指南对痴呆进行正规的标准化诊断。在非教学的三级医院，神经科医师通常缺乏对认知障碍疾病的专门训练，诊断通常依据标准程序或个人经验进行。而在没有记忆门诊和认知障碍疾病专家的县级医院等，痴呆的诊断通常由缺乏相关知识和经验的内科医师开具，错误和遗漏率比例较高[40]。

2018年美国国立衰老研究所-AD协会（NIA-AA）发表了AD研究框架——ATN生物学标记诊断系统，首次提出AD的生物学诊断研究框架。2020年，基于中国老年痴呆症的生物标志物和生活方式的研究队列评估了561名认知功能完好的老年人群生物标志物分组的人口比例和统计学特征，探索ATN体系在我国认知正常人群的诊断应用价值[41]。脑脊液β淀粉样蛋白-42/40标记为A（＋/-，阳性/阴性），磷酸化tau蛋白标记为T，总tau蛋白标记为N。结果显示：A-T-N-组254人，占总体的45.3%；A-T＋N-组28人，占5.0%，A-T-N＋组21人，占3.7%；A-T＋N＋组71人，占12.7%；A＋T-N-组78人，占13.9%；A＋T＋N-组14人，占2.5%；A＋T-N＋组21人，占3.7%；A＋T＋N＋组74人，占13.2%。N＋组的人群年龄比N-组的年龄大。A＋组的女性人数比例比A-组更多。A-T-N-组人口比例随年龄增长而下降，A＋T＋N＋组的人口比例随年龄增长而上升。该研究提示需要我国的大样本纵向队列进一步证实该分类系统的临床应用价值。

2.4.3　记忆门诊

2015年，贾建平等在全国36家医院开展的调查研究[4, 39]发现，只有6家记忆专科门诊和47位痴呆专科医师，553 986例门诊患者中536例患者被诊断为痴呆，诊断率仅有0.10%。该研究在第二阶段针对中国痴呆专科医师和记忆门诊短缺情况开展了强化培训。第三阶段调查结果显示，痴呆专科医师由47位增加至205位，记忆门诊数量从6个增加至36个，痴呆的规范的标准化诊断流程从23.1%升高至97.5%，痴呆患者诊断认识从536人增加到2482人，诊断率达0.41%。

记忆门诊代表一种新的针对特定疾病的管理模式，整合了医疗资源如临床、神经心理学、影像和生物诊断技术以及药物和非药物治疗。记忆门诊单元建设被纳入2018年中国痴呆与认知障碍诊治指南[42]。

2.5　治疗

2.5.1　药物治疗

2.5.1.1　治疗情况

（1）总体治疗情况

一项纳入2482例痴呆患者的研究报道，全部痴呆中只有23.6%曾使用过抗痴呆药物，AD患者接受过胆碱酯酶抑制剂或美金刚治疗的比例分别约为19.7%和4.1%，其他药物包括茴拉西坦和尼麦角林

（12.4%）及中药（5.3%）。总体来说，约80%的中国痴呆患者仍未接受过任何药物治疗。究其原因可能是经济问题、患者和家属对疾病认识不足以及未接受痴呆专科培训的医师对痴呆基础用药知识相对欠缺等[4, 39]。

（2）住院患者治疗情况

刘志杰等[43]随机抽取长沙市中心医院老年医学科共1046例＞65岁的住院患者作为调查对象，痴呆期总治疗率为54.05%（80/148），其中轻度痴呆23.33%（7/30），中度痴呆54.95%（50/91），重度痴呆85.19%（23/27）。

2.5.1.2　临床试验

过去10年，已经完成和正在进行的痴呆相关的临床试验共有28项，包括4项Ⅳ期试验、14项Ⅲ期试验、4项Ⅱ/Ⅲ期试验和6项Ⅱ期试验（表2-5-1）。这些药物大致可分为4类：①传统药物，如利斯的明贴剂和西洛他唑；②中药，如塞络通胶囊、银杏分散片；③创新中药复方，如丁苯酞软胶囊和石杉碱甲；④国际新型复方制剂，如LY450139和lanabecestat[4]。

表2-5-1　我国近10年痴呆相关临床试验简要汇总

类型	药物＆国际临床试验登记号	药物靶点	分期	研究设计	疾病	招募情况	干预周期（周）	随访周期（周）	诊断标准	完成情况	终止时间	结局
传统药物	罗格列酮 NCT00428090	增加葡萄糖利用率	Ⅲ	随机对照设盲	AD	人数：862 年龄：50～90岁 性别：男女	24	2	NINCDS-ADRDA	已完成	2008-09	阴性
	罗格列酮缓释剂 NCT00550420	增加葡萄糖利用率	Ⅲ	非随机单组设计开放标签	AD	人数：331 年龄：51～91岁 性别：男女	52	6	NINCDS-ADRDA	已终止	2009-02	阴性
	卡巴拉汀贴片 NCT01399125	胆碱酯酶抑制剂	Ⅲ	随机对照设盲	AD	人数：501 年龄：50～85岁 性别：男女	24	4	DSM-Ⅳ；NINCDS-ADRDA	已完成	2013-05	阳性
	盐酸多奈哌齐 NCT01404169	胆碱酯酶抑制剂	Ⅲ	随机对照设盲	AD	人数：260 年龄：50～90岁 性别：男女	24	N/A	DSM-Ⅳ；NINCDS-ADRDA	已完成	2014-09	阳性
	西洛他唑和阿司匹林 NCT00847860	多靶点	Ⅳ	随机对照设盲	VaD	人数：200 年龄：40～80岁 性别：男女	52	N/A	ARWMC≥4 12≤MMSE≤26	已完成	2011-06	N/A
	多奈哌齐 NCT02787746	胆碱酯酶抑制剂	Ⅳ	单组设计	AD	人数：241 年龄：50～85岁 性别：男女	20	N/A	NINCDS-ADRDA	已完成	2019-03	N/A

续表

类型	药物 & 国际临床试验登记号	药物靶点	分期	研究设计	疾病	招募情况	干预周期（周）	随访周期（周）	诊断标准	完成情况	终止时间	结局
中药	复方丹参片 NCT01761277	多靶点	II	随机对照设盲	VaD	人数：240 年龄：45～80岁 性别：男女	24	12	DSM-IV；NINCDS-AIREN	已完成	2015-12	NA
	塞络通胶囊 NCT01978730	多靶点	II	随机对照设盲	VaD	人数：372 年龄：≥40岁 性别：男女	52	NA	DSM-IV；NINCDS-AIREN	已完成	2014-07	阳性
	天智颗粒 NCT02453932	多靶点	III	随机对照设盲	VaD	人数：543 年龄：45～85岁 性别：男女	24	12	DSM-IV；NINCDS-AIREN	已完成	2017-05	NA
创新中药复方	琥珀八氢氨吖啶片 NCT01569516	胆碱酯酶抑制剂	II	随机对照设盲	AD	人数：288 年龄：50～85岁 性别：男女	16	NA	DSM-IV；NINCDS-AIREN	已完成	2012-10	阳性
	甘露特纳胶囊 NCT01453569	多靶点	II	随机对照设盲	AD；认知障碍	人数：255 年龄：50～85岁 性别：男女	24	NA	NINCDS-ADRDA	已完成	2013-08	阳性
	石杉碱甲缓释片 NCT01282619	胆碱酯酶抑制剂	II / III	随机对照设盲	AD	人数：390 年龄：50～85岁 性别：男女	24	NA	DSM-IV；NINCDS-ADRDA	已完成	2012-06	N/A
	甘露特纳胶囊 NCT02293915	多靶点	III	随机对照设盲	轻中度AD；认知障碍	人数：818 年龄：50～85岁 性别：男女	36	NA	NINCDS-ADRDA	已完成	2018-09	NA
国际新型复方制剂	兰比斯特 NCT02783573	β内分泌酶抑制剂	III	随机对照设盲	AD	人数：5697 年龄：55～85岁 性别：男女	156	NA	NIA-AA	已终止	2018-09	NA
	司马西特 NCT00762411	γ分泌酶抑制剂	III	随机对照设盲	AD	人数：1111 年龄：≥55岁 性别：男女	88	4-16	Mild to moderate AD；$16 \leqslant MMSE \leqslant 26$	已完成	2011-04	阴性
	酒石酸卡巴拉汀 NCT01948791	胆碱酯酶抑制剂	IV	单组设计	AD	人数：222 年龄：55～85岁 性别：男女	16	NA	DSM-IV；NINCDS-ADRDA	已完成	2015-09	阳性

注：NA.不可用

2.5.1.3 中药治疗

由于痴呆病因和发病机制复杂，传统的西医单一靶点治疗可能治疗效果有限。相比之下，中医的系统性和多靶点特征可能通过不同的理论学说对痴呆的治疗和预防产生有益效果。

中国阿尔茨海默病痴呆诊疗指南（2020年版）[44,45]中，对基于中医药原始研究（$n = 3703$）的31项涉及补肾法、化痰法、活血法、泻火法、解毒法的研究数据进行合并分析，提出"早期补肾为主并贯穿全程，中期化痰活血泻火，晚期解毒固脱"的序贯疗法（表2-5-2）。经临床研究初步证明，联合常规西药治疗AD有协同增效作用，改善认知和行为至少1年，2年认知改善率（ΔMMSE$\geq$0分）比单纯西药提高25.64%，恶化率（ΔMMSE$\geq$4分）降低48.71%，早期获益大于中晚期。

表2-5-2　阿尔茨海默病的中药序贯疗法

病期	早期		中期		晚期
症状特征	记忆减退	认知	精神	行为	意识和功能衰退
证候演变	肾虚	痰蒙	血瘀	火扰	毒盛正脱
补肾法					
化痰法					
活血法					
泻火法					
解毒固脱法					
多奈哌齐					
美金刚					

2.5.2　非药物治疗

2.5.2.1　认知训练

2019年1月，由宣武医院认知障碍团队牵头撰写并发表了我国第一个认知训练专家共识[46]，为国内认知训练的应用和研究开展提供了指导。其中针对痴呆前阶段，推荐采用针对工作记忆、词汇学习与记忆、注意力、执行功能和加工速度进行训练。并建立了线下认知训练门诊与线上认知训练平台相结合的认知训练模式，全国四十余家三甲医院推广，每月10万人次接受认知训练。

何丽婵等[47]通过3R疗法即往事回忆（reminiscence）、现实定向（realityorientation）和再激发（remotivation），对轻、中度AD患者进行训练，发现治疗后患者认知功能减退得到有效缓解，而且生活自理能力及社会活动能力明显提高。牛轶瑄等[48]对32例早中期AD患者采用单盲随机对照方法进行研究，16例认知训练组进行认知训练联合药物治疗，16例对照组进行沟通对照联合药物治疗，治疗期10周，认知训练组的认知功能和精神行为症状的改善均优于对照组（$P < 0.05$，$P < 0.01$）。

对于痴呆前阶段，宣武医院认知障碍团队完成了国际上首个针对血管性痴呆前期的血管性认知障碍非痴呆患者的认知训练干预研究（Cog-VACCINE研究）[49]，结果显示，经过连续7周，每周5天，30分钟/天的计算机化认知训练，干预组的整体认知功能明显提高；该研究同时利用多模态磁共振进行了潜在机制研究，结果发现，干预组患者脑默认网络（DMN）与执行控制网络（ECN）间的连接显著增强，且这种改变与患者认知功能的改善相关。

此外，针对我国AD痴呆前阶段轻度认知障碍（mild cognitive impairment，MCI）患者的多中心、大样本、计算机辅助认知训练研究[50]正在进行中，该研究计划入组260例遗忘型MCI患者以明确认知训练的短期、长期效果及作用机制，该项目的实施可进一步提高MCI患者予以认知训练的证据级别。

2.5.2.2　神经调控治疗

神经调控是指利用置入性或非置入性技术，通过电或化学的作用方式，对大脑中枢、周围和自主神经系统的邻近或远隔部位的神经元或神经网络的信号传递起兴奋或抑制或调节的作用，从而达到改善患者生活质量或提高机体功能的目的。侵入性神经调控技术主要包括脑深部电刺激、迷走神经刺激术、脊髓电刺激技术、周围神经电刺激术、脑皮质电刺激术、微量泵置入术等，非侵入式神经调控技术包括经颅磁刺激、经颅直流电刺激、经颅交流电刺激、经颅超声刺激、经颅光生物调节、神经反馈技术等。

目前认知障碍领域开展的神经调控治疗主要是非侵入经颅磁刺激和经颅电刺激。我国目前认知障碍的神经调控治疗临床研究成果比较有限。张恒等[51]对196例AD患者进行经颅磁刺激治疗观察，将刺激探头分别安装于大脑左右背外侧前额叶同时给予"8"字形线圈刺激，刺激的强度设置为80%MT，频率为5.0Hz，刺激时间2秒，刺激序列30个，间歇时间30秒，每次治疗0.5小时，每日2次，疗程28天，对照组应用假性刺激治疗。治疗后两组认知功能、精神行为症状及日常生活能力评分高于治疗前，且治疗后观察组患者的总有效率（90.82%）明显高于对照组（62.24%）（$P < 0.01$）。

针对我国AD早期患者开展的40Hz经颅磁刺激和双盲、随机对照经颅交流电刺激研究（TRanscranial AlterNating current Stimulation FOR patientswith Mild Alzheimer's Disease，TRANSFORM-AD）[52]也正在进行中，该研究结果将为痴呆患者的神经调控治疗提供更多循证证据。

2.5.2.3　针灸

一项关于针灸的随机对照试验[53]共纳入87名受试者，针刺组每周针刺3次，药物组每天服用1次盐酸多奈哌齐（前4周5mg/d，此后10mg/d）。经过4周基线期、12周治疗期和12周随访期发现，与药物组相比，针刺组的ADAS-Cog评分明显降低（$P < 0.05$），因不良事件中断治疗的比例分别是0%（针刺组）和9.09%（药物组）。

研究报道[54]针灸可调节神经递质释放、提高神经营养因子含量、改善细胞内信号通路、抑制脑组织炎性反应、调节异常蛋白质水平和上调自噬活性水平等通过多层面、多途径、多靶点对AD患者产生疗效。

2.5.2.4　其他

研究报道，运动康复训练[55-57]包括各种形式的主动和被动运动，可改善AD患者的肢体运动功能，还能有效刺激神经系统，改善认知功能。其中音乐疗法有助于提高患者语言流利度、缓解患者精神症状和照料者的压力[58]，减少患者激越症状，促进日常生活活动和沟通，改善认知功能[59]。

在我国，大部分AD患者由家庭照顾。让照护者家属接受更多教育，使其更充分了解疾病，特别是在疾病早期给予患者更多的理解和亲情关怀，有助于消除AD患者孤独抑郁心理，延缓病情的进展[60]。

2.6　护理

我国护理机构尚处于发展的初级阶段，主要包括政府和私人的长期护理机构，社区护理中心如日托所和疗养院等，以及由专业护理人员提供的居家护理服务等[61]。护理体系尚不完善，其也进一步受到公众对痴呆的认识不足和专业知识缺乏、护理人员教育程度较低及费用较高等影响[62]。

在参与痴呆护理调查的1335例患者中，约98%的患者与其家人生活在一起，只有27例（2%）在护理机构或医院得到专业照料，其中多为痴呆症状较轻的患者和来源于高收入家庭的患者[39, 61]。老年女性和配偶在痴呆患者照护中发挥主要作用。抑郁、焦虑和睡眠问题是痴呆照护者面临的主要挑战[63]。

在中国大多数地区，尚未建立社区规划提供的基于家庭的正规长期照护服务和支持体系[64, 65]，对长期照护服务的需求仍在快速增长，预计到2050年日常需要照护的老年人口数将增加60%。据估计，中国城市地区家庭照护服务仅满足了16%的已知需求。上海市已经开展了一系列广泛的家庭照护支持服务，上海市政府为60%本地老年居民的家庭照护提供了财政支持，涵盖了城市6%的老年人口，开创性地为老年人提供44 000张家庭病床，费用由地方政府承担，个人仅承担少部分费用。但是中国的大部分地区仍缺乏提供这一系列照护服务的资源。

2.7　风险预测模型

2.7.1　痴呆早期风险预测模型

廖雄[66]通过对南昌市洪都社区60岁及以上老年人的随访调查及相关生物标志物的检测，构建城市社区老年性痴呆早期预测的人工神经网络模型。将60岁以上非AD老年人9733例作为研究对象，2年内AD发生364例，13.13/（1000人·年）。构建的人工神经网络模型包括：原职业、是否参加体育锻炼或体育劳动、家庭人均月收入、文化程度、是否学习或读报、重大不良生活史、婚姻状况、糖尿病史、尿AD7c-NTP水平、是否吸烟、ADL评分、Aβ42水平、Aβ42/Aβ40比值、MMSE评分和年龄共15个变量，输出结果显示模型的准确度为82.1%。模型预测的ROC曲线下面积（AUC）为0.987，灵敏度为96.5%，特异度为94.0%。

2.7.2　轻度认知障碍向痴呆转化风险预测模型

重庆一项纳入影像学检查、临床和实验室数据的模型建设研究[67]，共纳入162例MCI患者（96名男性，66名女性），其总共包含15项预测因子的影像－临床－实验室数据的模型对于预测MCI发展为AD的时间点的一致性指数高达0.950（95%CI：0.929～0.971），其中影像学模型的一致性指数为0.924（95%CI：0.894～0.952），临床－实验室模型的一致性指数为0.903（95%CI：0.868～0.938）。

应用AD风险事件指数模型（AD risk events index model，CARE）对aMCI患者和缓解型迟发性抑郁症（rLOD）患者进行AD转化风险的预测[68]，共纳入10个AD生物标志物（海马和梭状回的灰质浓度指数、海马、后扣带回和梭状回的功能连接、MMSE、AVLT、ADAD-Cog、脑脊液Aβ和p-tau水平）。该模型在aMCI人群中对AD转化的预测平均准确度为80.6%，敏感度为83.3%，特异度为77.8%；在rLOD人群中对AD转化的预测平均准确度为74.5%，敏感度为80.0%，特异度为69.0%。

2.7.3　竞争风险模型

孙倩倩等[69]对600名社区老年人进行3年随访。以MCI作为暂态，老年性痴呆与发生老年性痴呆前死亡分别作为2个吸收态，发生老年性痴呆前死亡为老年性痴呆的竞争风险事件，构建竞争风险模型，获得模型参数。经过多因素竞争风险模型筛选，高年龄、女性、高文化程度、经常读书看报、有高血压和高收缩压是MCI转移为老年性痴呆的影响因素。MCI 3年后转移为老年性痴呆的概率为10.7%。这表明竞争风险模型对具有多种潜在结局的纵向资料分析有一定的优势。

2.8　社区防治

2.8.1　研究队列

我国痴呆相关研究队列始建于21世纪初，其中比较知名的包括首都医科大学宣武医院牵头建立的全国多中心大型认知与老化研究队列（China Cognition and Aging Study，China-COAST）和中国首个大型家族性AD注册登记网络（the Chinese Familial Alzheimer's Disease Network，CFAN），山东省立医院牵头的中国延缓老年痴呆和失能的随机化对照多模干预研究（Multidomain Interventions to Delay Dementia and Disability in Rural China，MIND-CHINA），以及复旦大学附属华山医院和青岛市立医院牵头的汉族人群阿尔茨海默病生物标记及生活方式（Chinese Alzheimer's Biomarker and Lifestyl E，CABLE）研究队列。

China-COAST是国内建立时间最早、持续时间最长的纵向多中心队列，历时二十余年，覆盖17个省市自治区，收集AD及其他类型痴呆患者，是国际知名的痴呆研究队列之一。家族性AD方面，宣武医院在前期工作中建立的CFAN研究队列中，已收集了400余个FAD家系。基于该痴呆队列，已经产出了一系列丰厚的科研成果，包括向全世界报道了中国痴呆及轻度认知障碍患病率、中国痴呆专科医师短缺、痴呆年花费等中国数据[2, 9, 70]；2019年向世界提供中国痴呆防控策略、2020年提出中国痴呆危险因素[3, 4]；系统阐释中国痴呆的遗传特征，通过GWAS研究发现国人全基因组4个痴呆相关风险基因并成功构建发病预测模型[23]，基于最大规模的多中心研究报道了中国人群APOE频率分布，报道国人404个FAD家系遗传特点和11个致病基因新突变[21]；发现了可代替脑脊液诊断的生物标志物，可提前5～7年诊断AD[71]；开展国际、牵头国内临床试验26项，开发丁苯酞、塞络通等药物[72]。

MIND-CHINA旨在测试中国生活方式和社会文化因素敏感的多模式干预项目对农村社区老年人的认知和身体功能影响，已成为World-wide FINGERS的网络成员之一。该团队于2018年3～10月对山东省阳谷县闫楼镇52个村庄超过5700名60岁以上的受试者进行了基线评估和筛查。初步的研究结果发现，低HDL-C可能与中国农村老年人的结构性脑老化和认知功能障碍相关[73]；糖尿病患者的血糖控制状态与认知障碍和身体功能障碍有关[74]；红细胞分布宽度水平与中国农村老年人罹患痴呆的关系呈J形关联[75]。随着研究的进行，MIND-CHINA可能为延缓与预防我国居民老年痴呆和认知功能障碍的发病提出有效干预建议。

CABLE研究队列旨在明确汉族老年人群调控AD发病风险及生物标志物水平的遗传及环境因素，阐明AD发病的遗传基础，揭示AD易感基因致病的潜在生物学机制。目前已纳入2000余名40岁以上汉族人，参与者完善关于内外环境因素的综合调查问卷、神经精神量表及颅脑磁共振检查，并接受血浆、脑脊液和大脑相关脑区的Aβ、tau及相关蛋白的检测。初步研究结果发现多种不同血压特征（包括高血压诊断、收缩压、舒张压、脉压、平均动脉压及血压变异性）与认知损伤以及阿尔茨海默病（AD）病理变化的影响[76]；夜间睡眠时间与阿尔茨海默病病理发生之间的U形关系，日间功能障碍（如白天经常犯困）、夜间睡眠不足或睡眠过多均可增加认知障碍发生风险[77]。

2.8.2　防治知识普及情况

为了评估我国痴呆社区卫生专业人员的痴呆知识、态度和护理方法，对长沙社区卫生服务中心450名卫生专业人员进行随机抽样调查[78]，共390名参与者返回问卷（回复率87%）。调查显示，我国社区卫生工作人员整体痴呆相关知识较为匮乏但整体态度是积极的，与年龄、教育程度、专业群体和护理经验相关。知识与态度之间（$r = 0.379$，$P < 0.001$），态度与护理方法之间（$r = 0.143$，$P < 0.001$）存在统计学上的显著关联。对社区痴呆护理服务而言，多方面的社区健康专业教育、政策和资源开发是紧急而必要的。

通过网络发放问卷，随机对中国18岁及以上人群进行问卷调查[79]，共收回有效问卷7231份，人群

AD临床表现总体识别率为56.5%，排名前三位的是记忆障碍（89.56%）、语言能力下降（75.12%）、视空间/执行能力下降（74.15%），受教育程度、居住地，性别及年龄等对AD临床表现的识别有影响。84.6%的参与者认为AD会加重患者及其家庭的精神负担；93.3%的参与者有进行AD早期筛查的意愿。总之，中国居民对AD临床表现总体知晓率较低，早期识别不足；精神负担是人们最为担心的影响，对AD的偏见会导致早期诊断、早期干预受阻；但人群早筛意愿较强，需要进一步普及AD相关知识，切实开展60岁及以上老年人的早期筛查，将痴呆预防工作提前。

张洁等[80]于2014年3月～2016年10月分两次在上海市浦东新区21家社区定点采用自制统一问卷，进行无记名调查，宣传干预前调查6091人，干预后调查5346人。构建点、线结合的基于居民需求的健康教育模式，干预时间为6个月，每2周进行1次不同形式的健康教育。经过健康教育干预后，痴呆概念、轻度认知障碍表现、痴呆病因的知晓率均显著高于干预前（$P < 0.01$）。建立多层次的健康教育模式，采取综合干预是提高人群轻度认知障碍知识的有效手段。

2.8.3 可干预因素研究

一项基于上海市社区居民随机抽样1005名老年人（265例MCI患者，607名非MCI老年人）的研究，对生活方式与MCI的关系进行统计分析[81]，吸烟（$\chi^2 = 10.808$，$P = 0.001$）、饮茶（$\chi^2 = 11.74$，$P = 0.001$）、有兴趣爱好（$\chi^2 = 20.815$，$P < 0.001$）、阅读（$\chi^2 = 28.670$，$P = 0.001$）、上网（$\chi^2 = 12.623$，$P = 0.001$）和摄影（$\chi^2 = 4.470$，$P = 0.034$）是MCI的保护因素。

来自中国上海纵向老龄化研究对≥55岁社区居民的横断面观察[82]结果显示，每天食用绿色蔬菜的受试者患MCI的风险显著降低（$OR = 0.218$，95%CI：$0.116 \sim 0.411$），这种关联与年龄、教育程度、爱好、上网、睡眠时间、长期居留情况和特定红色食物摄入无关。

对4579位60岁及以上社区居民进行的横断面调查研究[83]显示，饮茶（$OR = 0.66$，95%CI：$0.48 \sim 0.90$）和体育锻炼显著降低痴呆的发病风险（$OR = 0.79$，95%CI：$0.65 \sim 0.96$），二者联合可进一步降低痴呆发病风险（$OR = 0.44$，95%CI：$0.31 \sim 0.64$）。

研究报道，与对照组相比，干预组补充叶酸（1.25mg/d）6个月，MMSE分值轻度升高（$P < 0.05$），而血清中Aβ40、PS1-mRNA、THFα-mRNA水平降低（$P < 0.05$），Aβ42/40比值升高（$P < 0.05$）[84]。

2型糖尿病患者每日服用40mg以内阿司匹林可降低AD的发病风险（校正HR = 0.51，95%CI：$0.27 \sim 0.97$）[85]。

2.9 经济负担

2015年，一项全国多中心研究对3098例阿尔茨海默病患者的经济费用[70]进行了调研，每位患者每年的平均费用约为19 144.36美元（约合人民币122 523元）。2015年中国约有875万例AD患者，预估中国AD患者的社会经济成本为1 677.4亿美元，是2015年世界阿尔茨海默病估计的281.8亿美元的5.95倍。在1677.4亿美元的社会经济总成本中，直接医疗费用为545.3亿美元，占总费用的32.51%，直接非医疗费用为262.0亿美元（15.62%），间接费用为870.1亿美元（51.87%）。其中，痴呆护理占痴呆治疗花费的50%以上。

据此推算，2020年中国AD的总成本将达到2487.1亿美元，2030年5074.9亿美元，2040年1.00万亿美元，2050年1.89万亿美元（图2-9-1）。中国AD经济总费用（1677.4亿美元）占GDP的1.47%（11.38万亿美元），约是2015年人均GDP（7900美元）的2.4倍。

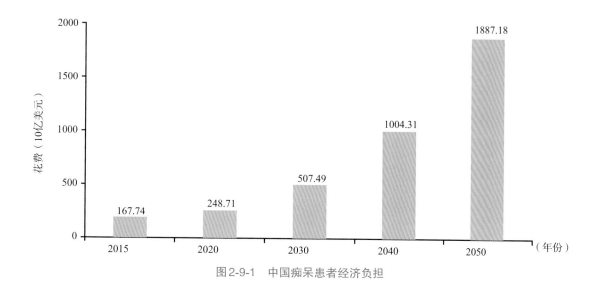

图2-9-1 中国痴呆患者经济负担

2.10 照料负担

由于我国照护系统的不完善及患者有效治疗的匮乏，照料负担一直未得到应有的重视。我国痴呆照料者的负担和压力是严重且多维的，尤其在负罪感和个人压力方面。照料者的压力可能直接来源于看护需求（如患者的身体功能，认知或行为功能等），或者来源于角色压力、家庭冲突和社会环境压力等。照料者的负担不仅影响看护人的身体和心理健康，也阻碍看护人为患者提供较好的护理质量[4]。

翟俊伟等对太原市2家三甲医院及3个社区168例已确诊AD患者进行抽样调查[86]，通过照料者负担量表（caregivers burden inventory，CBI）和家庭负担量表（family burden scale，FBS）收集信息。结果显示，照料者负担总分为52.41±17.07；患者的认知水平对照料者负担影响有直接效应（标准化β=-0.280，$P<0.001$）和间接效应，患者的日常行为能力对照料者负担有间接效应。家庭负担总分为16.23±9.00。单因素分析显示，患者性别、年龄、文化程度、认知功能、日常行为能力、精神行为症状、抑郁和痴呆等级对FBS总分有影响（$P<0.05$）；多因素分析显示，影响FBS总分的因素包括患者性别（标准化β=0.280，$P<0.01$）、认知功能（标准化β=-0.158，$P=0.033$）及日常行为能力（标准化β=-0.155，$P=0.039$）。

研究报道，患者生命质量、日常活动能力及痴呆程度是其所致负担的独立影响因素，其中痴呆程度与照护者负担及家庭负担关系最为密切，其次为日常活动能力与生存质量。患者痴呆程度对其日常生活能力与自我照顾能力具有决定性影响，患者痴呆程度越高，其自我意识与生存质量相对也较低，对其治疗者依赖程度也越高，进而造成的家庭负担也更为严重[87]。

NPI问卷中所有12项神经精神症状均与照护者的负担、焦虑和抑郁有关，其中前三位神经精神预测因素是抑郁、淡漠和焦虑。同时，照护者照料时间越长，焦虑程度越重。更多的额外照护人员、较低的教育背景和作为患者的配偶与照护者更多的抑郁风险相关；照护时间越长和作为患者的配偶与照护负担较高相关[88]。

2.11 指南共识

近年来国内专家总结了已有的认知障碍相关研究成果，制定并发布了一系列痴呆和认知障碍诊治的临床指南和专家共识[44, 46, 89-114]（表2-11-1）。

表 2-11-1 痴呆与认知障碍指南及专家共识

年份	名　称
2021	卒中后认知障碍管理专家共识（2021）
2021	中国老年期痴呆防治指南（2021）
2020	中国阿尔茨海默病痴呆诊疗指南（2020）
2020	阿尔茨海默病的诊疗规范
2020	血管性认知障碍的诊疗规范（2020）
2020	中国阿尔茨海默病一级预防指南
2020	中成药治疗血管性痴呆临床应用指南（2020）
2020	淀粉样蛋白PET脑显像技术规范专家共识
2019	2019年中国血管性认知障碍诊治指南
2019	阿尔茨海默病患者日常生活能力和精神行为症状及认知功能全面管理中国专家共识
2019	认知训练中国专家共识
2019	阿尔茨海默病康复管理中国专家共识
2019	认知训练护理门诊构建的专家共识
2019	脑小血管病相关认知功能障碍中国诊疗指南
2019	阿尔茨海默病MR检查规范中国专家共识
2019	适用于记忆门诊和痴呆风险筛查的电子化测评工具与应用专家共识（2019）
2018	中国痴呆与认知障碍诊治指南（2018）
2018	阿尔茨海默病的中医诊疗共识
2018	认知功能损害患者睡眠障碍评估和管理的专家共识
2017	卒中后认知障碍管理专家共识
2017	神经认知障碍精神行为症状群临床诊疗专家共识
2016	中国简短认知测试在痴呆诊断中的应用指南
2016	阿尔茨海默病创新药物临床试验中国专家共识
2016	阿尔茨海默病检验诊断报告模式专家共识
2016	中国血管性轻度认知损害诊断指南
2016	中国认知障碍患者照料管理专家共识
2015	中国痴呆与认知障碍诊治指南（2015）
2015	记忆门诊标准操作规程指南
2014	阿尔茨海默病诊疗指南（2014）
2010	中国痴呆与认知障碍诊治指南（2010）

参 考 文 献

[1] Chan KY, Wang W, Wu JJ, et al. Epidemiology of Alzheimer's disease and other forms of dementia in China, 1990-2010: a systematic review and analysis [J]. Lancet, 2013, 381 (9882): 2016-2023.

[2] Jia JP, Wang F, Wei CB, et al. The prevalence of dementia in urban and rural areas of China [J]. Alzheimer's & Dementia, 2014, 10 (1): 1-9.

[3] Jia LF, Du YF, Chu L, et al. Prevalence, risk factors, and management of dementia and mild cognitive impairment in

adults aged 60 years or older in China：a cross-sectional study［J］．The Lancet Public Health，2020，5（12）：e661-e671.

［4］Jia LF，Quan MN，Fu Y，et al．Dementia in China：epidemiology，clinical management，and research advances［J］．The Lancet．Neurology 2020 01；19（1）：81-92.

［5］Xu JF，Wang J，Wimo A，et al．The economic burden of dementia in China，1990-2030：implications for health policy［J］．Bull World Health Organ，2017，95（1）：18-26.

［6］Prince M，Wimo A，Guerchet M，et al．World Alzheimer Report 2015．The Global Impact of Dementia．An Analysis of Prevalence，Incidence，Cost and Trends，2015.

［7］Wu YT，Ali GC，Guerchet M，et al．Prevalence of dementia in mainland China，Hong Kong and Taiwan：an updated systematic review and meta-analysis［J］．Int J Epidemiol，2018，47（3）：709-719.

［8］李月．我国老年人认知障碍特征分析及政策研究［J］．人口与健康，2020（5）：54-57.

［9］Jia JP，Zhou AH，Wei CB，et al．The prevalence of mild cognitive impairment and its etiological subtypes in elderly Chinese［J］．Alzheimer's & Dementia，2014，10（4）：439-447.

［10］Lu Y，Liu CJ，Yu DH，et al．Prevalence of mild cognitive impairment in community-dwelling Chinese populations aged over 55 years：a meta-analysis and systematic review［J］．BMC Geriatr，2021，21（1）：10.

［11］Nie HW，Xu Y，Liu B，et al．The prevalence of mild cognitive impairment about elderly population in China：a meta-analysis［J］．Int J Geriatr Psychiatry，2011，26（6）：558-563.

［12］Xue J，Li JR，Liang JM，et al．The Prevalence of Mild Cognitive Impairment in China：A Systematic Review［J］．Aging Dis，2018，9（4）：706-715.

［13］Prince M，Acosta D，Ferri CP，et al．Dementia incidence and mortality in middle-income countries，and associations with indicators of cognitive reserve：a 10/66 Dementia Research Group population-based cohort study［J］．Lancet，2012，380（9836）：50-58.

［14］Yuan J，Zhang ZX，Wen HB，et al．Incidence of dementia and subtypes：A cohort study in four regions in China［J］．Alzheimers Dement，2016，12（3）：262-271.

［15］禚传君，黄悦勤，刘肇瑞，等．北京城乡两社区轻度认知功能障碍发病率调查［J］．中国心理卫生杂志，2012，26（10）：754-760.

［16］国家卫生健康委员会．中国卫生健康统计年鉴［M］．北京：中国协和医科大学出版社，2020.

［17］任汝静，殷鹏，王志会，等．中国阿尔茨海默病报告2021［J］．诊断学理论与实践，2021，20（4）：317-337.

［18］Wen HB，Zhang ZX，Huang JB，et al．Mortality of dementia and its major subtypes in urban and rural communities of Beijing［J］．Biomed Environ Sci，2011，24（5）：483-490.

［19］于大林，吕建为，易刚，等．神经内科门诊痴呆的流行病学调查［J］．中华临床医师杂志，2013（8）：3404-3407.

［20］Li X，Ma C，Zhang JY，et al．Prevalence of and potential risk factors for mild cognitive impairment in community-dwelling residents of Beijing［J］．J Am Geriatr Soc，2013，61（12）：2111-2119.

［21］Jia LF，Fu Y，Shen LX，et al．PSEN1，PSEN2，and APP mutations in 404 Chinese pedigrees with familial Alzheimer's disease［J］．Alzheimers Dement，2020，16（1）：178-191.

［22］Jia LF，Xu H，Chen SQ，et al．The APOE epsilon4 exerts differential effects on familial and other subtypes of Alzheimer's disease［J］．Alzheimers Dement，2020，16（12）：1613-1623.

［23］Jia LF，Li FY，Wei CB，et al．Prediction of Alzheimer's disease using multi-variants from a Chinese genome-wide association study［J］．Brain，2021，144（3）：924-937.

［24］Gui HS，Jiang CQ，Cherny SS，et al．Influence of Alzheimer's disease genes on cognitive decline：the Guangzhou Biobank Cohort Study［J］．Neurobiol Aging，2014，35（10）：2422 e3-e8.

［25］Cui L，Hou NN，Wu HM，et al．Prevalence of Alzheimer's Disease and Parkinson's Disease in China：An Updated Systematical Analysis［J］．Front Aging Neurosci，2020，12：603854.

［26］Wang R，Qiu CX，Dintica CS，et al．Shared risk and protective factors between Alzheimer's disease and ischemic stroke：A population-based longitudinal study［J］．Alzheimers Dement，2021，17（2）：191-204.

［27］Chan YE，Chen MH，Tsai SJ，et al．Treatment-Resistant depression enhances risks of dementia and alzheimer's disease：A nationwide longitudinal study［J］．J Affect Disord，2020，274：806-812.

［28］Liu CC，Li CY，Kung SF，et al．Association of Environmental Features and the Risk of Alzheimer's Dementia in Older Adults：A Nationwide Longitudinal Case-Control Study［J］．Int J Environ Res Public Health，2019，16（16）：2828.

［29］Yang L，Jin XQ，Yan J，et al．Comparison of prevalence and associated risk factors of cognitive function status among elderly between nursing homes and common communities of China: A STROBE-compliant observational study ［J］. Medicine （Baltimore）, 2019, 98（49）: e18248.

［30］ Wen LY, Wan L, Lai JN, et al. Increased risk of Alzheimer's disease among patients with age-related macular degeneration: A nationwide population-based study ［J］. PLoS One, 2021, 16（5）: e0250440.

［31］ Lin IC, Wang YH, Wang TJ, et al. Glaucoma, Alzheimer's disease, and Parkinson's disease: an 8-year population-based follow-up study ［J］. PLoS One, 2014, 9（9）: e108938.

［32］ Chung MC, Yu TM, Shu KH, et al. Hyponatremia and increased risk of dementia: A population-based retrospective cohort study ［J］. PLoS One, 2017, 12（6）: e0178977.

［33］ Wang C, Ji X, Wu X, et al. Frailty in Relation to the Risk of Alzheimer's Disease, Dementia, and Death in Older Chinese Adults: A Seven-Year Prospective Study ［J］. J Nutr Health Aging, 2017, 21（6）: 648-654.

［34］ Lin SY, Hsu WH, Lin CC, et al. Association of Transfusion With Risks of Dementia or Alzheimer's Disease: A Population-Based Cohort Study ［J］. Front Psychiatry, 2019, 10: 571.

［35］ Chen CK, Wu YT, Chang YC. Association between chronic periodontitis and the risk of Alzheimer's disease: a retrospective, population-based, matched-cohort study ［J］. Alzheimers Res Ther, 2017, 9（1）: 56.

［36］ Lin J W, Chang CH, Caffrey JL. Examining the association between oral health status and dementia: A nationwide nested case-controlled study ［J］. Exp Biol Med（Maywood）, 2020, 245（3）: 231-244.

［37］ Wen C, Hu H, Ou YN, et al. Risk factors for subjective cognitive decline: the CABLE study ［J］. Transl Psychiatry, 2021, 11（1）: 576.

［38］ Peng DT, Shi ZH, Xu J, et al. Demographic and clinical characteristics related to cognitive decline in Alzheimer disease in China: A multicenter survey from 2011 to 2014 ［J］. Medicine（Baltimore）, 2016, 95（26）: e3727.

［39］ Jia JP, Zuo XM, Jia X F, et al. Diagnosis and treatment of dementia in neurology outpatient departments of general hospitals in China ［J］. Alzheimers Dement, 2016, 12（4）: 446-453.

［40］ Sun F. Caregiving stress and coping: a thematic analysis of Chinese family caregivers of persons with dementia ［J］. Dementia（London）, 2014, 13（6）: 803-818.

［41］ Huang SY, Zhu JX, Shen XN, et al. Prevalence of the Preclinical Stages of Alzheimer's Disease in Cognitively Intact Older Adults: The CABLE Study ［J］. J Alzheimers Dis, 2020, 75（2）: 483-492.

［42］ 中国痴呆与认知障碍诊治指南写作组, 中国医师协会神经内科医师分会认知障碍疾病专业委员会. 2018中国痴呆与认知障碍诊治指南（九）: 中国记忆障碍门诊建立规范 ［J］. 中华医学杂志, 2018, 98（21）: 1653-1657.

［43］ 刘志杰, 刘竟芳, 陈哲, 等. 老年住院患者患老年痴呆的现况调查与影响因素研究 ［J］. 中国医师杂志, 2020, 22（11）: 1715-1718.

［44］ 田金洲, 解恒革, 王鲁宁, 等. 中国阿尔茨海默病痴呆诊疗指南（2020年版）［J］. 中华老年医学杂志, 2021, 40（3）: 269-283.

［45］ Shi J, Ni JN, Lu T, et al. Adding Chinese herbal medicine to conventional therapy brings cognitive benefits to patients with Alzheimer's disease: a retrospective analysis ［J］. BMC Complement Altern Med, 2017, 17（1）: 533.

［46］ 认知训练中国专家共识写作组, 中国医师协会神经内科医师分会认知障碍疾病专业委员会. 认知训练中国专家共识 ［J］. 中华医学杂志, 2019, 99（1）: 4-8.

［47］ 何丽婵, 邓婉青, 何锐, 等. 阿尔茨海默病患者应用3R疗法延缓认知功能减退的研究 ［J］. 中国医药, 2012, 07（6）: 693-695.

［48］ 牛轶瑄, 谭纪平, 管锦群, 等. 认知训练治疗阿尔茨海默病的疗效观察 ［J］. 中华物理医学与康复杂志, 2011, 33（1）: 52-55.

［49］ Tang Y, Xing Y, Zhu ZD, et al. The effects of 7-week cognitive training in patients with vascular cognitive impairment, no dementia（the Cog-VACCINE study）: A randomized controlled trial ［J］. Alzheimers Dement, 2019, 15（5）: 605-614.

［50］ Xing Y, Zhu ZD, Du YF, et al. The Efficacy of COGnitive tRaining in patiEnts with Amnestic mild coGnitive impairmENT（COG-REAGENT）: Protocol for a Multi-Center Randomized Controlled Trial ［J］. J Alzheimers Dis, 2020, 75（3）: 779-787.

［51］ 张恒, 季荣霞, 李佳, 等. 经颅磁刺激治疗阿尔茨海默病的临床疗效 ［J］. 中华物理医学与康复杂志, 2019, 41（1）: 18-22.

［52］ Xing Y, Wei PH, Wang CM, et al. TRanscranial AlterNating current Stimulation FOR patients with Mild Alzheimer's

Disease（TRANSFORM-AD study）：Protocol for a randomized controlled clinical trial［J/OL］．Alzheimers Dement（N Y），2020，6（1）：e12005.

［53］Jia YJ，Zhang XZ，Yu JC，et al．Acupuncture for patients with mild to moderate Alzheimer's disease：a randomized controlled trial［J］．BMC Complement Altern Med，2017，17（1）：556.

［54］牟秋杰，姜婧，王鑫，等．针灸治疗阿尔茨海默病的作用机制研究进展［J］．世界科学技术－中医药现代化，2020，22（8）：2621-2627.

［55］石宏芳，姚红英，陈贤芝，等．轻中度阿尔茨海默病患者综合护理干预的临床研究［J］．中国实用护理杂志，2013，29（11）：29-31.

［56］王蔚，朱奕，杨思雨，等．有氧训练对阿尔茨海默病患者认知功能和日常生活活动能力的影响［J］．中国康复医学杂志，2014，29（12）：1151-1155.

［57］常春红，王蔚，朱奕，等．有氧训练对阿尔茨海默病的干预作用研究［J］．中国康复医学杂志，2015，30（11）：1131-1134，1161.

［58］Lyu JH，Zhang JN，Mu HY，et al．The Effects of Music Therapy on Cognition，Psychiatric Symptoms，and Activities of Daily Living in Patients with Alzheimer's Disease［J］．J Alzheimers Dis，2018，64（4）：1347-1358.

［59］张诗琪，赖锦玉，黄金月．音乐干预在痴呆症患者中的应用研究［J］．中华护理杂志，2011（10）：1042-1045.

［60］马忠金，孟凡莲，张玉，等．心理干预对于阿尔茨海默病痴呆早期轻度抑郁症的疗效观察［J］．国际护理学杂志，2015（19）：2694-2696.

［61］Yu X，Chen SD，Chen XC，et al．Clinical management and associated costs for moderate and severe Alzheimer's disease in urban China：a Delphi panel study［J］．Transl Neurodegener，2015，4：15.

［62］Chen Z，Yang X，Song YT，et al．Challenges of Dementia Care in China［J］．Geriatrics（Basel），2017，2（1）：7.

［63］Liu S，Li CH，Shi ZH，et al．Caregiver burden and prevalence of depression，anxiety and sleep disturbances in Alzheimer's disease caregivers in China［J］．J Clin Nurs，2017，26（9-10）：1291-1300.

［64］中国老龄化与健康国家评估报告．https：//apps．who．int/iris/bitstream/handle/10665/194271/9789245509318-chi．pdf；sequence＝5.

［65］Wong YC，Leung J．Long-term care in China：issues and prospects［J］．J Gerontol Soc Work，2012，55（7）：570-586.

［66］廖雄．基于人工神经网络模型的城市社区老年性痴呆预测研究［D］．南昌：南昌大学，2016.

［67］Tang L，Wu XJ，Liu H，et al．Individualized Prediction of Early Alzheimer's Disease Based on Magnetic Resonance Imaging Radiomics，Clinical，and Laboratory Examinations：A 60-Month Follow-Up Study［J］．J Magn Reson Imaging，2021，54（5）：1647-1657.

［68］Lu X，Chen J，Shu H，et al．Predicting conversion to Alzheimer's disease among individual high-risk patients using the Characterizing AD Risk Events index model［J］．CNS Neurosci Ther，2020，26（7）：720-729.

［69］孙倩倩，宋艳龙，孔盼盼，等．基于竞争风险模型的老年人轻度认知损害转归研究［J］．中华流行病学杂志，2015，36（3）：241-244.

［70］Jia JP，Wei CB，Chen SQ，et al．The cost of Alzheimer's disease in China and re-estimation of costs worldwide［J］．Alzheimer's and Dementia，2018，14（4）：483-491.

［71］Jia LF，Zhu M，Kong CJ，et al．Blood neuro-exosomal synaptic proteins predict Alzheimer's disease at the asymptomatic stage［J］．Alzheimers Dement，2021，17（1）：49-60.

［72］Jia JP，Wei CB，Chen SQ，et al．Efficacy and safety of the compound Chinese medicine SaiLuoTong in vascular dementia：A randomized clinical trial［J］．Alzheimers Dement（N Y），2018，4：108-117.

［73］Wang MQ，Li YJ，Cong L，et al．High-density lipoprotein cholesterol and brain aging amongst rural-dwelling older adults：a population-based magnetic resonance imaging study［J］．Eur J Neurol，2021，28（9）：2882-2892.

［74］Jia YH，Liu R，Tang S，et al．Associations of the Glycaemic Control of Diabetes with Dementia and Physical Function in Rural-Dwelling Older Chinese Adults：A Population-Based Study［J］．Clin Interv Aging，2021，16：1503-1513.

［75］Jiang ZY，Han XL，Wang YX，et al．Red Cell Distribution Width and Dementia Among Rural-Dwelling Older Adults：The MIND-China Study［J］．J Alzheimers Dis，2021，83（3）：1187-1198.

［76］Hu H，Meng L，Bi YL，et al．Tau pathologies mediate the association of blood pressure with cognitive impairment in adults without dementia：The CABLE study［J］．Alzheimers Dement，2021：1-12.

［77］Xu W，Tan L，Su BJ，et al．Sleep characteristics and cerebrospinal fluid biomarkers of Alzheimer's disease pathology in cognitively intact older adults：The CABLE study［J］．Alzheimers Dement，2020，16（8）：1146-1152.

［78］Wang Y，Xiao LD，Luo Y，et al．Community health professionals＇dementia knowledge，attitudes and care approach：a cross-sectional survey in Changsha，China［J］．BMC Geriatr，2018，18（1）：122.

［79］吴玉莲，杨晋如，程桂荣，等．中国居民对阿尔茨海默病临床表现及危害识别［J］．中国老年学杂志，2019，39（8）：1992-1996.

［80］张洁，孙喜蓉，郭祎，等．健康教育对社区居民轻度认知障碍知晓率的影响［J］．上海医学，2018，41（6）：355-358.

［81］Su N，Li W，Li X，et al．The Relationship between the Lifestyle of the Elderly in Shanghai Communities and Mild Cognitive Impairment［J］．Shanghai Arch Psychiatry，2017，29（6）：352-357.

［82］Li W，Sun L，Yue L，et al．The Association Between Eating Green Vegetables Every Day And Mild Cognitive Impairment：A Community-Based Cross-Sectional Study In Shanghai［J］．Neuropsychiatr Dis Treat，2019，15：3213-3218.

［83］Qian YX，Ma QH，Sun HP，et al．Combined effect of three common lifestyle factors on cognitive impairment among older Chinese adults：a community-based，cross-sectional survey［J］．Psychogeriatrics，2020，20（6）：844-849.

［84］Chen H，Liu S，Ji L，et al．Folic Acid Supplementation Mitigates Alzheimer＇s Disease by Reducing Inflammation：A Randomized Controlled Trial［J］．Mediators Inflamm，2016：5912146.

［85］Chang CW，Horng JT，Hsu CC，et al．Mean Daily Dosage of Aspirin and the Risk of Incident Alzheimer＇s Dementia in Patients with Type 2 Diabetes Mellitus：A Nationwide Retrospective Cohort Study in Taiwan［J］．J Diabetes Res，2016，2016：9027484.

［86］翟俊伟，王晓成，王晶莹，等．阿尔茨海默病家庭负担影响因素分析［J］．中华流行病学杂志，2015，36（9）：962-966.

［87］银建军，李静君，张伟，等．阿尔茨海默病患者生存质量和家庭负担及其影响因素和预测因子分析［J］．中华健康管理学杂志，2018，12（1）：58-62.

［88］Lou Q，Liu SL，Huo YR，et al．Comprehensive analysis of patient and caregiver predictors for caregiver burden，anxiety and depression in Alzheimer＇s disease［J］．J Clin Nurs，2015，24（17-18）：2668-2678.

［89］中国微循环学会神经变性病专委会，中华医学会神经病学分会神经心理与行为神经病学学组，中华医学会神经病学分会神经康复学组．阿尔茨海默病康复管理中国专家共识（2019）［J］．中华老年医学杂志，2020，39（1）：9-19.

［90］北京护理学会神经内科专业委员会，中华护理学会内科专业委员会，国家老年疾病临床医学研究中心/首都医科大学宣武医院．认知训练护理门诊构建的专家共识［J］．中华护理杂志，2019，54（10）：1504-1508.

［91］中华医学会老年医学分会老年神经病学组，脑小血管病认知功能障碍诊疗指南中国撰写专家组．脑小血管病相关认知功能障碍中国诊疗指南（2019）［J］．中华老年医学杂志，2019，38（4）：345-354.

［92］北京认知神经科学学会中华医学会放射学分会磁共振学组．阿尔茨海默病MR检查规范中国专家共识［J］．中华放射学杂志，2019，53（8）：665-671.

［93］中国老年医学学会认知障碍分会中国老年学和老年医学学会脑认知与健康分会．适用于记忆门诊和痴呆风险筛查的电子化测评工具与应用方案专家共识（2019）［J］．中华老年医学杂志，2019，38（12）：1317-1321.

［94］中国痴呆与认知障碍指南写作组，中国医师协会神经内科医师分会认知障碍疾病专业委员会．2018中国痴呆与认知障碍诊治指南［J］．中华医学杂志，2018，98（13）：965-970.

［95］阿尔茨海默病中医诊疗联合共识小组．阿尔茨海默病的中医诊疗共识［J］．中国中西医结合杂志，2018，38（5）：523-529.

［96］中国睡眠研究会睡眠障碍专业委员会中华医学会神经病学分会睡眠障碍学组中国医师协会神经内科分会睡眠障碍专业委员会．认知功能损害患者睡眠障碍评估和管理的专家共识［J］．中华医学杂志，2018，98（33）：2619-2627.

［97］中国卒中学会，卒中后认知障碍管理专家委员会．卒中后认知障碍管理专家共识［J］．中国卒中杂志，2017，12（6）：519-531.

［98］中华医学会精神医学分会老年精神医学组．神经认知障碍精神行为症状群临床诊疗专家共识［J］．中华精神科杂志，2017，50（5）：335-339.

［99］汪凯，董强．卒中后认知障碍管理专家共识2021［J］．中国卒中杂志，2021，16（4）：376-389.

［100］田金洲，解恒革，秦斌，等．中国简短认知测试在痴呆诊断中的应用指南［J］．中华医学杂志，2016，96（37）：2945-2959.

［101］阿尔茨海默病创新药物临床试验中国专家小组．阿尔茨海默病创新药物临床试验中国专家共识［J］．中华老年病研究电子杂志，2016，3（1）：1-11.

［102］中国医师协会检验医师分会阿尔茨海默病检验医学专家委. 阿尔茨海默病检验诊断报告模式专家共识［J］. 中华医学杂志，2016，96（14）：1080-1082.

［103］田金洲，解恒革，秦斌，等. 中国血管性轻度认知损害诊断指南［J］. 中华内科杂志，2016，55（3）：249-256.

［104］认知障碍患者照料及管理专家共识撰写组中国老年医学学会认知障碍分会. 中国认知障碍患者照料管理专家共识中国老年医学学会认知障碍分会［J］. 中华老年医学杂志，2016，35（10）：1051-1060.

［105］中华医学会神经病学分会痴呆与认知障碍学组写作组，中国阿尔茨海默病协会. 中国痴呆与认知障碍诊治指南：轻度认知障碍的诊断和治疗［J］. 中华医学杂志，2010，90（41）：2887-2893.

［106］贾建平，王荫华，杨莘，等. 中国痴呆与认知障碍诊治指南［J］. 中华医学杂志，2011，91（15）：1013-1015.

［107］国家卫生健康委办公厅. 阿尔茨海默病的诊疗规范［J］. 全科医学临床与教育，2021，19（1）：19-21.

［108］国家卫生健康委办公厅. 血管性认知障碍的诊疗规范［J］. 全科医学临床与教育，2021，19（3）：197-199.

［109］中国痴呆与认知障碍诊治指南写作组，中国医师协会神经内科医师分会认知障碍疾病专业委员会. 中国阿尔茨海默病一级预防指南［J］. 中华医学杂志，2020，100（35）：2721-2735.

［110］《中成药治疗血管性痴呆临床应用指南》标准化项目组. 中成药治疗血管性痴呆临床应用指南（2020年）［J］. 中国中西医结合杂志，2021（03）：273-279.

［111］北京认知神经科学学会中华医学会核医学分会. 淀粉样蛋白PET脑显像技术规范专家共识［J］. 中华核医学与分子影像杂志，2020，40（12）：736-742.

［112］中国医师协会神经内科分会认知障碍专业委员会，《中国血管性认知障碍诊治指南》编写组. 2019年中国血管性认知障碍诊治指南［J］. 中华医学杂志，2019，99（35）：2737-2744.

［113］中国老年医学学会认知障碍分会，认知障碍患者照料及管理专家共识撰写组. 阿尔茨海默病患者日常生活能力和精神行为症状及认知功能全面管理中国专家共识（2019）［J］. 中华老年医学杂志，2020，39（1）：1-8.

［114］中华医学会精神病学分会. 中国老年期痴呆防治指南（2021）［M］. 北京：人民卫生出版社，2021.

第三部分　帕金森病

帕金森病（Parkinson's disease，PD）是一种常见中老年神经系统退行性疾病，主要以黑质多巴胺能神经元进行性退变和路易小体形成的病理变化，纹状体区多巴胺递质降低、多巴胺与乙酰胆碱递质失平衡的生化改变，震颤、肌强直、动作迟缓、姿势平衡障碍的运动症状和嗅觉减退、便秘、睡眠行为异常和抑郁等非运动症状的临床表现为显著特征。

3.1　流行病学

3.1.1　患病率

3.1.1.1　总体患病率

2014年的一项荟萃分析对我国（包括台湾地区）1983—2009年报道的13项帕金森病流行病学调查结果进行汇总，共纳入4 214 945人，其中患者1226例。结果显示我国全人群患病率为190/10万，男性高于女性（OR＝1.29，95%CI：1.05～1.57，P＝0.01）；亚组分析显示不同年龄组人群患病率50～59岁为133/10万、60～69岁为422/10万、70～79岁为825/10万、80岁以上为1663/10万[1]。经过年龄标化后，男女患病率之比接近1，男性比女性略高[2]。2021年中国疾病预防控制中心老年神经退行性疾病预防和干预项目调查结果显示，我国60岁及以上人群中帕金森病的患病率为1.37%，65岁及以上人群中帕金森病的患病率为1.63%。据此估计目前我国的帕金森病患者总数可能高达362万人。另外农村居住人群的帕金森病患病率（1.57%）显著高于城市居民（1.12%）[3]。

3.1.1.2　地方患病率

帕金森病流行病学调查研究显示中国各地区患病率并无明显差异。1997—1998年一项北京、西安和上海三地流行病学调查结果显示，我国65岁及以上老年人群中帕金森病的患病率约为1.7%[4]。2000年一项成都地区帕金森病的现况调查显示，18 207例男性人群中共检出病例数13例，患病率为71.40/10万；18 628例女性人群中共检出病例数7例，患病率为37.57/10万[2]。

3.1.1.3　中国帕金森病患病率变化趋势

2000年前的研究表明，帕金森病在中国大陆的患病率和发病率明显低于西方国家，中国香港和台湾地区的帕金森病数据显著高于中国大陆。然而，近年研究均显示我国人群与西方国家人群患病率相当[4]。

根据流行病学调查结果进行计算，1999年全国65岁及以上人口中有1.72×10^6例罹患帕金森病。2005年中国帕金森病病例数约为1.99×10^6例，预计2030年中国帕金森病病例数将达4.94×10^6例，由上述数据可见，我国正处于帕金森病患病人数急剧上升阶段[5]。

3.1.2　发病率

我国于1986年开展了一项覆盖29个省、自治区、直辖市的流行病学调查，结果显示年帕金森病粗发病率为1.5/10万，年龄标化发病率为1.9/10万[6]。帕金森病的发病率通常随年龄增长而增高，高峰发病年龄在70～79岁，也有个别报道提到帕金森病发病率在80岁以上继续升高[7]。城市、农村帕金森病发病率无明显差异。

目前帕金森病的患病率相关流行病学数据较可靠，而发病率研究较少（仅两项）。未来有赖长期随访的社区队列研究获得可靠发病率数据。

3.1.3　死亡率

根据2015—2019年《中国卫生健康统计年鉴》，2015—2019年我国因帕金森病导致的城市人群死亡率分别为0.95/10万、1.07/10万、1.06/10万、1.23/10万、1.38/10万（表3-1-1），在城市、农村居民中均呈现逐年上升的趋势。帕金森病死亡率在老年人群中急剧升高，以2019年数据为例，60～65岁老年人直接因帕金森病导致的死亡率为2.64/10万，85岁以上老年人群则达38.79/10万。死亡率又呈现城市居民高于农村居民、男性高于女性的特点（表3-1-1）。研究显示，因运动减少、延髓麻痹引起的肺炎是帕金森病患者的主要死因[8]，因此上述报道帕金森病直接导致的死亡率可能较实际情况偏低。

表3-1-1　2015—2019年帕金森病年龄别死亡率[9-14]

分类		2015	2016	2017	2018	2019
城市	合计	0.95	1.07	1.06	1.23	1.38
	不满1岁					
	1～4					
	5～9					
	10～14					
	15～19					
	20～24			0.01		
	25～29					0.01
	30～34	0.02		0.02	0.02	
	35～39		0.01	0.01	0.01	
	40～44	0.03	0.01			0.04
	45～49	0.06	0.03	0.05	0.05	0.01
	50～54	0.15	0.26	0.18	0.19	0.12
	55～59	0.29	0.38	0.21	0.31	0.4
	60～64	0.85	1.12	0.91	1.12	0.98
	65～69	1.9	2.27	2.58	3.19	2.64
	70～74	3.74	4.58	5.11	5.52	6.54
	75～79	9.44	9.96	10	9.05	12.79
	80～84	21.48	20.47	17.53	20.03	21.36

续表

分类		2015	2016	2017	2018	2019
	≥85岁	30.91	31.78	34	36.56	38.79
男	合计	1.04	1.16	1.16	1.38	1.52
	不满1岁					
	1～4					
	5～9					
	10～14					
	15～19					
	20～24			0.02		0.02
	25～29					
	30～34	0.04				
	35～39			0.03	0.03	
	40～44	0.05	0.03			0.06
	45～49	0.05	0.06	0.04	0.08	
	50～54	0.15	0.21	0.27	0.2	0.16
	55～59	0.36	0.41	0.21	0.36	0.48
	60～64	0.96	1.18	1.13	1.3	1.16
	65～69	1.69	2.79	2.87	3.64	3.41
	70～74	4.15	5.64	5.62	6.46	8.28
	75～79	11.71	10.88	12.68	11.8	15.95
	80～84	26.78	26.66	22.66	26.41	25.33
	≥85岁	42.59	38.8	40.74	44.34	45.89
女	合计	0.86	0.98	0.96	1.08	1.24
	不满1岁					
	1～4					
	5～9					
	10～14					
	15～19					
	20～24					
	25～29					
	30～34			0.03	0.03	
	35～39		0.03			
	40～44					0.03
	45～49	0.07		0.06	0.02	0.02
	50～54	0.16	0.3	0.07	0.18	0.07
	55～59	0.23	0.35	0.21	0.25	0.32
	60～64	0.73	1.07	0.67	0.93	0.8
	65～69	2.1	1.75	2.3	2.75	1.92

分类		2015	2016	2017	2018	2019
	70～74	3.36	3.59	4.64	4.63	4.95
	75～79	7.45	9.16	7.65	6.62	10.05
	80～84	17.09	15.3	13.24	14.65	18.09
	≥85岁	23.29	27.11	29.84	31.37	33.71
农村	合计	0.44		0.53	0.65	0.7
	不满2岁					
	1～4					
	5～9					
	10～14					
	15～19					
	20～24				0.01	
	25～29					
	30～34					
	35～39			0.01	0.02	0.02
	40～44	0.01		0.03	0.03	0.06
	45～49	0.05		0.06	0.07	0.08
	50～54	0.07		0.25	0.25	0.16
	55～59	0.12		0.19	0.33	0.43
	60～64	0.59		0.94	1.03	0.75
	65～69	1.6		1.7	1.87	1.64
	70～74	2.79		2.89	3.83	3.79
	75～79	5.14		4.43	5.21	7.74
	80～84	6.93		6.71	7.45	9.16
	≥85岁	8.79		10.89	11.43	13.25
男	合计	0.45	0.54	0.55	0.7	0.75
	不满2岁					
	1～4					
	5～9					
	10～14					
	15～19					
	20～24					
	25～29		0.02			
	30～34		0.04			
	35～39		0.02		0.03	
	40～44	0.01	0.04	0.04	0.04	0.05
	45～49	0.05	0.08	0.1	0.1	0.08
	50～54	0.09	0.15	0.29	0.29	0.17

分类		2015	2016	2017	2018	2019
	55～59	0.11	0.38	0.2	0.32	0.5
	60～64	0.55	0.7	1.12	1.31	0.73
	65～69	1.8	1.58	1.77	1.82	2.1
	70～74	3.22	3.78	3.22	4.25	4.89
	75～79	5.21	5.43	4.25	6.08	9.01
	80～84	8.69	7.44	8.52	9.71	11.1
	≥85岁	11.81	11.92	12.88	13.9	13.68
女	合计	0.42	0.53	0.52	0.6	0.65
	不满2岁					
	1～4					
	5～9					
	10～14					
	15～19					
	20～24				0.01	
	25～29					
	30～34					
	35～39			0.02	0.02	0.03
	40～44		0.04	0.01	0.01	0.08
	45～49	0.04	0.06	0.02	0.03	0.08
	50～54	0.06	0.17	0.21	0.21	0.15
	55～59	0.13	0.22	0.18	0.34	0.36
	60～64	0.63	0.58	0.76	0.73	0.77
	65～69	1.4	1.67	1.63	1.93	1.19
	70～74	2.35	2.69	2.57	3.41	2.72
	75～79	5.08	4.2	4.6	4.41	6.58
	80～84	5.53	5.77	5.29	5.66	7.67
	≥85岁	6.95	10.85	9.69	9.93	13.14

3.2 危险因素

帕金森病发病受多种环境及行为因素的影响，但目前尚缺乏全国性、多中心的帕金森病环境、行为、生物相关危险因素数据，现有数据多为单中心、小型流行病学横断面研究或病例对照研究。

3.2.1 环境因素

3.2.1.1 职业农药和溶剂接触

2014年叶芳等荟萃分析结果显示，杀虫剂等农药接触史是我国人群患帕金森病的危险因素，OR为2.03

（95%CI: 1.48 ～ 2.79）[15]。近期对184名新疆维吾尔自治区居民的研究也显示，农药接触、杀虫剂接触可增加帕金森病发病风险（OR = 4.983）[16, 17]。此外，工业用溶剂如三氯乙烯、四氯化碳/涂料、黏合剂、漆、清洁剂等接触也被报道可增加我国人群帕金森病发病风险[12]。

3.2.2 行为因素

3.2.2.1 饮茶

饮茶对帕金森病发病具有保护作用，且我国人群饮茶习惯与欧美人群不同：饮茶率高（约50%）；饮用含茶多酚较高的绿茶频率高。研究显示我国每日饮茶＞1杯的人群患帕金森病风险是非饮茶者的0.20 ～ 0.73倍[15-21]，即饮茶可减少约50%的帕金森病发病风险。提倡适度饮茶或可降低帕金森病的患者数量。

3.2.2.2 饮酒

荟萃分析显示饮酒为我国人群帕金森病的保护性因素，OR 为0.71（95%CI: 0.56 ～ 0.90）[15]。近期对4077名四川省绵阳市居民的研究及山西省一项病例对照研究均支持该结论[19, 21]，而在新疆维吾尔自治区的病例对照研究中未见差异。需要注意的是，饮酒导致的帕金森病发病风险减低不能除外因饮酒导致死亡率增加带来的偏倚。因此不提倡通过增加酒精摄入预防帕金森病。

3.2.2.3 吸烟

连续或累计吸烟6个月或以上者即可认为是吸烟习惯阳性。吸烟是我国人群帕金森病保护性因素，荟萃分析显示OR 为0.58（95%CI: 0.49 ～ 0.68）[15]。但是因吸烟带来的健康问题远大于获益，因此不提倡通过吸烟预防帕金森病。

3.2.3 生物因素

3.2.3.1 帕金森病家族史

阳性家族史是中国人群最为明确的帕金森病危险因素（OR = 5.31，95%CI: 3.16 ～ 8.92，$P <$ 0.001）。家族中3代以内直系或旁系亲属患帕金森病即认为帕金森病家族史阳性。全国多地多个横断面研究及病例对照研究均支持阳性家族史即基因因素在帕金森病发病风险中的作用[15-17, 20-21]。对于明确的单基因携带相关帕金森病患者，进行遗传咨询和产前诊断可能有助于后代的健康。

3.2.3.2 脑外伤

伴随意识丧失的脑外伤是我国人群帕金森病危险因素（OR = 3.70，95%CI: 2.36 ～ 5.81）。但该因素近年报道较少。

3.2.3.3 重大精神创伤史

重大精神创伤或负性事件包括亲属死亡、离婚、车祸、政治打击，以及地震、火灾、水灾等自然灾害，是近年来报道较多的、可被干预的帕金森病风险因素（OR = 4.35，95%CI: 2.76 ～ 6.84）[15, 16]。

上述环境因素、行为因素与PD的风险关系已有多项国际研究支持，其中饮茶而非咖啡为我国人群特殊，且饮茶保护作用较咖啡更显著。

3.3 治疗

据统计，中国目前有帕金森病患者362万人，每年新增超过10万人，近年来还呈现年轻化的发病趋势，就诊率低，近50%的患者未及时就诊。2017年，美敦力公司发起国内首次帕金森病大众调研行动，历时半年，覆盖了6000多名的大众受访者和超过500名的非神经内外科专业的临床医师。调研结果显示：90%的受访者不了解帕金森病，超过70%的受访者对疾病的认识和治疗有明显误区。仅有10%能大致罗列出帕金森病的起病症状和特点。大众对帕金森病治疗的知晓率为：药物治疗88%，锻炼康复治疗70%，针灸治疗34%，基因治疗20%，DBS仅7%。93%的大众受访者完全不知道手术可以治疗帕金森病。非神经内外科的临床医师中，仅有20%知晓手术可治疗帕金森病，4%的受访医师表明知晓其工作原理。中国疾病预防控制中心于2015—2017年针对24 000多名社区老年人群进行的帕金森病筛查显示，帕金森病知晓率、药物治疗率和康复率分别为32.4%、37.8%和16.0%。农村地区对帕金森病的知晓率和治疗率低于城市地区。尽管91%的患者知道帕金森病需要终身治疗，但只有52.3%的患者认为在帕金森病的早期阶段应进行药物治疗[22]。

根据《中国帕金森病治疗指南（第四版）》，帕金森病的治疗原则为综合治疗、多学科治疗模式及全程管理。其中综合治疗指应兼顾帕金森病患者的运动及非运动症状。帕金森病的治疗方法及手段多样，主要包括药物治疗、手术治疗、肉毒毒素治疗、康复运动疗法、心理干预、照料护理、人工智能等，需要多学科合作完成。同时帕金森病是慢性疾病，需长期全程管理，以达到长期获益[23]。

3.3.1 运动症状治疗

3.3.1.1 药物治疗

药物治疗是帕金森病的主要治疗手段，主要包括以下几大类药物。

（1）复方左旋多巴（多巴丝肼、卡左双多巴）是帕金森病最有效的对症治疗药物。但是，长期使用会产生运动并发症——症状波动，如剂末现象和异动症。2014年中国大陆的一项多中心研究结果显示，1558例入组患者中，724例（46.5%）出现了剂末现象，160例（10.3%）出现了异动症[24]。服药剂量越大、时程越长，运动并发症发生率越高，发生率与服药时程的关系详见图3-3-1。另一项在北京招募403例患者的

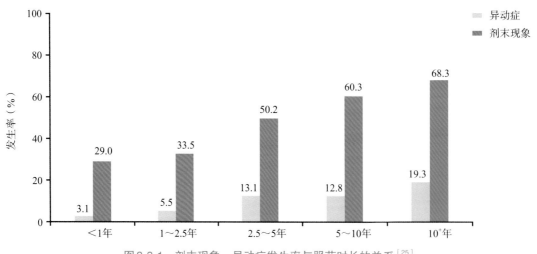

图3-3-1 剂末现象、异动症发生率与服药时长的关系[25]

研究显示，每天服用小剂量左旋多巴（400 mg/d以内），发生运动并发症的风险相对较低[25]。

（2）多巴胺受体激动剂（DAs）：目前主要推崇非麦角类DAs，包括普拉克索、罗匹尼罗、吡贝地尔、罗替高汀和阿扑吗啡，可作为早发型患者的首选药物。近年来多位学者进行的荟萃分析显示，左旋多巴和多巴胺受体激动剂联合应用，可明显改善帕金森病运动症状及非运动症状，降低不良反应发生率[26, 27]。上述药物除阿扑吗啡外，均已进入国内市场或有我国自主产权仿制药物上市。

（3）B型单胺氧化酶抑制剂（MAO-BI）：目前上市药物包括第一代MAO-BI司来吉兰及第二代MAO-BI雷沙吉兰，均可显著改善帕金森病患者的运动症状[28, 29]。近年来第三代可逆性MAO-BI沙芬酰胺已进入国际市场，但尚无我国人群临床试验报道。

（4）儿茶酚-O-甲基转移酶抑制剂（COMTI）：主要有恩他卡朋、托卡朋以及与复方左旋多巴组合的恩他卡朋双多巴片（为恩他卡朋/左旋多巴/卡左多巴复合制剂，按左旋多巴剂量不同分成4种剂型）。一项纳入120例患者的单中心研究以及多项荟萃分析显示，此类药物与复方左旋多巴同服，可以改善运动症状与非运动症状，且无严重不良反应[30-32]。

（5）抗胆碱能药：代表药物是苯海索，在临床中应用广泛，主要适用于有震颤的患者。长期应用可能会导致认知功能下降。

（6）金刚烷胺：对少动、强直、震颤均有改善作用[23]，对改善异动症有效[33]。

综上，目前我国帕金森病的症状性治疗可选择的药物种类较多，具有良好的症状控制效果，但是存在长期使用药物后出现药物疗效减低、合并相关并发症等问题，同时尚无明确具有疾病修饰和延缓病程发展的药物，在自主研发等方面也存在一定欠缺。

3.3.1.2　手术治疗

随着帕金森病病情进展，药物疗效明显减退或并发严重的症状波动或异动症时可以考虑手术治疗。手术方法包括神经核毁损术和脑深部电刺激术（deep brain stimulation，DBS）。DBS因其相对无创、安全和可调控，已成为目前的主要手术选择。陈彪等进行的一项随访3年的研究发现，DBS手术对患者的日常生活能力及运动功能有长期改善作用[34]，而另两项研究显示DBS也可改善患者的睡眠、胃排空等非运动症状[35, 36]。手术须严格掌握适应证，术前应对患者进行全面综合评估，以选择最适合患者的手术方法。

3.3.2　非运动症状的治疗

70.8%的帕金森病患者存在非运动症状。非运动症状涉及许多类型，主要包括睡眠障碍、感觉障碍、自主神经功能障碍和精神及认知障碍[37]。非运动症状严重影响患者的生活质量，应予以相应治疗。但目前我国医师对于非运动症状的认知尚严重不足，缺乏系统性治疗及预后相关研究。

3.3.2.1　睡眠障碍

60%～90%的帕金森病患者伴有睡眠障碍，主要包括失眠、快速眼动睡眠行为障碍（RBD）、白天过度嗜睡和不宁腿综合征，其中50%以上的患者存在RBD。疾病本身、药物（如司来吉兰、金刚烷胺）、夜间运动症状均可导致患者睡眠障碍[38]。

3.3.2.2　感觉障碍

主要包括嗅觉减退、疼痛或麻木。其中，90%以上的患者存在嗅觉减退，目前缺乏有效治疗方法。40%～85%的患者伴有疼痛，29.9%的患者存在帕金森病相关疼痛[39]。

3.3.2.3 自主神经功能障碍

主要包括便秘、排尿障碍和直立性低血压等。7% ~ 71%的帕金森病患者存在便秘，27% ~ 80%的患者存在排尿障碍，与帕金森病导致的胃肠蠕动减慢、逼尿肌无力或无反射、某些药物（如抗胆碱能药物）的应用以及患者的生活方式有关，依不同情况给予相应的对症治疗[40]。

3.3.2.4 精神症状

主要包括抑郁和（或）焦虑、幻觉和妄想、冲动强迫行为。发病年龄小、抑郁症状严重、女性、RBD、自主神经功能障碍和肌肉痉挛是帕金森病患者焦虑的危险因素[41]。抑郁存在于35%的患者，肿瘤病史、婚姻状况、严重的运动功能障碍、睡眠质量差、焦虑、rs1545843的AA基因型、rs78162420的AC基因型是帕金森病患者抑郁的危险因素[42]。帕金森病抑郁的治疗策略包括认知行为疗法、药物干预（普拉克索、文拉法辛）和重复经颅磁刺激[43, 44]。幻觉和妄想的发生率为13% ~ 60%，以视幻觉最常见，患病率约19.4%，视幻觉的存在与较长的病程、DAs的使用、睡眠质量差和认知功能障碍有关[45]。冲动强迫行为（ICBs）主要包括冲动控制障碍（ICDs）、多巴胺失调综合征（DDS）和刻板行为，发生率分别为13.7%、0.6% ~ 7.7%、0.34% ~ 14%。目前对上述三种ICBs的治疗尚缺乏有效的循证干预手段，重在预防。优化抗帕金森药物治疗（如减少DAs的用量或停用）、认知行为疗法[43]、抗精神病药物（喹硫平、氯氮平）及丘脑底核-DBS可改善某些患者的症状[46]。

3.3.2.5 认知障碍

25% ~ 30%的帕金森病患者伴有认知障碍或痴呆，某些药物如抗胆碱能药可影响认知功能，尽量避免使用[43]。在治疗药物中，最常用的是乙酰胆碱酯酶抑制剂，尤其是卡巴拉汀，在治疗PD认知功能障碍方面具有充分的循证证据，且安全性佳[43, 47]。

3.3.3 中草药、针灸、康复与运动疗法

近年来，关于中国传统疗法如中草药、针灸、艾灸等[48-50]，以及康复运动疗法如气功、瑜伽、舞蹈、平衡训练在帕金森病患者中的应用研究较多[51-54]。研究发现，上述治疗方法对帕金森病运动和非运动症状有不同程度的改善作用。

3.3.4 其他治疗方法

包括认知疗法[55]、科学的照料护理[56]、人工智能及移动技术[57, 58]等，可以根据患者的病情及实际情况进行应用。

3.4 就诊情况与费用/疾病负担

3.4.1 帕金森病患者就诊情况

研究显示，目前我国近50%的帕金森病患者未及时就诊，治疗率偏低[59]。帕金森病患者临床症状复杂多样，非神经科医师知晓率低等因素导致就诊时误诊率较高。上海一项对2007—2014年就诊的204例门诊帕

金森病患者的研究发现，上海地区帕金森病患者从起病至确诊的过程中存在着较高的误诊率（23.53%）。从运动症状起病至就诊的中位数时间为1个月，首次因运动症状就诊至临床确诊的中位数时间为10个月[60]。因此，广大民众及基层医师对于帕金森病的知晓情况、帕金森病的早期诊断尚存在较大欠缺。

3.4.2　帕金森病患者疾病负担

帕金森病患者的社会功能和生活质量受到严重损害，随着病情进展，帕金森病患者的主要照护者普遍存在照顾负担重的问题。影响因素主要有患者的疾病严重程度、抑郁、认知功能以及照护者的文化程度、工作状况、社会支持、自我效能等[61]，同时还有住院时间延长、医疗费用增加等因素影响。迄今为止，国内学者关于帕金森病患者医疗费用的研究，所采用的方法不同，结论不同，地域间亦存在差异。2011年南京一项对150例帕金森病患者进行问卷调查研究显示，帕金森病患者的年平均费用为13 576.43元，其中直接费用为12 306.73元，间接费用为1269.70元[62]。刘宇翔等对2014年就诊于中南大学湘雅医院的495例帕金森病患者进行问卷调查，结果显示帕金森病患者年平均医疗费用为29 718元，占家庭年平均收入的44.8%。其中平均直接费用为27 077元（平均直接医疗费用为21 035元，平均直接非医疗费用为6042元），平均间接费用为2641元，患者的病情严重程度、地区分布、文化程度及家庭收入情况等因素在不同程度上影响着医疗费用[63]。2015年，天津一项研究纳入116例帕金森病患者，研究显示帕金森病患者年均费用为20 089元，其中直接和间接费用分别为15 590元和4499元。总费用与手术治疗、多巴胺激动剂及左旋多巴的费用密切相关。药物费用方面，DAs占抗帕金森病药物支出的62.43%[64]。而且，帕金森病患者的医疗负担随病情进展递增。2021年李雪等对我国19个省66家三级医院的102例帕金森病临床专家进行了问卷调查，结果显示我国帕金森病患者的年平均直接医疗成本在Hoehn-Yahr Ⅰ期和Ⅱ期、Ⅲ期、Ⅳ期、Ⅴ期分别为6 721.79元、27 982.01元、37 324.54元和42 326.63元，其中药品成本占比较大[65]。

目前我国人口老龄化趋势日益加快，帕金森病患病人数急剧上升，帕金森病患者及其家庭的经济负担较重，需引起进一步关注。

3.5　早期诊断及预测

2019年，在国际运动障碍病协会前驱期诊断标准的基础上，中华医学会神经病学分会帕金森病及运动障碍学组综合分析了国内帕金森病的患病率、环境风险因素、遗传因素、前驱期症状及生物指标，形成了适用我国人群的早期预警预测标志物体系，并发表《帕金森病前驱期诊断研究标准中国专家共识》[66]。该共识由三个部分组成，分别是：①使用原则；②前驱期各项目数值及依据；③帕金森病前驱期患病概率计算方法。其理论和方法学基础为朴素贝叶斯分类法，对于给出的待分类项，求解在此项出现的条件下各个类别出现的概率，并认为此待分类项属于概率最大的那个类别。基于此思想，在给定的先验概率下各个帕金森病前驱期环境或遗传因素、前驱期症状均可作为条件进行随意组合，同时，各条件可独立更新而不影响诊断标准的大体框架结构。

在社区人群中验证该前驱期诊断标准敏感度为54.6%（95% CI：28.0%～78.8%），特异度为99.2%（97.8%～99.8%），阳性预测值为60.0%（31.2%～83.3%），阴性预测值为99.0%（97.5%～99.6%）[67]。

3.6　可干预因素研究

中国慢性病前瞻性研究基线调查510 134人数据显示，每日排便＞1次的人群较每日排便1次的人群10年内发生帕金森病的概率减少，危险比为0.81（95%CI：0.63～1.05），提示增加排便频率可以减少帕金森病风险[68]。此外，如前所述，饮茶（特别是饮用绿茶）、吸烟、饮酒、食用海鲜、体力劳动是我国人群帕金森病的保护性因素[14-16, 18-20]。

对于已发病的帕金森病患者，目前在中国人群进行的疾病修饰治疗药物的多项临床研究正在进行，有希望的药品包括雷沙吉兰、丁苯酞、金灵芝等，对于延缓帕金森病病程进展、延长轻症时间、避免帕金森病痴呆具有较大潜力。上述临床研究结果尚未公布。国际上，PD相关免疫治疗靶点发展迅速，部分药物在临床试验中显示出良好的安全性和耐受性，包括α-突触核蛋白单抗、α-突触核蛋白疫苗等[69]，但大多数药物仍处于临床前阶段，有效性尚需证实。另外PD领域有多项基因研究的药物进入临床试验，根据药物作用机制，包括多巴胺合成关键基因或疾病代谢途径关键酶基因替代治疗、致病基因表达调控治疗等。上述药物可为今后基因靶向治疗提供线索，或对于存在帕金森病家族史的帕金森病高危人群提前进行基因干预，预防疾病的发生[70, 71]。

部分国际进行中的疾病修饰治疗临床试验见表3-6-1。

表3-6-1　在研帕金森病疾病修饰治疗现状[67-71]

药品	类别	临床试验现状
丁苯酞	中国	Ⅲ期
雷沙吉兰	中国	Ⅲ期
金灵芝	中国	Ⅲ期
AZD3241	国际	Ⅱ期
辛伐他汀	国际	Ⅱ期
咪唑硫嘌呤	国际	Ⅱ期
熊去氧胆酸	国际	Ⅱ期
去铁酮	国际	Ⅱ期
艾塞那肽	国际	Ⅲ期
PRX002	国际	Ⅱ期
BⅡB054	国际	Ⅱ期
DNL201	国际	Ⅰ期
BⅡB094	国际	Ⅰ期
PR001	国际	Ⅰ期

3.7　指南共识

近年来国内专家总结了已有的帕金森病相关研究成果，制定并发布了一系列帕金森病诊治的临床指南和专家共识（表3-7-1）。

表3-7-1　帕金森病诊治指南及专家共识

年份	名称
2021	中国帕金森病早期运动症状治疗循证医学指南[72]
2021	早发型帕金森病的诊断与治疗中国专家共识[73]
2021	帕金森病痴呆的诊断标准与治疗指南（第二版）[74]
2021	中国帕金森病轻度认知障碍的诊断和治疗指南（2020版）[75]

续表

年份	名称
2021	帕金森病自主神经功能障碍中西医结合诊治专家共识（2020）[76]
2021	帕金森病睡眠障碍中西医结合管理专家共识（2021）[77]
2020	中国帕金森病治疗指南（第四版）[23]
2020	帕金森病基层诊疗指南（实践版·2019）[78]
2020	帕金森病非运动症状管理专家共识（2020）[43]
2020	帕金森病运动并发症中西医结合诊治专家共识（2020）[79]
2020	中国帕金森病脑深部电刺激疗法专家共识（第二版）[80]
2020	新型冠状病毒肺炎疫情防控期间帕金森病患者综合管理策略专家共识[81]
2020	帕金森病血压管理专家共识[82]
2019	帕金森病前驱期诊断研究标准中国专家共识[66]
2019	帕金森病基层诊疗指南（2019年）[83]
2018	帕金森病康复中国专家共识[84]
2018	帕金森病及相关运动障碍的神经影像学诊断专家共识[85]
2016	帕金森病脑深部电刺激疗法术后程控中国专家共识[86]
2016	中国帕金森病的诊断标准（2016版）[87]
2016	中国帕金森病及运动障碍疾病临床大数据库建设专家共识[88]
2014	中国帕金森病治疗指南（第三版）[89]
2013	帕金森病抑郁、焦虑及精神病性障碍的诊断标准及治疗指南[90]
2011	帕金森病痴呆的诊断与治疗指南[91]
2009	中国帕金森病治疗指南（第二版）[92]
2006	帕金森病治疗指南[93]

3.8 社会组织

国际帕金森病社会组织包括国际运动障碍病协会（The International Parkinson and Movement Disorder Society）、世界帕金森病联盟（World Parkinson Coalition）等，我国则在中华医学会和中国医师协会的带领下分别成立了中华医学会神经病学分会帕金森病及运动障碍学组、中国医师协会神经内科医师分会帕金森病及运动障碍学组，各省市医学会亦多成立有帕金森病及运动障碍学组。

参 考 文 献

［1］Zou YM，Liu J，Tian ZY，et al. Systematic review of the prevalence and incidence of Parkinson's disease in the People's Republic of China［J］. Neuropsychiatr Dis Treat，2015，11：1467-1472.

［2］覃林敏，王立民. 成都地区帕金森氏病的现况调查分析［J］. 广西医学，2000，22（5）：1169-1170.

［3］Qi SG，Yin P，Wang LH，et al. Prevalence of Parkinson's Disease：A Community-Based Study in China［J］. Mov Disord，2021，36（12）：2940-2944.

［4］Zhang ZX，Roman GC，Hong Z，et al. Parkinson's disease in China prevalence in Beijing，Xian，and Shanghai［J］. Lancet，2005，365（9459）：595-597.

［5］刘疏影，陈彪．帕金森病流行现状［J］．中国现代神经疾病杂志，2016，16（02）：98-101．

［6］张振馨，洪霞，Roman GC．世界不同地区帕金森病的流行特征［J］．中华流行病学杂志，1996，17（01）：47-51．

［7］程琦，杨燕，姜国鑫．帕金森病流行病学研究进展［J］．老年医学与保健，2006，12（04）：197-199．

［8］李长宏，吴倩，刘殿玉，等．晚期帕金森病的生存曲线及死因分析［J］．中国临床康复，2003，7（16）：2356．

［9］国家卫生健康委员会．中国卫生健康统计年鉴2015［M］．北京：中国协和医科大学出版社，2015．

［10］国家卫生健康委员会．中国卫生健康统计年鉴2016［M］．北京：中国协和医科大学出版社，2016．

［11］国家卫生健康委员会．中国卫生健康统计年鉴2017［M］．北京：中国协和医科大学出版社，2017．

［12］国家卫生健康委员会．中国卫生健康统计年鉴2018［M］．北京：中国协和医科大学出版社，2018．

［13］国家卫生健康委员会．中国卫生健康统计年鉴2019［M］．北京：中国协和医科大学出版社，2019．

［14］国家卫生健康委员会．中国卫生健康统计年鉴2020［M］．北京：中国协和医科大学出版社，2020．

［15］叶芳．中国人群帕金森病危险因素及保护性因素的Meta分析［J］．临床神经病学杂志，2014，27（2）：111-115．

［16］莫英绪，王姝，彭芳，等．广西北海地区帕金森病相关危险因素的分析［J］．脑与神经疾病杂志，2018，26（8）：503-506．

［17］范丽，杨新玲．新疆地区帕金森病患者发病因素［J］．中国老年学杂志，2015（6）：1685-1687．

［18］刘疏影，王坚．三氯乙烯与帕金森病［J］．中国临床神经科学，2013，21（2）：182-187．

［19］何君，马霞，郭红菊，等．四川省可疑帕金森病人群相关危险因素研究［J］．预防医学情报杂志，2020，36（6）：683-689．

［20］王子裕，胡彬彬，吕钱坤，等．江西省帕金森病高危人群临床特点及其危险因素［J］．实用临床医学（江西），2021，22（2）：59-62，95．

［21］柏雪，胡凤云．原发性帕金森病患者危险因素的病例对照研究［J］．中华老年医学杂志，2014，33（9）：941-944．

［22］Zhang H，Wang ZH，Qi SG，et al．Awareness，Treatment，and Rehabilitation of Elderly with Parkinson's Disease-China，2015—2017［J］．China CDC Wkly，2020，2（15）：241-244．

［23］中华医学会神经病学分会帕金森病及运动障碍学组，中国医师协会神经内科医师分会帕金森病及运动障碍学组．中国帕金森病治疗指南（第四版）［J］．中华神经科杂志，2020，12（53）：973-986．

［24］Chen W，Xiao Q，Shao M，et al．Prevalence of wearing-off and dyskinesia among the patients with Parkinson's disease on levodopa therapy．a multi-center registry survey in mainland China［J］．Transl Neurodegener，2014，3（1）：26．

［25］Liu GL，Chen HM，Su DN，et al．Risk thresholds of levodopa dose for dyskinesia in Chinese patients with Parkinson's disease．a pilot study［J］．Neurol Sci，2020，41（1）：111-118．

［26］张艳，戴昕妤，汤忠泉，等．多巴丝肼联合普拉克索治疗帕金森病有效性和安全性的Meta分析［J］．中华全科医学，2020，12（18）：2106-2111．

［27］Zhao HX，Ning Y，Cooper J，et al．Indirect Comparison of Ropinirole and Pramipexole as Levodopa Adjunctive Therapy in Advanced Parkinson's Disease：A Systematic Review and Network Meta-Analysis［J］．Adv Ther，2019，36（6）：1252-1265．

［28］Jiang DQ，Li MX，Jiang LL，et al．Comparison of selegiline and levodopa combination therapy versus levodopa monotherapy in the treatment of Parkinson's disease：a meta-analysis［J］．Aging Clin Exp Res，2020，32（5）：769-779．

［29］Jiang DQ，Wang HK，Wang Y，et al．Rasagiline combined with levodopa therapy versus levodopa monotherapy for patients with Parkinson's disease：a systematic review［J］．Neurol Sci，2020，41（1）：101-109．

［30］Li J，Lou ZW，Liu XY，et al．Efficacy and Safety of Adjuvant Treatment with Entacapone in Advanced Parkinson's Disease with Motor Fluctuation：A Systematic Meta-Analysis［J］．Eur Neurol，2017，78（3-4）：143-153．

［31］李华钢，肖劲松，朱虹．恩他卡朋与左旋多巴/卡比多巴联合治疗对帕金森病患者焦虑、抑郁及生活质量的影响［J］．中国医科大学学报，2019，2（48）：164-169．

［32］Liao XL，Wu NY，Liu DF，et al．Levodopa/carbidopa/entacapone for the treatment of early Parkinson's disease：a meta-analysis［J］．Neurol Sci，2020，41（8）：2045-2054．

［33］崔群力．金刚烷胺治疗帕金森病异动症的疗效观察［J］．中风与神经疾病杂志，2014，9（31）：835-837．

［34］Mei SS，Eisinger RS，Hu W，et al．Three-Year Gait and Axial Outcomes of Bilateral STN and GPi Parkinson's Disease Deep Brain Stimulation［J］．Front Hum Neurosci，2020，14：1．

［35］张文颖，牛焕江，朱先理．双侧丘脑底核脑深部电刺激术对帕金森病患者睡眠及其他非运动症状的治疗效果分析［J］．中华神经医学杂志，2020（19）：952-957．

［36］Wang Y，Gao P，Zhang X，et al．Bilateral Subthalamic Nucleus Deep Brain Stimulation Improves Gastric Emptying Time in Parkinson Disease [J]. World Neurosurg, 2021, 154: e683-e688.

[37] 李淑华, 陈海波. 帕金森病非运动症状研究进展及临床意义 [J]. 中华神经科杂志, 2017, 1 (50): 71-74.

[38] Liu CF, Wang T, Zhan SQ, et al. Management Recommendations on Sleep Disturbance of Patients with Parkinson's Disease [J]. Chin Med J (Engl), 2018, 131 (24): 2976-2985.

[39] 徐梦婷, 陶英群. 帕金森病相关性疼痛的研究现状 [J]. 中华神经外科杂志, 2020, 1 (36): 103-106.

[40] Chen ZC, Li GL, Liu J. Autonomic dysfunction in Parkinson's disease: Implications for pathophysiology, diagnosis, and treatment [J]. Neurobiology of disease, 2020, 134: 104700.

[41] Chen YK, Lu JY, Chan DM, et al. Anxiety disorders in Chinese patients with Parkinson's disease [J]. Int J Psychiatry Med, 2010, 40 (1): 97-107.

[42] Cui SS, Du JJ, Fu R, et al. Prevalence and risk factors for depression and anxiety in Chinese patients with Parkinson disease [J]. BMC Geriatr, 2017, 17 (1): 1-10.

[43] 中华医学会神经病学分会帕金森病及运动障碍学组, 中国医师协会神经内科分会帕金森病及运动障碍学组. 帕金森病非运动症状管理专家共识 (2020) [J]. 中华医学杂志, 2020, 27 (100): 2084-2091.

[44] Chen JN, He PK, Zhang YH, et al. Non-pharmacological treatment for Parkinson disease patients with depression: a meta-analysis of repetitive transcranial magnetic stimulation and cognitive-behavioral treatment [J]. Int J Neurosci, 2021, 131 (4): 411-424.

[45] 徐莹莹, 胡华, 罗蔚锋. 帕金森病伴发精神病性障碍相关研究进展 [J]. 中华医学杂志, 2017, 23 (97): 1838-1840.

[46] 肖琳娜, 李晓红. 帕金森病冲动控制障碍的Scoping综述 [J]. 中国康复理论与实践, 2021, 7 (27): 774-779.

[47] 高岩, 赵亚明. 卡巴拉汀联合左旋多巴治疗帕金森病的临床研究 [J]. 现代药物与临床, 2018, 33 (05): 233-237.

[48] Li WW. Botanical Therapeutics for Parkinson's Disease [J]. Chin J Integr Med, 2020, 26 (6): 405-411.

[49] 许巍, 熊俊, 陈日新, 等. 针灸治疗帕金森病随机对照研究质量评价 [J]. 中华中医药学刊, 2017, 3 (35): 562-565.

[50] Hou YH, Ning BL, Liu YM, et al. Effectiveness and safety of moxibustion for Parkinson disease: A protocol for systematic review and meta-analysis [J]. Medicine (Baltimore), 2021, 100 (23): e26256.

[51] Xiao CM, Zhuang YC, Kang Y. Effect of Health Qigong Baduanjin on Fall Prevention in Individuals with Parkinson's Disease [J]. J Am Geriatr Soc, 2016, 64 (11): e227-e228.

[52] Kwok JYY, Kwan JCY, Auyeung M, et al. Effects of Mindfulness Yoga vs Stretching and Resistance Training Exercises on Anxiety and Depression for People With Parkinson Disease: A Randomized Clinical Trial [J]. JAMA Neurol, 2019, 76 (7): 755-763.

[53] Zhang Q, Hu JN, Wei LJ, et al. Effects of dance therapy on cognitive and mood symptoms in people with Parkinson's disease: A systematic review and meta-analysis [J]. Complement Ther Clin Pract, 2019, 36: 12-17.

[54] Wong-Yu IS, Mak MK. Multi-dimensional balance training programme improves balance and gait performance in people with Parkinson's disease: A pragmatic randomized controlled trial with 12-month follow-up [J]. Parkinsonism Relat Disord, 2015, 21 (6): 615-621.

[55] Zhang Q, Yang X, Song HM. Cognitive behavioral therapy for depression and anxiety of Parkinson's disease: A systematic review and meta-analysis [J]. Complement Ther Clin Pract, 2020, 39: 101111.

[56] Chen Y, Lu T, Jiang XY, Huang X. The effectiveness of specialized nursing interventions for patients with Parkinson disease: A randomized controlled study protocol [J]. Medicine (Baltimore), 2021, 100 (2): e23972.

[57] Chen YY, Guan BS, Li ZK, et al. Application of telehealth intervention in Parkinson's disease: A systematic review and meta-analysis [J]. J Telemed Telecare, 2020, 26 (1-2): 3-13.

[58] 顾朱勤, 潘竞, 陈彪. 帕金森病网络化管理新模式应运而生: 改变你我他 [J]. 中华医学信息导报, 2020, 7 (35): 19.

[59] 陈小叶. 早防早治规范治疗关注帕金森病: 人人参与人人尽责 [J]. 中华医学信息导报, 2019, 7 (34): 14-15.

[60] 朱莹莹, 万赢, 罗懿, 等. 影响上海地区帕金森病患者诊断时程及临床误诊率的相关因素分析 [J]. 中华神经科杂志, 2015, 11 (48): 995-999.

[61] 武婷, 余红梅. 帕金森病照顾者负担的影响因素研究 [J]. 护理研究, 2019, 11 (33): 1930-1933.

[62] 王遥, 殷实, 刘卫国, 等. 帕金森病患者疾病的经济负担及其相关影响因素研究 [J]. 临床神经病学杂志, 2011, 6 (24): 427-430.

［63］刘宇翔，尹邦良，刘振华. 中国帕金森病患者的经济负担及相关因素调查研究［J］. 中国现代医学杂志，2016，8（26）：105-108.

［64］Yang JX，Chen L. Economic Burden Analysis of Parkinson's Disease Patients in China［J］. Parkinsons Dis，2017，2017：8762939.

［65］李雪，姜迪，陈金榆，等. 基于供方视角的我国帕金森病患者直接医疗成本测算［J］. 卫生经济研究2021，1（38）：26-28.

［66］中华医学会神经病学分会帕金森病及运动障碍学组，中国医师协会神经内科医师分会帕金森病及运动障碍病专业委员会. 帕金森病前驱期诊断研究标准中国专家共识［J］. 中华老年医学杂志，2019，38（8）：16-24.

［67］Mahlknecht P，Gasperi A，Willeit P，et al. Prodromal Parkinson's disease as defined per MDS research criteria in the general elderly community［J］. Mov Disord，2016，31（9）：1405-1408.

［68］杨淞淳，樊萌语，余灿清，等. 基于前瞻性人群队列的中国成年人排便频率与帕金森病的关联研究［J］. 中华流行病学杂志，2020，41（1）：48-54.

［69］Vijiaratnam N，Simuni T，Bandmann O，et al. Progress towards therapies for disease modification in Parkinson's disease［J］. Lancet Neurol，2021，20（7）：559-572.

［70］周凯歌，张敬星，靳令经. 帕金森病基因治疗临床注册研究进展［J］. 中华神经科杂志，2020，53（12）：1051-1055.

［71］蒋政，欧汝威，商慧芳，等. 帕金森病靶向治疗研究进展［J］. 中国现代神经疾病杂志，2019，19（11）：902-908.

［72］中华医学会神经病学分会帕金森病及运动障碍学组，中国医师协会神经内科医师分会帕金森病及运动障碍学组. 中国帕金森病早期运动症状治疗循证医学指南［J］. 中国神经免疫学和神经病学杂志，2021，4（28）：267-279.

［73］中华医学会神经病学分会帕金森病及运动障碍学组，中国医师协会神经内科医师分会帕金森病及运动障碍学组. 早发型帕金森病的诊断与治疗中国专家共识［J］. 中华神经医学杂志，2021，2（20）：109-116.

［74］中华医学会神经病学分会帕金森病及运动障碍学组，中国医师协会神经内科医师分会帕金森病及运动障碍学组，中华医学会神经病学分会神经心理与行为神经病学学组. 帕金森病痴呆的诊断标准与治疗指南（第二版）［J］. 中华神经科杂志，2021，8（54）：762-771.

［75］中华医学会神经病学分会帕金森病及运动障碍学组，中国医师协会神经内科医师分会帕金森病及运动障碍学组. 中国帕金森病轻度认知障碍的诊断和治疗指南（2020版）［J］. 中国神经精神疾病杂志，2021，1（47）：1-12.

［76］帕金森病自主神经功能障碍中西医结合诊治专家共识写作组. 帕金森病自主神经功能障碍中西医结合诊治专家共识（2020）［J］. 南京中医药大学学报，2021，1（37）：6-12.

［77］上海市中西医结合学会慢性神经系统疾病专业委员会. 帕金森病睡眠障碍中西医结合管理专家共识（2021）［J］. 上海中医药大学学报，2021，3（35）：1-6.

［78］中华医学会，中华医学会杂志社，中华医学会全科医学分会，中华医学会《中华全科医师杂志》编辑委员会，神经系统疾病基层诊疗指南编写专家组. 帕金森病基层诊疗指南（实践版·2019）［J］. 中华全科医师杂志，2020，1（19）：18-26.

［79］帕金森病运动并发症中西医结合诊治专家共识写作组. 帕金森病运动并发症中西医结合诊治专家共识（2020）［J］. 中国神经免疫学和神经病学杂志，2020，4（27）：247-252.

［80］中华医学会神经外科学分会功能神经外科学组，中华医学会神经病学分会帕金森病及运动障碍学组，中国医师协会神经内科医师分会帕金森病及运动障碍学组，中国神经调控联盟，中国帕金森病脑深部电刺激疗法专家组. 中国帕金森病脑深部电刺激疗法专家共识（第二版）［J］. 中华神经外科杂志，2020，4（36）：325-337.

［81］中华医学会神经病学分会帕金森病及运动障碍学组，中国医师协会神经内科医师分会帕金森病及运动障碍学组. 新型冠状病毒肺炎疫情防控期间帕金森病患者综合管理策略专家共识［J］. 中国神经免疫学和神经病学杂志，2020，2（27）：81-85.

［82］陈施吾，窦荣花，王玉凯，等. 帕金森病血压管理专家共识［J］. 内科理论与实践，2020，3（15）：176-183.

［83］中华医学会，中华医学会杂志社，中华医学会全科医学分会，中华医学会《中华全科医师杂志》编辑委员会，神经系统疾病基层诊疗指南编写专家组. 帕金森病基层诊疗指南（2019年）［J］. 中华全科医师杂志，2020，1（19）：5-17.

［84］中华医学会神经病学分会神经康复学组，中国微循环学会神经变性病专业委员会康复学组，中国康复医学会帕金森病与运动障碍康复专业委员会. 帕金森病康复中国专家共识［J］. 中国康复理论与实践，2018，7（24）：745-752.

［85］崔海伦，张一帆，管晓军，等. 帕金森病及相关运动障碍的神经影像学诊断专家共识［J］. 内科理论与实践，2018，5（13）：320-324.

［86］中华医学会神经外科学分会功能神经外科学组，中华医学会神经病学分会帕金森病与运动障碍学组，中国医师协会神

经外科医师分会功能神经外科专家委员会，中国医师协会神经内科医师分会帕金森病与运动障碍专业，中国帕金森病脑深部电刺激疗法专家组. 帕金森病脑深部电刺激疗法术后程控中国专家共识［J］. 中华神经外科杂志，2016，12（32）：1192-1198.

［87］中华医学会神经病学分会帕金森病及运动障碍学组，中国医师协会神经内科医师分会帕金森病及运动障碍专业. 中国帕金森病的诊断标准（2016版）［J］. 中华神经科杂志，2016，4（49）：268-271.

［88］中华医学会神经病学分会帕金森病及运动障碍学组，中国医师协会帕金森病及运动障碍专业委员会. 中国帕金森病及运动障碍疾病临床大数据库建设专家共识［J］. 中华神经医学杂志，2016，7（15）：649-653.

［89］中华医学会神经病学分会帕金森病及运动障碍学组. 中国帕金森病治疗指南（第三版）［J］. 中华神经科杂志，2014，6：428-433.

［90］中华医学会神经病学分会神经心理学与行为神经病学组，中华医学会神经病学分会帕金森病及运动障碍学组. 帕金森病抑郁、焦虑及精神病性障碍的诊断标准及治疗指南［J］. 中华神经科杂志，2013，1（46）：56-60.

［91］中华医学会神经病学分会帕金森病及运动障碍学组，中华医学会神经病学分会神经心理学与行为神经病学组. 帕金森病痴呆的诊断与治疗指南［J］. 中华神经科杂志，2011，9（44）：635-637.

［92］中华医学会神经病学分会帕金森病及运动障碍学组. 中国帕金森病治疗指南（第二版）［J］. 中华神经科杂志，2009，5（42）：352-355.

［93］中华医学会神经病学分会运动障碍及帕金森病学组. 帕金森病治疗指南［J］. 中华神经科杂志，2006，6（39）：409-412.

第四部分　癫　　痫

癫痫是一组由于脑部神经元异常过度放电引起的反复发作性、短暂性中枢神经系统功能失常的慢性脑部疾病。

4.1　流行病学

根据国内历次流行病学调查结果，估算我国有900多万例癫痫患者，其中包括约600万例活动性癫痫患者，每年新增癫痫患者约40万例，疾病负担严峻[1]。不同时期与地点、不同研究者报告的我国癫痫流行病学特征如下。

4.1.1　患病率

患病率又称现患率，是指某个时间内某种疾病的病例数与同期平均人口数之比。患病率是衡量一个时期人群中某种疾病存在多少的指标。在癫痫流行病学调查中以往常用终身患病率，现在更多强调"活动性癫痫"患病率，一般以千分率表示。

20世纪80年代，应用世界卫生组织（WHO）的筛查表，与美国国立卫生研究所合作，在全国6个城市和22个省（市、自治区）农村和少数民族地区30万人群中，开展了神经系统疾病（包括癫痫）的流行病学调查；2001年，作为WHO、国际抗癫痫联盟（ILAE）和国际癫痫病友会（IBE）联合发起的国际抗癫痫运动（GCAE）示范项目的一部分，又一次在五省农村地区开展了癫痫流行病学调查，结果显示癫痫患病率分别为4.4/1000、3.6/1000和7/1000[2-4]。不同数据来源的癫痫患病率见表4-1-1。

表4-1-1　不同数据来源的癫痫患病率

调查地区	年龄（岁）	人数	调查时间（年份）	患病率	数据来源
西北三省[5]	各个年龄段	158 223	1984	1.1‰ 男性0.9‰，女性1.5‰	随机整群抽样方法
华东五省[6]	>20	546 336	1987	患病粗率0.3‰，世界调整率0.2‰，中国调整率0.2‰ 男女两性患病粗率，世界和中国调整率分别为0.3‰、0.2‰、0.2‰和0.4‰、0.2‰、0.2‰	多级聚类、随机抽样
华东地区[7]	各个年龄段	50 035	2013—2014	2.4‰	多阶段聚类抽样
中国农村及少数民族22个地区[8]	各个年龄段	246 812	1984	0.2‰，中国调整率0.2‰，美国调整率0.3‰	不同调查结果提取分析
在黑龙江、宁夏、山西、河南和江苏5个省（区）各选择1个县[4]	各个年龄段	55 616	2000	7.0‰	随机整群抽样方法

续表

调查地区	年龄（岁）	人数	调查时间（年份）	患病率	数据来源
五城市城乡[9]	各个年龄段	城市：52 767 农村：55 593	1985及1983	城市：4.8‰，调整率4.6‰ 农村：3.7‰，调整率3.8‰	现场调查方式 逐户家访
山东省[10]	各个年龄段	251 492	2011	1.3‰ 男性1.4‰，女性1.3‰ 城市1.2‰，农村1.4‰	多级分层随机 整群抽样
宁夏同心县[11]	各个年龄段	11 917	2012	5.0‰ 城镇6.6‰ 农村3.4‰	随机整群抽样 方法
银川市老城区回、 汉族[12]	各个年龄段	10 415	1983	总患病率3.9‰，回族：8.5‰（国 际调整率8.5‰） 汉族：3.2‰（国际调整率3.0‰）	分层整群随机 抽样
中国云南佤族人群[13]	各个年龄段	10 597	2007—2008	1.8‰ 男性2.5‰，女性1.0‰	整群随机抽样
中国云南省8个 民族[14]	各个年龄段	76 302	2007—2008	1.2‰～6.5‰	入户调查
中国海南省热带农村 地区[15]	各个年龄段	16 676	2010	汉族：3.3‰；黎族：2.3‰	多阶段聚类 抽样
西北五省区[16]	0～14	135 160	1984—1987	1.4‰标化后中国调整率0.5‰， 国际调整率0.4‰，男性1.7‰ （118/69，393），女性1.0‰	多级抽样方法
台湾地区[17]	<20	102 081	2005	3.3‰ 女孩2.9‰， 男孩3.6‰	随机聚类抽样

4.1.1.1 地区差异

我国各地区癫痫患病率存在一定差异。1984年西北三省患病率1.1‰[5]。1987年华东五省粗患病率0.3‰，世界调整率0.2‰，中国调整率0.2‰[6]。2013—2014年华东地区患病率2.4‰[7]。

4.1.1.2 城乡差异

1984年我国农村及少数民族22个地区癫痫流行病学调查显示总患病率0.2‰，中国调整率0.2‰，美国调整率0.3‰[8]。调查分析1983年及1985年五市城乡癫痫流行病学调查显示城市患病率4.8‰，调整率4.6‰；农村患病率3.8‰，调整率3.8‰[9]。2000年在黑龙江、宁夏、山西、河南和江苏5个省（区）农村人群癫痫患病率7.0‰（标化患病率6.8‰）[4]。2011年山东省调研显示城市患病率1.2‰，农村患病率1.4‰[10]。2012年宁夏同心县癫痫患病率5.0‰，城镇患病率6.6‰，农村患病率3.4‰[11]。

4.1.1.3 民族差异

1983年银川市老城区回、汉族癫痫流行病学调查显示，总患病率3.9‰，回族患病率8.5‰（国际调整率8.5‰），汉族患病率3.2‰（国际调整率3.0‰）[12]。2007—2008年，中国云南佤族癫痫患病率1.8‰，男性患病率2.5‰，女性患病率1.0‰[13]。2007—2008年中国云南省8个民族调查显示，癫痫粗患病率1.2‰～6.5‰[14]。2010年中国海南省热带农村地区调查显示，汉族和黎族癫痫患病率分别为3.3‰和

2.3‰[15]。

4.1.1.4 年龄差异

1984—1987年西北五省区0～14岁的癫痫患病率1.4‰，经标化后中国调整率0.5‰，国际调整率0.4‰。其中以10～14岁组为高，粗率1.6‰[16]。2005年台湾地区20岁以下癫痫患病率3.3‰[17]。

4.1.2 发病率

发病率指在一定时期内，某人群中发生某病新病例的频率。"一定时期"可以为月、季、年等，常用的观察期为1年。癫痫的发病率一般以每年10万（人口）分率计算。

全国6个城市和22个省（市、自治区）农村和少数民族地区及国际GCAE示范项目的五省农村地区的流行病学调查显示，癫痫年发病率为35/10万、26/10万、29/10万[2-4]。

1983年及1985年[9]两次调查显示五城市新发癫痫年调整率33.1/10万，农村新发癫痫年调整率28.8/10万。1999年11月～2000年10月[4]中国五省农村活动性癫痫年发病率28.8/10万。

1982年[12]银川市回、汉族癫痫流行病学调查显示汉族癫痫发病率22.2/10万。2007年[13]云南佤族人群癫痫年发病率18.9/10万。2011年10月～2012年10月[11]宁夏同心县回族癫痫发病率75.5/10万。

不同数据来源的癫痫发病率见表4-1-2。

表4-1-2 不同数据来源的癫痫发病率

调查地区	年龄	人数	调查时间（年份）	发病率	数据来源
中国农村及少数民族地区[8]	各个年龄段	246 812	1985	24.31/10万	随机抽样调查；逐户家访
长沙、成都、广州、哈尔滨、银川[9]	各个年龄段	108 360 城市：52 767 农村：55593	1983年及1985年	城市年调整率：33.1/10万 农村年调整率：28.8/10万	现场调查方式逐户家访
中国五省农村（后五项为分开数据）[4]	各个年龄段	55 616	1999年11月～2000年10月	28.8/10万	随机整群抽样
河南省农村地区[4]	各个年龄段	12 452	1999年11月～2000年10月	32.1/10万	随机整群抽样
江苏省农村地区[4]	各个年龄段	11 118	1999年11月～2000年10月	36.0/10万	随机整群抽样
黑龙江省农村地区[4]	各个年龄段	10 151	1999年11月～2000年10月	9.9/10万	随机整群抽样
宁夏回族自治区农村地区[4]	各个年龄段	11 622	1999年11月～2000年10月	25.8/10万	随机整群抽样
山西省农村地区[4]	各个年龄段	10 273	1999年11月～2000年10月	38.9/10万	随机整群抽样
银川市老城区回、汉族[12]	各个年龄段	10 415 回族：1420 汉族：8995	1982	22.2/10万（发病均为汉族）	分层随机整群抽样
中国云南佤族人群[13]	各个年龄段	10 597	2007年5月～2008年4月	18.9/10万	随机随机整群抽样
宁夏同心县回族[11]	各个年龄段	11 917	2011年10月～2012年10月	75.5/10万	整群随机抽样；统一的癫痫流行病学调查问卷

4.1.3 死亡率与病死率

死亡率是指某人群在一定时期内的总死亡人数与该人群同期平均人口数之比。死亡率反映了人群总体死亡水平，一般以1年为时间单位计算死亡率。癫痫是一个"临床综合征"，多数情况下它并不作为一种单独的疾病列入"死亡原因"登记表中。如脑卒中、颅脑外伤、脑炎、脑瘤等所致癫痫患者，死亡原因多列在致病之原发病下；因发作造成的意外事故死亡，常会列入"意外事故"之死亡原因。因此，癫痫死亡率的统计往往不可靠。

在1984年中国农村及少数民族地区调查的246 812人中，癫痫死亡率6.89/10万[18]。1983年五城市（长沙、成都、广州、哈尔滨、银川）的城市和农村癫痫年死亡调整率分别为8.6/10万和10.1/10万[19]。2012—2016年宁夏4年惊厥性癫痫死亡率约5.2/10万[20]。

癫痫持续状态（SE）的患者死亡率显著高于其他癫痫发作类型。2020年585个中心的29 031例以SE为主要诊断的病例随访5年（2013—2017年住院患者），住院死亡率1460/10万，总死亡率从2013年的1800/10万降至2017年的1200/10万[21]。国内其他关于病死率的调查结果见表4-1-3。

表4-1-3 不同数据来源的癫痫死亡率

调查地区	年龄（岁）	人数	调查时间（年份）	死亡率/病死率	数据来源
长沙、成都、广州、哈尔滨、银川城乡[19]	全年龄段	55 595	1983	城市死亡率：8.6/10万 乡村死亡率：10.1/10万	癫痫流行病学调查
中国农村及少数民族地区[18]	全年龄段	246 812	1984	死亡率：6.9/10万	癫痫流行病学调查
湖南省湘乡市农村[22]	全年龄段	806 254	1986—1995	死亡率：2.4/10万	普查
黑龙江省、宁夏回族自治区、山西省、河南省、江苏省、上海市等6省8县[23]	≥2	2455	2001年12月～2004年6月	病死率：1400/10万	癫痫队列随访
黑龙江省、宁夏回族自治区、山西省、河南省、江苏省、上海市等6省8县[24]	≥2	2455	2001—2008	病死率：8400/10万	癫痫队列随访
上海市金山区[25]	全年龄段	60	2002—2014	病死率：18 300/10万	癫痫队列随访
宁夏农村地区[20]	≥2	不详	2012—2016	死亡率：5200/10万	回顾性分析
香港地区[26]	全年龄段	107	1996—2001	病死率：16 000/10万	回顾性分析
中国西南地区[27]	>15	226例癫痫持续状态患者	1996—2007	病死率：15 800/10万（发病30天内）	回顾性分析
全国范围585家三级医院[21]	全年龄段	29 031例癫痫持续状态患者	2013—2017	病死率：1 460/10万（住院期间）	中国医院质量监测系统资料

应当说明的是，由于调查方法、诊断标准不同等因素，上述报告的各个患病率、发病率、死亡率的可信度、可比性亦不同，应以全国性调查结果为主要参考数据。

4.1.4 特殊类型癫痫

4.1.4.1 脑卒中后癫痫

脑卒中后癫痫（PSE）是指脑卒中前没有癫痫病史，脑卒中后一定时间内出现癫痫发作并排除脑部和其他代谢性病变，一般脑电检测到的癫痫样放电与脑卒中部位具有一致性。脑卒中后痫性发作可分为早发性痛性发作（early seizure）和迟发性痛性发作（late seizure），国内将两者的时间分界点定为2周；国际抗癫痫联盟（ILAE）将其定为1周，PSE被定义为脑卒中至少1周后发生2次及以上痛性发作。对2010—2018年中国大陆脑卒中相关36篇文献分析显示，在50 748例脑卒中患者中，脑卒中后发生癫痫的患者3913例，发病率7.5%[28]。

4.1.4.2 颅脑创伤后癫痫

颅脑创伤后癫痫（PTE）是指头部外伤引起的癫痫发作。根据PTE的发作时间分为早期发作（≤1周）和晚期发作（＞1周）。2012年对中国人民武装部队、武警部队医学院附属医院2004—2008年2826例创伤性脑损伤患者研究发现，颅脑创伤后癫痫发病率5.0%[29]。

4.2 危险因素及诱发因素

2017年国际抗癫痫联盟提出癫痫六大病因，包括结构、遗传、感染、代谢、免疫和未知病因[30]。

4.2.1 遗传因素

遗传性癫痫是指由遗传缺陷导致的癫痫。现已发现大量基因位点与癫痫发病、药物疗效、血药浓度及不良反应等相关。

4.2.1.1 遗传与癫痫发病

遗传与疾病关联性的研究包含了致病基因、易感基因及保护基因等。部分癫痫性脑病及特发性全面性癫痫的基因突变－临床表型关联见表4-2-1[31]。

表4-2-1 基因与癫痫脑病的关系

基因名		癫痫脑病临床表型
钠离子通道基因	*SCN1A*	GEFS＋、Dravet综合征、EIMFS、EMAS、LGS、其他癫痫脑病
	SCN2A	大田原综合征、West综合征、EIMFS、LGS、EMAS、BFNS、其他癫痫脑病
	SCN8A	Dravet综合征、EIMFS、LGS、West综合征、BFIS、其他癫痫脑病
钾离子通道基因	*KCNA1*、*KCNA2*	Dravet综合征、EMAS、West综合征、IGE、局灶性癫痫、其他癫痫脑病
	KCNB1	West综合征、其他癫痫脑病
	KCNQ2	West综合征、EME、大田原综合征、BFNS、其他癫痫脑病
	KCNT1	EIMFS、NFLE、West综合征、其他癫痫脑病
钙离子通道基因	*CACNA1A*	EIMFS、LGS、其他癫痫脑病
*NMDA*受体基因	*GRIN1*	West综合征、其他癫痫脑病
	GRIN2A	LKS、局灶性癫痫、其他癫痫脑病
	GRIN2B	West综合征、LGS、其他癫痫脑病
	GRIN2D	其他癫痫脑病
*GABA*受体基因	*GABRA1*	IGE、JME
	GABRB3	CAE

基因名		癫痫脑病临床表型
环核苷酸控制的离子通道基因	HCN1	其他癫痫脑病、IGE
转运体/受体相关基因	ATP1A2	其他癫痫脑病
	NTRK2	West综合征、其他癫痫脑病
	SLC2A1	其他癫痫脑病
	SLC6A1	EMAS
	STXBP1	大田原综合征、West综合征、Dravet综合征、LGS、其他癫痫脑病
信号分子相关基因	FGF12	其他癫痫脑病
	YWHAG	LGS
细胞骨架蛋白相关基因	DYNC1H1	West综合征
	SPTAN1	West综合征、其他癫痫脑病
核苷酸结合蛋白基因	ANKRD11	West综合征、其他癫痫脑病
	EEF1A2	West综合征、LGS、其他癫痫脑病
	FOXG1	West综合征、LGS、其他癫痫脑病
	NACC1	West综合征
酶相关基因	CHD2	Dravet综合征、EMAS、LGS、其他癫痫脑病
	DNM1	West综合征、LGS、其他癫痫脑病
	DNM1L	EMPF、其他癫痫脑病
	GNAO1	大田原综合征、West综合征、其他癫痫脑病
	HECW2	West综合征、其他癫痫脑病
	NEDD4L	West综合征、脑室旁结节状灰质异位
	SYNGAP1	West综合征、其他癫痫脑病

注: BFIS.良性家族性婴儿惊厥; BFNS.良性家族性新生儿惊厥; CAE.儿童失神癫痫; EIMFS.婴儿癫痫伴游走性局灶性发作; EMAS.癫痫伴肌阵挛-站立不能发作; EME.早期肌阵挛脑病; EMPF.线粒体过氧化物酶体裂殖缺陷型脑病; GEFS＋.全面性癫痫伴热性惊厥附加症; IGE.特发性全面性癫痫; JME.青少年肌阵挛癫痫; LGS. Lennox-Gastaut综合征; LKS. Landau-Kleffner综合征; NFLE.夜间额叶癫痫

4.2.1.2 遗传与药物疗效

基于中国人群的研究表明, 一些基因与特定抗癫痫发作药物的治疗效果相关[32]。如SCN1A基因的rs2298771位点AA基因型使卡马西平对局灶性癫痫发作的控制效率明显增强, SCN1A IVS5-91G＞A基因型会导致卡马西平/奥卡西平无效或有效治疗剂量改变, AA型则易导致拉莫三嗪无效或不良反应的产生。ABCC2基因c.1249G＞A基因型与卡马西平/奥卡西平无效或有效治疗剂量的改变相关。ABCB1基因遗传多态性会影响P-糖蛋白的表达从而影响苯妥英钠的治疗效果。

4.2.1.3 遗传与血药浓度

基于中国癫痫人群的研究表明药物代谢会受到相关基因的影响[33]。如CYP2C19基因、CYP2C9基因主要影响苯妥英钠、苯巴比妥、丙戊酸的血药浓度。UGT2B7基因主要影响丙戊酸的血药浓度。UGT1A4基因主要影响拉莫三嗪的血药浓度。*MDR1*基因主要影响丙戊酸、卡马西平和苯巴比妥的血药浓度。ABCC2-24C＞T基因型可使服用卡马西平维持剂量患者的血药浓度高于标准化浓度。*CYP2C19*基因的影响则取决于CYP2C19酶活性，快代谢患者在常用剂量下易出现对丙戊酸过度耐药以至于降低药物疗效，而对于慢代谢者易出现药效过强甚至中毒反应。

4.2.1.4　遗传与药物不良反应

基因水平的个体差异可能影响用药后的不良反应。HLA-B*15∶02基因型阳性与芳香族抗癫痫发作药所致的Stevens-Johnson综合征（SJS）强相关，是诱发SJS的易感基因。在中国香港与台湾、中国南方地区人群中，HLA-B*15∶02均被证实与卡马西平所致SJS和中毒性表皮坏死松解症（TEN）高度相关[34-36]。我国各区域、各民族间HLA-B*15∶02阳性频率有所差异（1.5%～12.5%），呈现以南方地区分布频率最高，向北降低的趋势[37]。一研究纳入125例东北地区汉族癫痫患者，发现其中仅有2例携带HLA-B*15∶02等位基因，分布频率为1.6%。该结果也与中国北京地区汉族人群结果一致（1.5%）[38]。在中国汉族人群中HLA-B*15∶02阳性也可能会引起苯妥英钠、苯巴比妥、卡马西平和奥卡西平等药物间的交叉过敏反应[35]。此外，HLA-A* 24∶02也是芳香族抗癫痫发作药诱导SJS的易感基因。HLA-DRB1*15∶01基因在中国汉族人群中也可能是诱发芳香族抗癫痫发作药所致SJS/TEN的危险因素，而HLA-A*33∶03、HLA-B*58∶01和HLA-DRB1*03∶01则可能发挥对这类药物不良反应的保护作用[39]。EPHX1c.337T＞C基因型在中国东北地区汉族人群中与卡马西平诱发的SJS/TEN有显著相关性[40]。

明确我国人群遗传多态性的特性和影响，有利于癫痫个体化治疗的开展以及安全用药。比如推荐在卡马西平用药前进行HLA-B*15∶02、HLA-A* 24∶02等位基因型的筛查。

4.2.2　危险因素

对于癫痫发病的机制，目前仍在深入探索之中。其病因并非像结核杆菌感染而罹患结核病那样，而是"可能导致癫痫发病"的原因或因素[41]。在神经流行病学领域，对于某些与癫痫发病关系密切的情况，例如颅脑外伤后癫痫等，可称为"可能病因"；而某些情况下，癫痫发病的概率较高，并没有明确的因果关系，则称为"危险因素"。二者究竟如何区分，尚待进一步研究、定论。在"可能病因"与"危险因素"之下，还可列出次一级的危险因素，如下文所示。

按照世界卫生组织的统一设计，1983年曾在我国六城市（长沙、成都、广州、哈尔滨、上海、银川）的63 195名居民中进行逐户调查。289例患者中61例（21%）筛查到了可能的病因（putative causes），其中排前三位的是颅脑损伤、颅内感染与脑血管疾病[2]。2012年对四川大学华西医院门诊连续入组的892例新诊断癫痫患者的病因进行了统计，38.8%为症状性癫痫，其中老年人占63.2%。根据年龄分层，＜18岁患者常见病因包括皮质发育不良、内侧颞叶硬化和颅内感染，18～60岁患者常见病因是颅内感染和颅脑损伤，而＞60岁患者常见病因则是脑卒中[42]。

4.2.2.1　围生期事件

一项基于中国台湾地区人群的队列研究纳入了21 474名早产儿及2206名小于胎龄儿，显示其癫痫累积发病率显著高于对照组。此外，出生体重（BW）＜1000g的婴儿的癫痫发生率高于BW≥2500g的婴儿。提示早产儿（OR＝8.21，95% CI：7.18～9.38）、小于胎龄儿（OR＝8.27，95%CI：6.32～10.8）及低体重儿（＜1 000g：OR＝3.57，95%CI：2.60～4.92；1000～2499g：OR＝1.09，95%CI：0.86～1.39）患癫痫的风险增加，一些围生期事件（例如颅内出血、窒息和先天性脑异常）也与后期癫痫发病率增高有关[43]。

4.2.2.2　热性惊厥史

热性惊厥史是癫痫发生的危险因素。一项纳入209例患者的癫痫危险因素及归因危险度研究显示，有热性惊厥史的人群发生癫痫的风险是正常人群的17.6倍（95%CI：4.6～67.4）[44]。

4.2.2.3　颅脑损伤及颅脑手术史

针对癫痫危险因素及归因危险度研究显示，颅脑损伤（TBI）者发生癫痫的风险为一般人群的4.53倍（95%CI：1.27～16.08），有颅脑手术史者发生癫痫的风险为一般人群的24.80倍（95%CI：1.01～611.68）[44]。

一项回顾性队列研究随访了2004—2008年的2826例颅脑损伤的患者，其中141人（5%）发生了颅脑创伤后癫痫（PTE）。24例患者在颅脑创伤后10天内（急性期）即表现有癫痫发作，其中16例在急性期后发作仍持续。125例（88.7%）在外伤后10天至3年开始癫痫发作（66%开始于6个月以内，9.9%开始于6～12个月，15.7%开始于1～2年，8.5%开始于2～3年）[29]。

2013年中国台湾地区的一项回顾性队列研究对比了19 336例颅脑创伤患者和540 322例非颅脑创伤对照组人群，显示颅骨骨折后发生PTE的风险比（HR）为10.6（95%CI：7.14～15.80），重度颅脑创伤HR为5.05（95%CI：4.40～5.79），轻度颅脑创伤HR为3.02（95%CI：2.42～3.77）。颅脑创伤后1年内发生癫痫的风险最大（HR＝38.20，95%CI：21.70～67.0），伴有不同类型脑出血的患者发生癫痫的风险亦较高（HR＝7.83，95% CI：4.69～13.0）[45]。

一项中国西部地区的多中心回顾性队列研究中，颅脑创伤后癫痫的累积发病率从颅脑创伤后第一年的6.2%上升至第八年的10.6%。该研究得出颅脑创伤后癫痫的危险因素包括：男性（HR＝1.6，95%CI：1.1～2.2）、创伤后急性期癫痫发作（HR＝2.9，95%CI：2.2～4.1）、颅脑创伤严重程度（中度颅脑创伤，HR＝3.0，95%CI：1.8～5.0；重度颅脑创伤，HR＝4.3，95%CI：2.3～7.6）、意识丧失超过30分钟（30分钟至24小时：HR＝1.8，95%CI：1.02～3.1；＞24小时：HR＝2.4，95%CI：1.4～2.4）、硬膜下血肿（HR＝1.9，95%CI：1.4～2.5）、脑挫伤部位（额颞叶：HR＝2.7，95%CI：1.9～3.9；其他部位：HR＝1.5，95%CI：1.01～2.3）以及颅脑手术史（HR＝1.7，95%CI：1.3～2.3）[46]。

2017年《颅脑创伤后癫痫防治中国专家共识》指出，颅脑创伤后癫痫的相关危险因素包括致伤机制、脑损伤部位、严重程度及是否伴有局限性神经功能缺失等。早期癫痫发作的危险因素包括格拉斯哥昏迷评分≤10分、PTE即刻发作、创伤后失忆≥30分钟、颅骨凹陷性骨折、贯通性脑外伤、硬膜下和硬膜外或脑内血肿、脑挫裂伤、年龄≤65岁和慢性酒精中毒。晚期癫痫的危险因素包括重型颅脑创伤、早期颅脑创伤后癫痫、急性脑内血肿或脑挫裂伤、创伤后失忆≥24小时、颅骨（线性或凹陷性）骨折和年龄＞65岁等[47]。

4.2.2.4　脑血管疾病

在国际抗癫痫联盟关于癫痫初级预防的系统性综述中，脑卒中在中低收入国家和高收入国家的老年人群体中均是继发性癫痫的最常见病因[48]。

一项中国大陆人群脑卒中后癫痫的荟萃分析纳入36篇文献，共计50 748例脑卒中患者。脑卒中后发生癫痫的患者3913例，发病率7.5%。男性患者脑卒中后癫痫发病率7.8%，女性7.3%；脑梗死、脑出血、蛛网膜下腔出血后癫痫的发病率分别为6.2%、9.0%和15.5%。提示中国大陆人群中脑卒中后癫痫发病率与患者的性别和脑卒中类型有关；男性、脑出血可能是脑卒中后癫痫发生的危险因素[28]。

一项中国台湾人群研究对4126例脑卒中患者（72.2%缺血性脑卒中，14.7%脑出血，2.3%蛛网膜下腔出血，2%包括硬膜下出血或硬膜外出血在内的其他颅内出血）进行5年随访。脑卒中患者发生癫痫的校正后风险比11.5（95%CI：8.2～16.2）。同时有多种脑卒中类型的患者发生癫痫的概率最高（7.7%），此外依次为脑出血（4.3%）、蛛网膜下腔出血（4.2%）、其他颅内出血（2.5%）和缺血性脑卒中（1.6%）[49]。

来源于中国卒中联盟（CSCA）登记数据库的分析显示，纳入的11 210例蛛网膜下腔出血患者中，总计228例（2.0%）出现继发的癫痫。年龄（OR＝0.92，95%CI：0.87～0.97）、既往脑卒中／短暂性脑缺血发作（OR＝1.61，95%CI：1.20～2.17）、颈动脉狭窄（OR＝3.17，95%CI：1.27～10.85）、心房颤动（OR＝2.64，95%CI：1.12～6.24）、脂代谢紊乱（OR＝1.79，95%CI：1.03～3.13）和脑室外分流术（OR＝2.30，95%CI：1.31～4.02）是蛛网膜下腔出血继发癫痫的危险因素。蛛网膜下腔出血继发癫痫可能与缺血性脑卒中（OR＝4.21，95%CI：2.70～6.56）、脑出血（OR＝3.87，95%CI：2.81～5.33）及肺炎（OR＝2.96，95%CI：2.26～3.86）事件风险相关[50]。

4.2.2.5　颅内感染

中国台湾地区一项脑炎后癫痫发生危险因素的研究共纳入330例0～17岁患者，其中79.6%的患者在脑炎后6个月内有癫痫发作。反复的癫痫发作（OR＝24.71，95%CI：7.24～84.31）、癫痫持续状态（OR＝126.87，95%CI：32.42～496.45）、严重意识障碍（OR＝7.69，95%CI：3.22～18.38）、局灶性神经系统体征（OR＝3.25，95%CI：1.78～5.9）和入院期间定向力障碍（OR＝8.15，95%CI：4.0～16.6）可能是脑炎后癫痫的危险因素。具有局灶性（OR＝28，95%CI：3.32～236.36）或广泛性（OR＝4.56，95%CI：1.2～17.24）脑电图异常以及局灶性影像学异常（OR＝2.17，95%CI：1.14～4.13）的患者脑炎后癫痫的发病率更高[51]。

4.2.3　癫痫猝死及其危险因素

癫痫猝死（SUDEP）是指癫痫患者突然发生的、意外的、有或无目击者、非外伤或溺水所致的死亡，伴或不伴癫痫发作，必须排除癫痫持续状态，且尸检未发现结构性或中毒性致死因素。

我国农村六省区2455例癫痫患者平均6.1年的随访队列显示SUDEP发生率约为1%[24]。在一项纳入1562例患者并随访5年的社区人群队列中则为2.3/（1000人·年），高于高收入国家社区人群的数据［0.4～2.1/（1000·年）］[52,53]。SUDEP的危险因素包括：发病年龄早及发作频率高（特别是近1个月的高发作频率）[53]。我国台湾一项研究纳入了5411例癫痫患者和21 644名健康对照者，显示癫痫患者发生心肌梗死（HR＝1.71，95% CI：1.62～1.81）、心律失常（HR＝2.11，95% CI：1.97～2.25）和猝死（HR＝1.83，95% CI：1.53～2.18）的风险更高[54]。

对我国农村大型癫痫人群队列研究中SUDEP患者留存的DNA样本测序，筛查是否存在已报道的与SUDEP、癫痫、心脏疾病、呼吸系统疾病相关的基因突变，并与队列中其他癫痫患者和正常对照人群对比，发现SUDEP患者携带突变而癫痫存活患者及正常对照不携带突变的三个基因是：*SCN5A*、*KIF6*和*TBX18*。这三种基因均被报道与心脏疾病有关，提示潜在心血管系统异常可能增加SUDEP风险[54]。

4.3　临床发作类型

1983年我国与世界卫生组织合作在六城市（长沙、成都、广州、哈尔滨、上海、银川）进行了一次样本人群为63 195人的逐户调查。筛选出曾患或现患癫痫患者共289例，其中81%的癫痫患者为全面性惊厥性发作（2017年癫痫发作新定义更名为全面性起源的运动性发作）；8.6%为全面性非惊厥性发作（2017年癫痫发作新定义更名为全面性起源的非运动性发作）；部分性发作伴有意识障碍及不伴有意识障碍者（2017年癫痫发作新定义更名为局灶性起源的知觉正常及知觉障碍发作）分别占2.8%与4.8%；2.8%的患者有两种类型以上的复合性发作（表4-3-1）[55]。

表4-3-1 1983年1月中国六城市调查中癫痫患者的发作类型

癫痫发作类型	病例数	比例
全面性非惊厥性发作	25	8.6
全面性惊厥性发作	234	81.0
部分性发作伴有意识障碍	8	2.8
部分性发作不伴有意识障碍	14	4.8
多种发作类型的复合性发作	8	2.8
总数	289	100.0

2001年五省农村人群调查显示全面强直-阵挛性发作（2017年癫痫发作新定义更名为全面性起源的强直-阵挛发作，下同）占71.8%，部分性发作发展至全身强直-阵挛性发作（2017年癫痫发作新定义更名为局灶性进展为双侧强直阵挛发作，下同）占8.3%，复杂部分性发作（2017年癫痫发作新定义更名为局灶性起源伴知觉障碍的发作）占5.9%，单纯部分性发作（2017年癫痫发作新定义更名为局灶起源有知觉的发作）占4.4%，失神发作（2017年癫痫发作新定义更名为全面性起源的非运动性发作）占3.9%，其他类型（包括肌阵挛发作、失张力发作等）占1.6%，混合型发作占4.1%[56]。

2002年上海农村地区的癫痫流行病学调查显示，全面强直-阵挛性发作占58.46%，部分性发作发展至全面强直-阵挛性发作占10.77%，单纯部分性发作占7.69%，其他类型（包括肌阵挛发作、失张力发作等）占7.69%，复杂部分性发作占4.62%，失神发作占1.54%，混合型发作占9.23%（表4-3-2）[57]。

表4-3-2 癫痫发作的类型分布

发作类型	男性（%）	女性（%）	合计（%）
单纯部分性发作	4（14.29）	1（2.70）	5（7.69）
复杂部分性发作	1（3.57）	2（5.41）	3（4.62）
部分性发作发展至全身强直-阵挛性发作	3（10.71）	4（10.81）	7（10.77）
全身强直-阵挛性发作	16（57.14）	22（59.46）	38（58.46）
失神发作	0（0）	1（2.70）	1（1.54）
其他类型（肌阵挛发作，失张力发作）	1（3.57）	4（10.81）	5（7.69）
混合型	3（10.71）	3（8.11）	6（9.23）
合计	28（100）	37（100）	65（100）

2003年香港8家大型医院门诊的2952例癫痫患者的回顾性研究显示，80.7%为全面强直-阵挛性发作，28.3%为复杂部分性发作，14.4%为单纯部分性发作，而非典型失神发作和肌阵挛发作分别占2.6%和1.4%，其中30.4%的患者兼有两种发作类型[58]。2003年香港皇家玛丽医院736例癫痫患者的回顾性分析显示，55.4%为部分性发作，38.7%为全面性发作[59]。2001年屯门医院309例儿童癫痫队列研究显示，48.5%为部分性发作，46.9%为全面性发作[60]。

在欧美国家报告中，癫痫发作类型以部分性发作（2017年癫痫发作新定义更名为：局灶性起源的发作，下同）所占比例最高（68%～75%），而我国的大部分研究结果以全面强直-阵挛性发作（2017年癫痫发作新定义更名为：全面性起源的强直-阵挛发作，下同）为主。但应考虑到此部分研究较早，且人群回顾性流行病学调查中全面强直-阵挛性发作较易为人们重视和记忆。此外所使用的调查表对筛选部分性癫痫发作的敏感性不够高，有些以部分性发作起始而后进展为全面性发作的癫痫可能被误认为全面性发作。在数据解读时应考虑到以上情况。

4.4 治疗

4.4.1 治疗缺口

2018年，*The Lancet*发布全球195个国家和地区的医疗可及性和质量指数（healthcare access and quality index，HAQ）排名，我国癫痫HAQ指数为80[61]。尽管医疗可及性及质量居于世界前列，但我们仍需看到我国各地区发展不平衡的问题十分突出。东部省份明显优于西部省份，HAQ指数最高值（北京）与最低值（西藏）相差43.5。据世界卫生组织/国际抗癫痫联盟/国际癫痫病友会（WHO/ILAE/IBE）全球抗癫痫运动报告[62]，中国癫痫患者中有41%从未接受过任何抗癫痫发作药物治疗。

自2000年开始，在原卫生部疾病预防控制局和WHO精神卫生处的领导和支持下，"中国农村地区癫痫防治管理项目"在国内陆续开展，以评估全国农村地区活动性惊厥性癫痫的治疗缺口及其相关因素，指导农村地区癫痫的防治与管理。河北省部分农村地区活动性惊厥性癫痫的治疗缺口（指癫痫患者中没有进行规范治疗患者所占比例）为66.6%[63]，四川省为66.3%[64]，山西省为61.8%，浙江省为58.5%[65]，上海市为50.3%[66]，山东省为46.73%[67]。中国最大的治疗缺口在西藏自治区，为97%[63]。了解癫痫治疗缺口的现状，找出相关因素，通过强化干预措施包括加强教育、咨询服务及提醒日记卡等，可切实提高这些资源匮乏地区患者的治疗依从性，从而降低癫痫发作频率，提高生活质量。

4.4.2 癫痫中心现状

4.4.2.1 癫痫中心分布

2017—2018年中国抗癫痫协会牵头开展的覆盖中国大陆31个省、自治区、直辖市的大规模癫痫中心调研[68]显示，我国共有358个癫痫中心，其中4个直辖市有67个（18.7%）癫痫中心，27个省会城市有142个（39.7%）癫痫中心，其他城市有149个（41.6%）癫痫中心。从地区分布看，东北地区有23个（6.4%），东部地区有178个（49.7%），中部地区有57个（15.9%），西部地区有100个（27.9%）癫痫中心。每1亿人口的癫痫中心数量在东北地区为21.08个，东部地区为33.62个，中部地区为15.53个，西部地区为26.73个。

4.4.2.2 癫痫中心建立时间

1990年之前建立了25个（7.0%）癫痫中心，1991—2000年建立了41个（11.5%），2001—2010年建立了111个（31.0%），2011—2018年建立了167个（46.6%）（图4-4-1）[68]。

4.4.2.3 癫痫中心的医院类型

我国358个癫痫中心包括公立医院的338个（94.4%）中心和私立医院的20个（5.6%）中心。三级医院共有333个（93.0%）中心，二级医院共有25个（7.0%）中心[68]。

4.4.2.4 癫痫中心医师结构

332个（92.7%）癫痫中心共有4103名神经内科医师，258个（72.1%）癫痫中心共有2159名神经外科医师，228个（63.7%）癫痫中心共有3426名儿科神经科医师[68]。

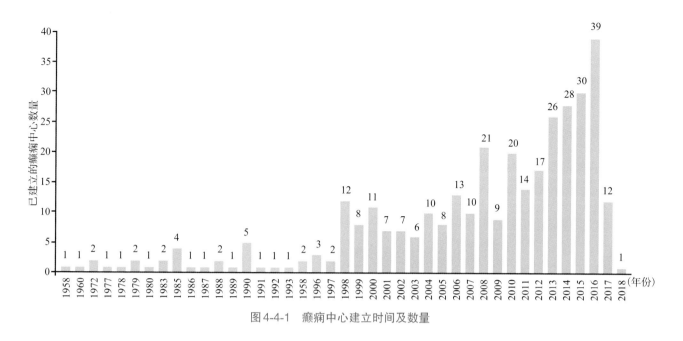

图4-4-1 癫痫中心建立时间及数量

346个（96.6%）癫痫中心共有1609名电生理医师/技术人员，173个（48.3%）癫痫中心共有368名精神科医师，199个（55.6%）癫痫中心共有918名神经影像医师，126个（35.2%）癫痫中心共有282名药剂医师[68]。

4.4.2.5 癫痫中心设备

在我国[68]，94.4%的癫痫中心配备了32导脑电图设备，52.0%配备了64导脑电图设备，32.4%配备了128导脑电图设备。癫痫中心配备诱发电位装置、经颅磁刺激器、直流电刺激器和脑磁图装置的比例分别为78.5%、35.5%、18.4%和3.9%。脑电图设备在不同经济区域的分布差异显著。东部、西部和东北地区每1亿人拥有过百台（32通道）脑电图仪，中部地区每1亿人拥有62台（32通道）脑电图仪。对于基本的神经成像设备，358个癫痫中心中99.2%配备了CT，92.5%配备了1.5T MRI，75.7%配备了3T MRI，41.1%配备了PET-CT，7.3%配备了PET-MRI，37.4%配备了SPECT。91.6%的中心有神经重症监护病房，258个（72.1%）中心有癫痫病房。86.3%的中心配备了视频脑电图监测床。

4.4.3 癫痫药物治疗

目前已有二十余种抗癫痫发作药物（antiseizure medication，ASM）用于临床（图4-4-2）。ASMs主要可以分为阻断钠离子通道类（如拉莫三嗪、奥卡西平、唑尼沙胺、拉考沙胺等）；阻断钙离子通道类（如拉莫三嗪、唑尼沙胺等）；调节突触囊泡糖蛋白2A介导的神经递质释放（如左乙拉西坦）；拮抗谷氨酸类（如拉莫三嗪、吡仑帕奈）；增加γ-氨基丁酸（GABA）水平类（如丙戊酸、替加宾）等。

传统抗癫痫发作药或第一代抗癫痫发作药，主要指20世纪80年代中期之前上市的药物，包括苯巴比妥、苯妥英钠、卡马西平、丙戊酸、氯硝西泮、乙琥胺和扑痫酮等。这些药物疗效确切、价格低廉，其中卡马西平和丙戊酸目前仍广泛应用于临床。1989—2008年进入临床使用的药物通常被称为第二代抗癫痫发作药，其优势在于更好的药代动力学、更弱的药物相互作用以及更少的药物不良反应，包括拉莫三嗪、左乙拉西坦和奥卡西平等。第三代抗癫痫发作药是癫痫治疗的新选择，通常指2008年后上市的药物，包括拉考沙胺、吡仑帕奈、卢非酰胺、瑞替加滨、醋酸艾司利卡西平及布立西坦。第三代抗癫痫发作药由于其新靶点和新机制，进一步降低了药物不良反应的发生率，提高了药物耐受性。传统抗癫痫发作药用于联合治疗具有很多局限性，比如作用机制单一或重合、治疗指数窄、多为肝酶诱导剂或抑制剂等。而新型抗癫

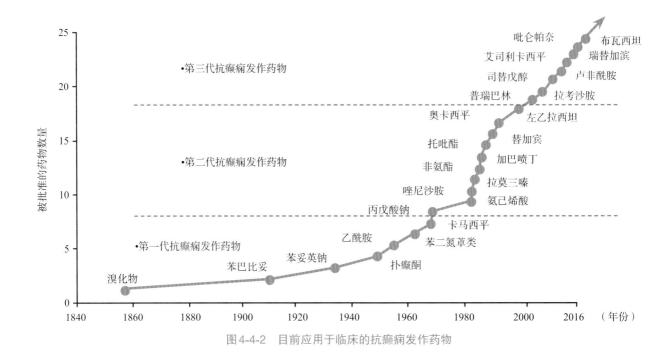

图 4-4-2　目前应用于临床的抗癫痫发作药物

痫发作药具有不同的作用机制，耐受性更好，治疗指数更高，具有更好的药代动力学特征以及较轻的副作用[69]。

目前在第三代抗癫痫发作药中，卢非酰胺、瑞替加滨、醋酸艾司利卡西平、布立西坦等尚未进入我国。其中，醋酸艾司利卡西平、布立西坦在我国进入临床试验阶段。

4.4.4　癫痫外科治疗

如前所述，我国有900万例以上癫痫患者，其中约600万例活动性癫痫，每年新发患者约40万例，后两者中约1/3为药物难治性癫痫，需要考虑外科手术、神经调控等治疗手段。中国癫痫手术始于20世纪50～60年代。近10年，癫痫手术的质量和数量均呈上升趋势。癫痫手术的目标是最大程度地减少发作，争取最小的不良反应和改善生活质量。我国开展的癫痫手术方式包括切除性手术、姑息性手术、立体定向毁损术及神经调控手术等。①切除性手术：通过切除癫痫源区和发作起始区来尽可能使患者达到术后无发作。②姑息性手术：主要通过手术阻断癫痫放电扩散通路，适用于手术治疗失败或认为不适合切除手术治疗的患者，具体包括胼胝体切开术、多发性软脑膜下横断术等，可在一定程度上减少或缓解癫痫发作。③立体定向毁损术：运用立体定向技术精确毁损脑深部致痫结构，包括传统的射频热凝毁损和新兴的激光间质热疗技术等，主要针对脑深部微小病灶、杏仁核、海马等治疗。④神经调控手术：包括迷走神经刺激术[70]、脑深部电刺激、反应性神经刺激等。

2016年，我国共有9667例患者接受了外科手术。与2005年的2500例手术量相比，有明显增加[71]。据估计每年在中国有40万例新发癫痫患者，约1/3的患者为药物难治性癫痫，可能需要外科手术[68]。因此，每年约13万例新增患者可能需要手术评估。根据这个数字，仍然有许多难治性癫痫患者没有手术评估的机会。2016年，我国迷走神经刺激术888例，脑深部电刺激手术275例，分别占所有癫痫手术的7.4%和2.3%[68]。因此，切除手术仍是我国癫痫外科治疗的主要手段（图4-4-3）。

4.4.4.1　癫痫外科手术的疗效

总体来讲，癫痫手术的疗效与不同病因、不同人群、不同癫痫类型、手术方式等因素相关。不同数据来源手术效果汇总见表4-4-1。2018年单中心15年病例（2424例）回顾研究报道，致痫灶切除术后第1、

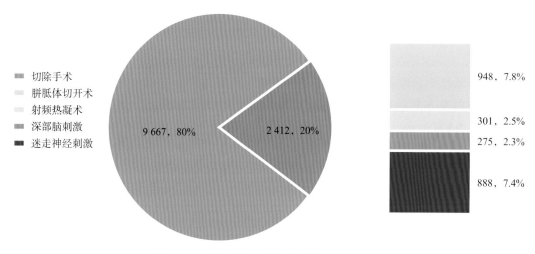

图 4-4-3 每年癫痫手术数量（数量，构成比）

3、5 年的无发作率分别为 64.7%、52.5% 及 49.6%[72]。2014 年单中心 24 例难治性癫痫行功能性大脑半球切除术达到 Engel Ⅰ级 18 例，Ⅱ级 5 例，Ⅲ级 1 例（Engel 分级：Ⅰ级术后癫痫发作完全消失或仅有先兆；Ⅱ级发作次数≤3 次 / 年；Ⅲ级发作＞3 次 / 年，但发作减少≥75%；Ⅳ级发作减少＜75%）[73]。2009 年单中心 116 例额叶癫痫行致痫灶切除术的效果优良率（Ⅰ、Ⅱ级）为 73.3%[74]。2015 年单中心 47 例伴海马硬

表 4-4-1　不同数据来源手术效果

年份	报告地区	手术类型	例数	随访时间	结果
2018[72]	北京市	定位明确的颞叶癫痫患者，多数行前颞叶切除术，少数行选择性海马杏仁核切除术。非颞叶癫痫患者根据术前定位行剪裁式致痫灶切除术	2424	≥1 年，中位随访时间 4（1～12）年	术后第 1、2、3、4 年的疗效评级Ⅰ级率分别为 64.7%、59.3%、57.3%、50.0%，其中颞叶癫痫患者分别为 71.4%、66.7%、67.4% 和 73.3%，颞叶外癫痫患者 59.5%、53.9%、51.1% 和 39.4%
2014[73]	武汉市	功能性大脑半球切除术	24	3 个月～4 年	Engel 分级Ⅰ级 18 例（75%），Ⅱ级 5 例（21%），Ⅲ级 1 例（4%）
2009[74]	重庆市	额叶病灶切除术	116	1～6 年，平均 2.6 年	Engel 分级Ⅰ级 49 例（42.2%）；Ⅱ级 36 例（31.0%）；Ⅲ级 19 例（16.4%）；Ⅳ级 12 例（10.3%）。总有效（Ⅰ、Ⅱ、Ⅲ级）率为 89.7%；效果优良（Ⅰ、Ⅱ级）率为 73.3%
2015[75]	北京市	前颞叶切除术	47	2 年以上	Engel 分级Ⅰ级 36 例，占 76.6%；Ⅱ级 5 例，占 10.6%；Ⅲ级 4 例占 8.5%；Ⅳ级 2 例，占 4.3%
2019[77]	广州市	局灶性病变切除术及功能性大脑半球切除术	28	6 个月～2 年	Engel 分级Ⅰ级 23 例（82.15%），Ⅱ级 2 例（7.14%），Ⅲ级 1 例（3.57%），死亡 2 例（7.14%）
2021[76]	北京市	颞叶癫痫手术（术前均使用立体定向脑电图评估）	30	（25.7±4.8）个月	63.3% 的患者达到 Engel Ⅰ级，颞叶内侧癫痫相较于颞叶外侧癫痫有更好的手术预后（术后达到 Engel Ⅰ级的患者比例分别为 77.8%，41.7%）
2021[78]	北京市	结节性硬化病灶切除术	81	（86.67±5.07）个月	国际抗癫痫联盟分级 1 级，34 例（42.0%）；2 级，2 例（2.5%）；3 级，14 例（17.3%）；4 级，17 例（21.0%）；5 级，11 例（13.6%）；6 级，3 例（3.6%）
2021[79]	北京市	半侧巨脑畸形病灶切除术	36	平均随访时间 2.7 年	83% 的患儿术后随访癫痫无发作

图例（图 4-4-3）：
- 切除手术　9 667，80%
- 胼胝体切开术　948，7.8%
- 射频热凝术　301，2.5%
- 深部脑刺激　275，2.3%
- 迷走神经刺激　888，7.4%
- 2 412，20%

第四部分　癫　痫

91

化的颞叶内侧癫痫术后达到Engel Ⅰ级36例（76.6%）[75]。2020年一项纳入30例单中心颞叶癫痫手术（术前均使用立体定向脑电图评估）患者的分析显示63.3%的患者达到Engel Ⅰ级，同时颞叶内侧癫痫相较于颞叶外侧癫痫有更好的手术预后（术后达到Engel Ⅰ级的患者比例分别为77.8%和41.7%）[76]。2019年单中心28例婴幼儿难治性癫痫患者中接受局灶性病变切除术者23例，接受功能性大脑半球切除术者4例，接受迷走神经刺激器置入术者1例。术后随访6个月～2年，术后Engel Ⅰ级23例（82.15%），Ⅱ级2例（7.14%），Ⅲ级1例（3.57%），死亡2例（7.14%）[77]。2021年一项81例结节性硬化所致癫痫的手术预后分析显示，42%的患者在＞1年的随访中无癫痫发作（所有患者随访＞1年，平均随访时间：86.67个月 ± 5.07个月）[78]。2021年一项纳入36例半侧巨脑畸形所致癫痫的儿童患者手术预后分析显示，83%的患儿术后随访癫痫无发作（平均随访时间2.7年，范围：1～5年；手术时平均年龄1.9岁，范围：5.8个月至5.9岁）[79]。

4.4.5 神经调控治疗

神经调控治疗（neuromodulation）作为新兴发展起来的癫痫外科治疗手段，正在逐步应用于癫痫治疗。

4.4.5.1 迷走神经刺激术

1997年迷走神经刺激术（vagus nerve stimulation，VNS）作为治疗癫痫的辅助手段通过美国食品药品监督管理局（FDA）认证。我国于20世纪90年代开始将迷走神经刺激术应用于药物难治性癫痫治疗。2014年完成国产迷走神经刺激术的注册临床试验，2016年国产迷走神经刺激术产品开始应用于临床。根据2021年《迷走神经刺激治疗药物难治性癫痫的中国专家共识》，我国现已有超过140家医院应用迷走神经刺激术治疗药物难治性癫痫，近5000例患者接受了迷走神经刺激术治疗[80]。迷走神经刺激术技术是将产生电脉冲的刺激器置入左胸壁皮下，电极通过皮下通道连接至颈部左侧迷走神经，通过刺激迷走神经控制癫痫发作。其副作用发生率约为2%，主要包括声音沙哑、咳嗽和术后切口部位感染等。

30年来，大量研究证明迷走神经刺激术的抗癫痫疗效确切。对于药物难治性癫痫患者，55%～65%的患者癫痫发作可以减少约50%，6%～11%的患者癫痫发作可以得到完全控制[81, 82]。

4.4.5.2 脑深部电刺激

脑深部电刺激（deep brain stimulation，DBS）是通过立体定向手术将刺激电极植入脑的深部神经核团或其他神经组织，经延伸导线连接埋藏在皮下的脉冲发生器进行电刺激，改变相应神经核团的兴奋性，调控异常神经环路。自20世纪50年代以来，脑深部电刺激逐渐用于药物难治性癫痫的治疗。刺激靶点包括丘脑前核、丘脑底核、海马、小脑等。我国一项对43例药物难治性癫痫的研究显示，刺激丘脑底核和杏仁核可使全部患者减少50%以上的发作[83]。脑深部电刺激已在欧洲、加拿大、美国等国家被批准应用于药物难治性癫痫的治疗。最常见的并发症包括出血、感染、机械并发症、神经精神改变等，死亡和严重并发症很少。虽然脑深部电刺激刺激丘脑前核的疗效已有肯定的临床证据支持，但其他靶点还需要进一步研究。目前，我国已有国产的脑深部电刺激系统。

4.4.5.3 反应性神经刺激

反应性神经刺激（responsive neurostimulation，RNS）是一种通过实时监测脑电活动、及时发现脑内癫痫发作电活动，并反馈式给予直接的电刺激，闭环靶向抑制癫痫发作的新技术，用于治疗难治性局灶性癫痫[84]。2013年底通过美国FDA批准。反应性神经刺激的优点是将癫痫发作监测与电刺激有效结合。目前，我国反应性神经刺激的研发处于起步阶段，尚无应用于临床的产品。

4.4.5.4 重复经颅磁刺激

低频重复经颅磁刺激（repetitive transcranial magnetic stimulation，rTMS）可降低异常增高的皮质兴奋性，用于难治性局灶性癫痫治疗[85]。目前多项研究显示重复经颅磁刺激对癫痫控制有良好效果。Sun 等对64 例难治性局灶性癫痫进行重复经颅磁刺激治疗，经过 2 周高强度（90%静息运动阈值）重复经颅磁刺激治疗后，与基线水平比较，癫痫发作频率减少了 79.8%，癫痫发作间期放电约减少 69%[86]。

4.4.5.5 经颅直流电刺激

经颅直流电刺激（transcranial direct current stimulation，tDCS）作为一种新兴的无创刺激方法，通过非侵入性的、利用微弱的恒定电流作用于头皮从而调节皮质兴奋性。阴极经颅直流电刺激通过产生超极化作用降低大脑皮质的兴奋性，可用于癫痫治疗。Yang 等[87]于 2020 年报道了一项难治性局灶性癫痫的多中心临床试验，显示经颅直流电刺激治疗可使癫痫发作频率降低 63.19 ～ 49.79%，且疗效可维持 10 周。

4.4.6 生酮饮食

生酮饮食（ketogenic diet）指高脂肪、低碳水化合物以及充足的蛋白质饮食。经典的生酮饮食由长链甘油三酯组成。生酮饮食疗法是除药物、外科治疗、神经调控外另一种治疗药物难治性癫痫的方法。生酮饮食始于 20 世纪初，我国于 2004 年开始用生酮饮食治疗药物难治性癫痫。有研究表明，至少 38% 的癫痫患者通过生酮饮食可减少 50% 的癫痫发作[88]。2018 年一项 338 例难治性癫痫的成人生酮饮食前瞻性研究显示，癫痫发作减少可超过 50%[89]。

4.5 诊疗新技术

4.5.1 立体定向脑电图

癫痫外科是近年来神经外科领域发展最为迅速的分支学科之一，立体定向脑电图（stereotactic eletroencephalography，SEEG）作为一项侵入性癫痫术前评估手段及治疗技术，20 世纪 60 年代起源于法国，20 世纪 90 年代开始在欧洲流行，21 世纪逐渐被北美各癫痫中心接受，近 10 年在我国迅速普及[90]。

立体定向脑电图是一种侵入性癫痫诊断技术，无须开颅，通过立体定向技术将直径为 0.8 mm 的电极置入脑内研究脑电活动，从而定位致痫区和致痫网络，指导癫痫外科手术切除方案[91]。同时，立体定向脑电图的相关研究亦加深了对癫痫症状学、癫痫网络的理解，促进了脑科学的进步。在 2016 年，我国有 69 个（19.3%）癫痫中心可实施立体定向脑电图，平均每年可应用于 1534 例癫痫患者[68]。

4.5.2 射频热凝术

基于立体定向脑电图的致痫灶射频热凝术（radiofrequency thermocoagulation，RF-Tc）是一种通过射频局部加热破坏致痫灶的微创治疗手段。该技术已逐步应用于下丘脑错构瘤、脑室旁灰质异位结节、皮质发育不良、颞叶内侧癫痫等多种类型的药物难治性癫痫。2018 年，基于我国人群的研究发现，56% 的下丘脑错构瘤患者在接受射频热凝术治疗后 1 年以上无癫痫发作[92]。射频热凝术具有较好的有效性、安全性，以及能更大限度地保留神经功能的优势[93]。

4.5.3 激光间质热疗

磁共振引导下的激光间质热疗（laser interstitial thermal therapy，LITT）也是一种近年来新开展的癫痫微创治疗技术，优势是脑组织水肿和放射性坏死的副作用小。2008年最早被美国FDA批准应用于外科手术[94]。随着磁共振技术的进步，磁共振引导下激光间质热疗已成为癫痫微创治疗的新技术。荟萃分析显示，激光间质热疗治疗难治性癫痫有效率可达60%（术后癫痫无发作）[94]。

4.5.4 脑磁图和脑功能成像

脑磁图（magnetic encephalography，MEG）是一种无创性探测大脑神经电磁信号的脑功能检测技术，近年来越来越多地被用于癫痫诊疗及脑科学研究。脑磁图在癫痫诊疗中的作用，主要体现在癫痫灶定位和脑功能区定位两个方面[95]。我国358个癫痫中心中有14个（3.9%）癫痫中心配备有脑磁图设备[68]。

其他脑功能成像技术包括正电子发射断层显像（PET-CT和PET-MRI）、单光子发射计算机断层成像术（SPECT）等，目前也在我国多家癫痫中心有应用。上述脑功能成像技术可通过脑代谢情况反映脑功能进而定位癫痫灶。2016年，147个（41.1%）癫痫中心有PET-CT设备，26个（7.3%）癫痫中心有PET-MRI设备，134个（37.4%）癫痫中心有SPECT设备[68]。

4.6 癫痫共患病

癫痫是一种神经系统常见慢性病，疾病本身给患者带来很大的精神负担，也容易并发焦虑、抑郁、失眠等疾病，严重影响患者的生活质量，也使疾病的治疗更加复杂。

4.6.1 焦虑

焦虑是癫痫最常见的共患病之一，癫痫伴焦虑可表现为惊恐障碍、广泛性焦虑障碍及社交恐怖等。焦虑严重降低了癫痫患者的生活质量。成人癫痫患者伴焦虑的患病率为11.0%～39.4%，各研究报道患病率差异较大，其结果取决于调查对象、样本量及采用的诊断评分标准等。我国一项基于医院的研究，采用汉密尔顿焦虑量表评估发现癫痫伴焦虑的比例为24.1%[96]。2018年中国抗癫痫协会共患病专业委员会发表了《癫痫伴焦虑诊断治疗的中国专家共识》，强调应注意筛查和干预癫痫患者的焦虑症状，以积极控制癫痫发作治疗为主，焦虑治疗并重，并建议同时进行抑郁障碍的筛查[96]。

4.6.2 抑郁障碍

抑郁障碍是癫痫患者常见共患病之一，发病率为20%～55%，尤见于颞叶癫痫患者。严重影响患者的生活质量，带来诸多社会问题，近年来日益受到重视[97]。抑郁障碍可在癫痫发作前、发作时或发作后出现。有的抗癫痫发作药物治疗也可诱导抑郁障碍[98]。癫痫患者的自杀率是一般人群的5～6倍[98]。2005年1～10月在青岛大学医学院附属医院对104例门诊癫痫患者调查发现，有55例存在抑郁障碍，占总数的52.9%，其中37例（35.5%）有重度抑郁，18例（17.3%）为中、轻度抑郁，5例曾经有自杀行为。社会支持率低、癫痫发作频繁、病程长的患者更容易发生抑郁障碍[97]。

4.6.3 睡眠障碍

睡眠障碍是癫痫患者又一常见共患病，癫痫和睡眠障碍均会严重影响患者的生活质量，两者共患更会加重癫痫发作和焦虑抑郁症状，还会影响癫痫患儿的生长发育。健康成年人中睡眠障碍的患病率为

10% ～ 18%，而成年癫痫患者的患病率是其1.4 ～ 3.0倍[99]。健康儿童与癫痫患儿睡眠障碍的患病率分别为25% ～ 40%和75%[100]。2019年中国抗癫痫协会发表了《癫痫共患睡眠障碍诊断治疗的中国专家共识》，对儿童、青少年和成年患者睡眠障碍筛查工具、诊断标准及治疗药物进行了规范化推荐[101]。

4.6.4 偏头痛

癫痫患者中偏头痛的终身患病率波动在1.7% ～ 33.6%，比非癫痫人群高52%，而偏头痛人群中癫痫的终身患病率波动在0.7% ～ 2.3%，比非偏头痛人群高79%[102]。我国癫痫门诊的流行病学调查显示，60.14%的癫痫患者同时患有头痛，12.53%的患者有发作间期偏头痛，高于我国一般人群的偏头痛患病率9.3%[103]。2019年中国抗癫痫协会发表了《癫痫共患偏头痛诊断治疗的中国专家共识》，建议使用ID Migraine量表快速筛查偏头痛，同时规范了癫痫合并偏头痛的治疗[104]。

4.6.5 注意缺陷多动障碍

注意缺陷多动障碍是癫痫儿童最容易共患的一种精神类疾病，约影响1/3的癫痫患儿。癫痫与注意缺陷多动障碍共病主要表现为以注意力不集中为主的注意缺陷多动障碍亚型，占24% ～ 52%[105, 106]。国内有报道在192例癫痫患儿中，诊断为注意缺陷多动障碍的有42.2%[107]。2018年中国抗癫痫协会发表了《儿童癫痫共患注意缺陷多动障碍诊断治疗的中国专家共识》，建议尽早采用多种措施降低其对生活质量的影响[108]。

4.7 癫痫的卫生经济学问题

4.7.1 整体疾病负担

2000年一项对六省（黑龙江、河南、江苏、宁夏、上海、山西省）66 393人的癫痫疾病负担调查发现，在河南省每1000例癫痫患者中造成1.83DALY（残疾调整生命年），为六省最低，而损失最高的宁夏回族自治区，每1000例癫痫患者中造成2.48DALY损失。总体而言，每1000例癫痫患者可以造成1.41YLLs（损失生命年数）和0.67YLDs（劳力丧失的寿命年）。因癫痫而造成的DALY为每1000人2.08人，反映了中国农村的癫痫疾病负担[109]。

《2016年全球疾病、伤害和风险因素负担研究（GBD 2016）》显示，对于癫痫的综合诊疗能力，中国总体医疗可及性和质量（healthcare access and quality，HAQ）指数为80分，居全球195个国家和地区中第48位[110]。

4.7.2 住院情况

《中国卫生健康统计年鉴》显示，2016—2020年，癫痫患者平均出院人数为201 010人，疾病构成为0.25%，平均住院日为6.438日，人均医药费用为6352.198元（表4-7-1，图4-7-1 ～图4-7-3）。

表4-7-1 《中国卫生健康统计年鉴》2016—2020年住院情况汇总

	2016年	2017年	2018年	2019年	2020年
癫痫患者总出院人数	156 860	188 793	199 189	217 549	242 660
总疾病占比（%）	0.26	0.25	0.25	0.25	0.24
总病死率（%）	0.39	0.32	0.29	0.26	0.30
平均住院日（日）	6.62	6.46	6.39	6.46	6.26

续表

		2016年	2017年	2018年	2019年	2020年
人均医药费用（元）		6038.32	6118.04	6323.95	6590.18	6690.50
城市医院	出院人数（人）	93 587	111 618	114 635	122 314	141 448
	疾病占比（%）	0.31	0.30	0.3	0.29	0.28
	平均住院日（日）	6.9	6.6	6.6	6.6	6.17
县级医院	出院人数（人）	63 273	77 175	84 554	95 235	101 212
	疾病占比（%）	0.21	0.20	0.21	0.21	0.20
	平均住院日（日）	6.2	6.3	6.1	6.3	6.37
总体年龄 构成（%）	5岁以下	13.3	13.8	13.9	12.6	11.3
	5～14岁	13.6	14.4	15.1	14.5	15.3
	15～44岁	27.4	25.2	24.5	24.6	24.6
	45～59岁	18.6	18.4	18.5	19.5	19.4
	≥60岁	27.2	28.2	27.9	28.9	29.4
男性年龄 构成（%）	5岁以下	11.9	12.5	12.3	11.1	10.1
	5～14岁	13.1	14.0	14.8	13.8	14.6
	15～44岁	26.9	24.7	24.5	24.5	24.2
	45～59岁	20.0	20.0	20.2	21.1	21.1
	≥60岁	28.0	28.7	28.2	29.7	30.1
女性年龄 构成（%）	5岁以下	15.7	16.2	16.7	15.1	13.4
	5～14岁	14.4	15.3	16.0	15.7	16.5
	15～44岁	28.1	26.1	24.8	24.8	25.2
	45～59岁	16.1	15.6	15.6	16.7	16.7
	≥60岁	25.6	26.9	26.9	27.7	28.2

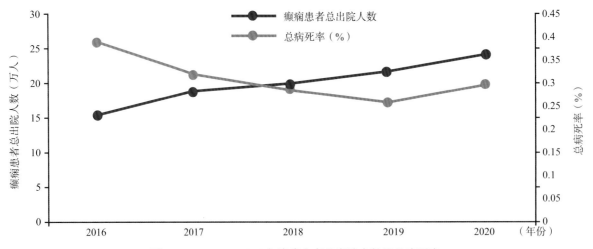

图 4-7-1　2016—2020 年癫痫患者总出院人数及总病死率

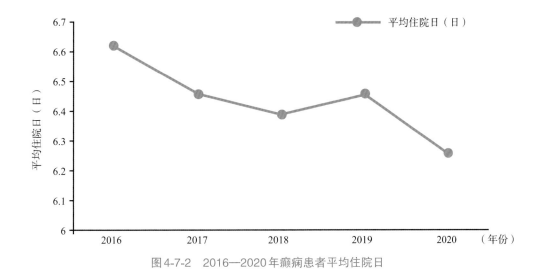

图 4-7-2　2016—2020 年癫痫患者平均住院日

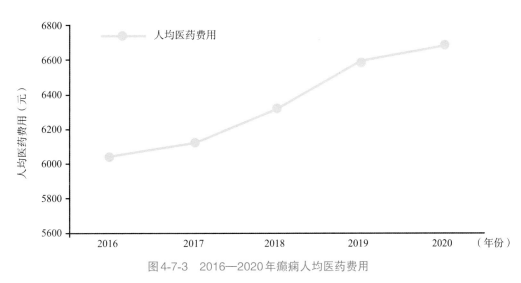

图 4-7-3　2016—2020 年癫痫人均医药费用

4.7.3　医疗费用

根据 2008 年 7 ～ 9 月的数据统计，癫痫患者每人每年直接医疗费用人民币 2529 元，其中抗癫痫发作药物（1651 元）占成本主要组成部分[111]。2010 年单纯从患者药费看，使用苯巴比妥治疗方案，一位患者平均每年需花费 72.6 元[112]。2009—2012 年中国癫痫的直接成本约为每人每年 3860 元，主要包括治疗费用、生活费用和住院护理费用，非正式治疗（包括非正式药物或其他特殊治疗方法和其他相关费用，如检查费、交通费和食宿费）的费用约占所有费用的 41%[113]。总体而言，癫痫患者的门诊药费仍占很大比例。2015 年一项研究表明，门诊癫痫患者中药物治疗者占就诊总数的 95.8%，其年度药物治疗花费平均 4316.4 元 ±4021.9 元。人均年收入越低，患者药物治疗花费占据的比例越高，仅少数患者（14.7%）门诊治疗花费能够报销[114]。对上海、山西、四川的六家医疗机构 2014 年 754 例门诊癫痫患者的问卷调查显示，门诊癫痫患者主要接受脑电图检查及抗癫痫发作药物治疗，其年度门诊诊疗费用平均为 3292.6 元[115]。

2015—2017 年来自全国 31 个省、自治区、直辖市 585 家三级公立医院的 329 241 例癫痫患者的研究显示，所有患者支付方式以国家基本医疗保险为主，占比 50.15%。其中 2015 年、2016 年、2017 年分别为 49.03%、49.79%、51.80%；全自费患者占比 30.40%。患者平均住院时间为 6.65 天，平均住院费用为 7985.53 元，其中平均自付费用为 3979.62 元[116]。

随着癫痫外科技术的进步，手术费用占比逐步增高。四川大学华西医院在 2009 年接受手术的 110 例癫痫患者中随机抽取 50 例样本，其总费用为 2 412 755 元，每人平均费用约为 48 255 元，约是我国人平均年收入的 4 倍[117]。

4.8 国家癫痫与癫痫持续状态医疗质量控制体系建设

2017 年 6 月，在国家卫生健康委医政医管局指导下，国家神经疾病医疗质量控制中心正式成立国家癫痫医疗质量控制专家组。广泛参考国内外指南证据，结合我国国情，专家组正式启动了癫痫质量控制指标体系建设工作。经多次国内外专家讨论评估及多家三甲医院试运行，最终形成了符合我国国情及特色的癫痫及惊厥性癫痫医疗质量控制质量控制指标 20 项[118]，在全国 31 个省市 127 家二、三级医疗机构的门诊及住院患者中广泛推广；通过专业人员的主动上报，定期数据分析和信息反馈，推动临床实践、科研、管理多维度以数据为基础的循证提高。

经过 3 年的实践与修订，2020 年 1 月，癫痫与惊厥性癫痫持续状态医疗质量控制指标被纳入《神经系统疾病医疗质量控制指标（2020 年版）》[《神经系统疾病医疗质量控制指标（2020 年版）》卫健委办公厅.2020；公告链接：http：//www.nhc.gov.cn/yzygj/s7657/202001/61297c8b37914c4798c9b2c39735c769.shtml]，由国家卫健委办公厅印发全国。2020 年 10 月，该指标纳入《三级医院评审标准（2020 年版）实施细则》[《三级医院评审标准（2020 年版）》卫健委办公厅.2020；公告链接：http：//www.nhc.gov.cn/yzygj/s7657/202110/b9fceda937184f259ecae7ece8522d24.shtml]，正式成为开展国家医院评审工作和医院加强自身管理的重要依据。2020 年 7 月，惊厥性癫痫持续状态被纳入国家第一批 36 个单病种质量管理与控制，并由卫健委办公厅印发病种相关信息监测项[《单病种质量监测信息项（2020 年版）》卫健委办公厅.2020；公告链接：http：//www.nhc.gov.cn/yzygj/s7657/202007/b31755433b8e4a50b23906b9f1a07393.shtml]。

4.9 社区防治及公益项目

4.9.1 "全球抗癫痫运动"中国农村癫痫治疗管理示范项目

经济欠发达地区的癫痫患者普遍难以得到合理诊疗，且基层医务工作者往往缺乏对癫痫规范管理的认识。2000 年，在世界卫生组织精神卫生处和我国卫生部疾病预防控制局的支持下，我国开展了"全球抗癫痫运动"中国农村癫痫治疗管理示范项目。该项目覆盖山西、河南、江苏、宁夏、黑龙江、上海 6 个省、市的 8 个县（92 个乡镇）共 318 万人口，由经过培训的乡镇卫生院医生对惊厥性癫痫患者进行筛查、按照规定方案使用苯巴比妥治疗惊厥性癫痫患者并随访管理。项目管理期间苯巴比妥治疗惊厥性癫痫效果良好，且不良反应较少、价格便宜，患者依从性佳。该示范项目显示，按照规定方案治疗、随访和管理癫痫患者是可行的策略，可使更多癫痫患者受益，并为后续农村癫痫防治管理项目纳入中央补助地方公共卫生专项资金支持提供了依据[23, 119]。

4.9.1.1 治疗管理效果

该示范项目至 2004 年 6 月 30 日随访观察截止入组治疗的患者共计 2455 例。服药满 1 年的患者中，68% 的患者发作频率减少了 50% 以上，且 1/3 的患者达到了无发作。服药满 2 年的患者中 71% 的患者发作频率减少了 50% 以上，且 1/4 的患者达到了无发作。服药 1 年后的保留率 84%，第 2 年 76%。大部分患者对药物的耐受性良好，只有 32 例患者（1%）因为严重药物副作用不能继续进行治疗（表4-9-1）[120]。

表4-9-1 治疗后第6、12、24个月癫痫患者发作频率较基线的变化

	患者数目（%）		
	第6个月（ $n=2217$ ）	第12个月（ $n=1897$ ）	第24个月（ $n=1324$ ）
随访期间无发作	919（41%）	644（34%）	347（26%）
发作减少＞75%	305（14%）	415（22%）	415（31%）
发作减少51%～75%	245（11%）	230（12%）	185（14%）
发作减少26%～50%	162（7%）	146（8%）	99（7%）
发作减少＜25%	217（10%）	156（8%）	91（7%）
发作增加至少25%	369（17%）	306（16%）	187（14%）

2008年7月，为了解原项目中接受治疗的患者能否继续坚持服药、苯巴比妥远期疗效等，中国抗癫痫协会对原队列研究中的癫痫患者进行了为期4年的随访调查。在接受苯巴比妥治疗的2455例患者中共随访到1780例，其中939例（53%）继续服药，无发作和发作减少超过50%（显效和有效）的患者在项目终止后的12、24、36和48个月所占比例分别为67%、68%、71%和73%；841例（47%）患者停药，其中244例（29%）无发作，停药原因包括未提供免费药物或无钱买药、治疗效果欠佳、当地买购不到苯巴比妥等。对继续服用和停用苯巴比妥的癫痫患者进行疗效比较，继续服药者的远期疗效优于停药者。至随访结束时共有206例患者死亡，标化死亡比达19.10，其中意外事故死亡为59例，其次为脑血管病30例、癫痫持续状态死亡28例。该随访结果表示"全球抗癫痫运动"的中国农村癫痫示范项目开展成功，远期治疗效果良好。此外，癫痫人群死亡率高，尤其是意外事故死亡率高，应引起注意[24，121]。

4.9.1.2 丙戊酸钠在中国农村地区癫痫防治管理项目的应用

2007年7月～2009年5月在广西田东县和湖北天门市农村地区进行了国产丙戊酸钠治疗癫痫的疗效及其不良反应观察。该研究中579例患者随访满12个月。服药满3个月、6个月、12个月时癫痫发作完全控制的患者分别有270例（45.5%）、249例（42.3%）和238例（41.1%），总有效率在三个时段分别为65.2%、75.4%和85.5%。治疗随访期间共有19例患者因不良反应（3.1%）脱落。因此丙戊酸钠是一种疗效较好、严重不良反应少、基层医师比较容易掌握的广谱抗癫痫发作药，适合在我国农村地区推广[122]。

4.9.2 中国农村地区癫痫防治管理项目

在前期世界卫生组织合作课题基础上，2005年中国农村癫痫防治管理方案向我国更多的农村地区推广试行。该项目采用由当地政府部门主导、各级医疗卫生部门（医院、精神卫生中心、疾病预防控制中心、乡镇卫生院等）参与的组织管理模式（图4-9-1）；经过培训的基层医务人员按照规定的简便技术方案，使用价格便宜、疗效较好的苯巴比妥和（或）丙戊酸钠治疗和管理惊厥性癫痫患者。该项目到2015年12月底入组治疗管理116 653例癫痫患者，其中苯巴比妥治疗组99 839例，丙戊酸钠治疗组15 324例，1490例同时服用上述两种药物[119，123]。

4.9.2.1 治疗效果评价

该模式下包括湖北省、黑龙江省、吉林省在内的全国多个省市项目县均报道良好的治疗管理效果[124-126]。2013—2014年两年内24个项目县中入组的5038例癫痫患者的资料显示，随着管理时间的延长，患者每个月的平均发作频率逐渐减少且同时服用其他抗癫痫发作药的患者比例逐渐降低（表4-9-2）。对随访管理满12个月的患者，分析给予不同剂量苯巴比妥单药治疗的效果，发现服用苯巴比妥日平均剂量在60～90mg的患者中，69.9%发作次数减少50%且发生中、重度不良反应的患者比例最低（图4-9-2）[123]。

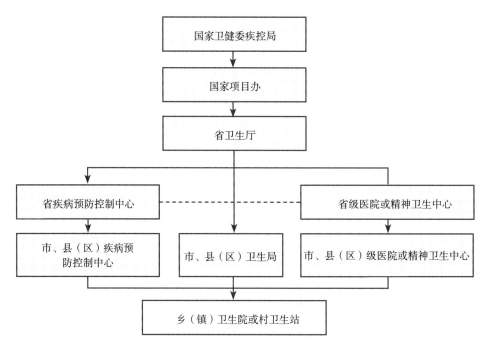

箭头表示上一级对下一级单位的指导关系，虚线表示两单位的协作关系；国家卫健委疾控局为国家卫生健康委员会疾病预防控制局的简称

图 4-9-1　中国农村地区癫痫防治管理项目组织管理模式

表 4-9-2　惊厥性癫痫患者入组后 6、12 和 24 个月服用不同药物的治疗管理效果 [例 (%)]

效果	6个月 (n = 4396)		12个月 (n = 3315)		24个月 (n = 656)	
	苯巴比妥 (n = 4098)	合用其他 ASMs (n = 298)	苯巴比妥 (n = 3170)	合用其他 ASMs (n = 145)	苯巴比妥 (n = 651)	合用其他 ASMs (n = 5)
无发作	1701（41.5）	108（36.2）	1246（39.3）	45（31.0）	202（31.0）	0
发作减少 75.1% ～ 99.9%	363（8.9）	48（16.1）	455（14.4）	39（26.9）	155（23.8）	1
发作减少 50.1% ～ 75.0%	310（7.6）	38（12.8）	304（9.6）	15（10.4）	134（20.6）	2
发作减少 25.1% ～ 50.0%	306（7.4）	29（9.7）	302（9.5）	19（13.1）	64（9.8）	1
发作减少 ≤25.0%	1418（34.6）	75（25.2）	863（27.2）	27（18.6）	96（14.8）	1

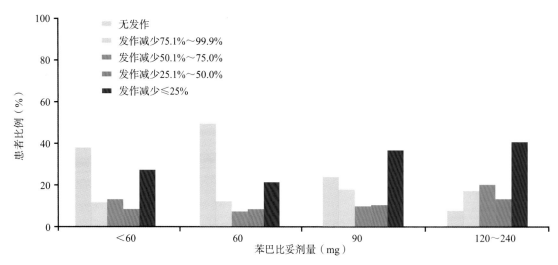

图 4-9-2　不同剂量苯巴比妥单药治疗管理效果

4.9.2.2 死亡情况分析

四川省对中国农村癫痫防治管理项目纳入的7231例患者进行了平均33.4个月的随访，并对患者死亡情况进行了纵向前瞻性研究。Cox回归分析显示男性、发病年龄晚（＞45岁）、病程短（＜10年）、惊厥性癫痫发作频率高（＞2次/月）是死亡的独立危险因素。有较高发作频率的晚发型男性癫痫患者有外伤相关死亡的更高风险，因此该研究也强调了预防这类患者外伤的重要性。另外对于高危人群的危险教育也在降低死亡风险方面有巨大作用[127]。

4.9.3 抗癫痫"西部行"公益活动

自2013年以来，中国抗癫痫协会青年委员会组织开展了"抗癫痫·西部行"公益活动。活动通过为当地癫痫患者进行义诊和咨询、培训当地骨干医师、开展地区建立帮扶基地等方式，为提升西部地区癫痫诊疗水平和促进中心城市与基层医疗机构的学术交流与协作探索新的模式。8年来，"抗癫痫·西部行"活动已覆盖全国25个省（区市）、54个市、45个县，开展活动116场，义诊患者逾2万人次，培训基层医师逾8000人次。

4.9.4 癫痫患者驾驶

公安部在2016年发布的《机动车驾驶证申领和使用规定》中曾指出："下列情形之一的，不得申请机动车驾驶证：有器质性心脏病、癫痫病、梅尼埃病、眩晕症、癔症、震颤麻痹、精神病、痴呆以及影响肢体活动的神经系统疾病等妨碍安全驾驶疾病的。"根据公安部的数据，截至2018年底中国约有3.63亿辆机动车，且以每年10%的速度增长。然而目前仍鲜有对中国癫痫患者实际驾驶情况的研究。

华西医院调查了2012—2013年就诊于该院门诊的癫痫患者中的657人，其中仅1/3了解关于癫痫相关交通法规的存在。128人（19.5%）在近期（1年以内）驾驶过机动车，而这之中62.5%的患者在过去1年中经历过至少一次癫痫发作。逻辑回归分析提示年龄（＜50岁）、男性、已婚、高个人收入、无醒时癫痫发作、较少种类的癫痫药物都与近期机动车驾驶事件独立相关。考虑到我国庞大的机动车驾驶人群可推断出一部分癫痫未得到良好控制的患者在进行驾驶，因此需要更加细致和可实践的相关法律法规来管理患者行为以保障他们自身的生活质量和公共安全[128]。

目前尚无文件指导中国医务工作者如何评估癫痫患者的驾驶风险以及如何约束其驾驶行为。为了解我国神经科医师对相关规定及政策的了解程度，以及他们在临床工作中对于癫痫患者机动车驾驶的经验与思考，一项研究通过电子问卷的形式采访了358名医师[129]。50.3%的受访神经科医师表示自己了解相关的交通法规，82.4%的医师表示他们从未直接向交通管理部门上报过癫痫患者，87.4%的受访医师认为缺乏与交通管理部门进行相关上报或沟通的明确渠道，同时90.8%的医师认为这属于患者自身的义务。大多数神经科医师（81.0%）在接诊新诊断的癫痫患者时会告知其驾驶机动车的危险性，超过一半（57.2%）的受访者表示对于癫痫未得到良好控制但仍在驾车的患者，会在接下来的随诊中持续追踪。76.2%的癫痫专科医生认为，得到良好控制的患者可以开车上路。关于可恢复驾驶的最短癫痫无发作期的定义，不同受访者有不同的意见。32.1%的受访者认为＞5年无发作才可以进行机动车驾驶，28.2%的受访者认为两年无发作是合理的期限，而21.8%的受访者认为1年甚至更短的无发作即可，同时17.9%的受访者倾向于癫痫患者终身不可以驾驶。

通过调查得出目前存在的主要问题有：①现在国内没有成熟的、可供医师或患者使用的癫痫患者上报体系；②考虑到禁止驾驶对患者工作生活可能产生的巨大影响，强制性的上报对医患关系造成潜在的压力和风险；③对于想要恢复驾驶的癫痫患者，如何定义癫痫无发作期存在争议。这个议题在全球范围内也存在分歧，从3个月到24个月不等（如美国需3～12个月，而日本需2年）。虽然仍亟须具体指南的指导，但普遍意见认为癫痫患者不应被终身剥夺驾驶的权利。我国神经科医师的调研中对于重新驾驶机动车的患者更倾向于确保他们达到更长的无发作期。立法部门及相关医疗从业者需要更加重视这个问题，联合交通管理部门从更大的人群范围内评估癫痫患者驾驶的现状，并为医师规范癫痫患者的驾驶提供标准化的指导。

ILAE对癫痫是否"治愈"，做出了如下规定：如果在专科医师治疗与指导下已10年无发作，包括停服抗发作药物后5年无发作，可视为癫痫不存在。此规定可否作为癫痫患者具备驾驶机动车资格的标准，值得积极探讨。

4.9.5 我国癫痫诊疗体系

进入21世纪以来，我国各地陆续建立了数百家癫痫中心。为规范我国癫痫中心建设和癫痫诊疗行为，中国抗癫痫协会于2017年4月成立了癫痫中心规范化建设工作委员会，旨在规范癫痫诊断和治疗行为、评价和督导癫痫中心规范化建设、协助构建全国范围的三级癫痫诊疗体系等。

2017年发表的《癫痫中心分级标准》首次描述了我国三级、二级和一级癫痫中心的一般条件、人员、设备、规章制度等，并对三级和二级癫痫中心的人员能力要求和服务内容做了具体规定。同年出版的《癫痫中心工作手册》总结了我国癫痫中心建设经验的同时，为癫痫中心建设提供了指导性意见，促进癫痫中心实施规范化诊疗流程。

2018年，中国抗癫痫协会牵头开展了我国首次最大规模癫痫诊疗机构调研工作，覆盖了全国除港澳台地区以外的31个省、自治区和直辖市。调研显示全国各类医院共成立了358家不同级别的癫痫诊疗机构，反映出我国癫痫诊疗机构在学科建设、技术开展、人才培养等方面呈现良好的上升态势。但也显示出一些问题，如地区发展不平衡、专业人员相对数量不足、人员结构欠合理、一些机构缺乏关键诊疗设施和关键诊疗技术等。

为了促进综合实力较强的癫痫中心的全面化提升，带动区域癫痫中心的规范化发展，实现"以点带片，以片促面"的发展模式，中国抗癫痫协会自2019年起，用3年时间开展覆盖全国的三级癫痫中心评审工作。至2021年底，通过中国抗癫痫协会癫痫中心评审的癫痫中心共201家，其中综合癫痫中心（三级）39家，癫痫中心（二级）98家，癫痫专科门诊（一级）64家，初步形成了我国三级癫痫诊疗体系（数据来自中国抗癫痫协会官方网站）。

4.10 指南共识

近年来国内专家总结了已有的癫痫相关研究成果，制定并发布了一系列癫痫诊治以及癫痫中心建设的临床指南和专家共识（表4-10-1）[47, 96, 104, 108, 130-146]。

表4-10-1 癫痫指南及专家共识

年份	名称
2021	神经外科手术机器人辅助脑深部电刺激手术的中国专家共识
2021	立体定向脑电图引导射频热凝毁损治疗药物难治性癫痫的中国专家共识
2021	中国围妊娠期女性癫痫患者管理指南
2021	癫痫患者与新型冠状病毒肺炎疫苗：中国专家建议
2021	7T-MRI癫痫特别工作组关于7T-MRI临床应用的专家共识
2021	迷走神经刺激治疗药物难治性癫痫的中国专家共识

续表

年份	名称
2020	癫痫外科治疗术前评估规范
2020	中国基因性全面性癫痫临床诊治实践指南
2020	生酮饮食治疗儿童癫痫性脑病循证指南
2020	癫痫术前神经心理评估专家共识
2020	癫痫共患病筛查工具的中国专家共识
2019	Clinical practice guidelines for the diagnosis and treatment of adult diffuse glioma-related epilepsy
2019	结节性硬化症相关癫痫外科治疗中国专家共识
2019	癫痫共患偏头痛诊断治疗的中国专家共识
2019	生酮饮食疗法在癫痫及相关神经系统疾病中的应用专家共识
2019	癫痫共患睡眠障碍诊断治疗的中国专家共识
2018	重复经颅磁刺激治疗专家共识
2018	儿童癫痫共患注意缺陷多动障碍诊断治疗的中国专家共识
2018	癫痫伴焦虑诊断治疗的中国专家共识
2018	成人全面性惊厥性癫痫持续状态治疗中国专家共识
2018	左卡尼汀在儿童癫痫治疗中的应用专家共识
2018	Grading standards of epilepsy centers in China
2017	癫痫中心分级标准（试行）
2017	脑性瘫痪共患癫痫诊断与治疗专家共识
2017	中医儿科临床诊疗指南·小儿癫痫（修订）
2016	热性惊厥诊断治疗与管理专家共识（2016）
2015	临床诊疗指南－癫痫病分册（2015修订版）
2015	新诊断儿童癫痫的初始单药治疗专家共识
2015	艾滋病患者抗癫痫药物与抗逆转录病毒药物联合使用的专家共识
2014	惊厥性癫痫持续状态监护与治疗（成人）中国专家共识
2014	外伤性癫痫鉴定实施规范
2013	儿童癫痫长程管理专家共识
2013	丙戊酸镁缓释片治疗癫（痫）临床应用专家共识
2013	非惊厥性癫痫持续状态的治疗专家共识
2013	关于成人癫痫患者长程管理的专家共识
2012	颅脑疾病手术后抗癫痫药物应用的专家共识（试行）
2011	抗癫痫药物应用专家共识

参 考 文 献

［1］Li SC，Wang YP，Wang WZ，et al. The National Comprehensive Governance for epilepsy prevention and control in China ［J］. Epilepsia Open，2022，7（1）：27-35.

［2］Li SC，Schoenberg BS，Wang CC，et al. Epidemiology of epilepsy in urban areas of the People's Republic of China ［J］. Epilepsia，1985，26（5）：391-394.

［3］李世绰，程学铭，王文志，等，中国神经疾病流行学研究协作组［J］. 中国农村神经系统疾病的流行病学研究，1989，1：4-9.

［4］王文志，吴建中，王德生，等. 中国五省农村人群癫痫流行病学抽样调查［J］. 中华医学杂志，2002（07）：20-23.

［5］西北三省十五万人口癫痫发病情况调查An Investigation of the Prevalence of Epilepsy in Three Northwestern Provinces of China［J］. 中华流行病学杂志，1987，08（3）：165-167.

［6］唐浩，董闽田，陈良，等. 华东五省成人癫痫流行病学调查报告［J］. 临床神经病学杂志，1991（03）：139-141.

［7］Ding X，Zheng Y，Guo Y，et al. Active epilepsy prevalence，the treatment gap，and treatment gap risk profile in eastern China：A population-based study［J］. Epilepsy Behav，2018，78：20-24.

［8］杨露春，曹克勇，朱雷，等. 中国农村及少数民族地区癫痫流行病学调查［J］. 中华神经外科杂志，1989（S1）：24-30.

［9］吴昇平，戴钦舜，宋家仁，等. 五市城乡癫痫流行病学对比分析［J］. 中华医学杂志，1991（03）：156.

［10］郭铭花，张敬军，孙铮，等. 山东省癫痫流行病学调查研究［J］. 中国临床神经科学，2014（3）：307-312.

［11］王旭，晁丽娜，刘晓晴，等. 宁夏同心县回族癫痫流行病学调查［J］. 中风与神经疾病杂志，2016，33（01）：27-31.

［12］孙凡元，宋家仁，李世绰，等. 银川市老城区回、汉民癫痫流行病学对比分析［J］. 中华神经精神科杂志，1989，22（2）：111-113.

［13］俞志鹏，唐艳湘，王文敏，等. 中国云南佤族人群癫痫流行病学调查［J］. 中华流行病学杂志，2009（01）：95-96.

［14］Yu ZP，Dong K，Chang H，et al. The epidemiological and clinical characteristics study on epilepsy in 8 ethnic groups of China［J］. Epilepsy Res，2017，138：110-115.

［15］Zheng GX，Li FT，Chen YM，et al. An epidemiological survey of epilepsy in tropical rural areas of China［J］. Epilepsia Open，2021，6（2）：323-330.

［16］杨金升. 西北五省区儿童癫痫流行病学研究［J］. 实用儿科临床杂志，1990，5（2）：70-73.

［17］Chiang KL，Cheng CY. Prevalence and neuro-psychiatric comorbidities of pediatric epilepsy in Taiwan：a national population-based study［J］. Epilepsy Res，2014，108（8）：1451-1460.

［18］杨露春，曹克勇，朱雷，等. 中国农村及少数民族地区癫痫流行病学调查［J］. 中华神经外科杂志，1989（S1）：24-30.

［19］吴升平，李世绰，程学铭，等. 我国五市城乡癫痫流行病学对比分析［J］. 中国神经精神疾病杂志，1993（04）：244.

［20］刘晓晴，雷萍萍，晁丽娜，等. 宁夏农村地区惊厥性癫痫患者死亡原因分析［J］. 中风与神经疾病杂志，2017，34（01）：63-67.

［21］Lu L，Xiong WX，Yang X，et al. In-hospital mortality of status epilepticus in China：Results from a nationwide survey［J］. Seizure，2020，75：96-100.

［22］张爱华，伍国强. 湘乡市80万农村人口癫痫流行病学调查报告［J］. 当代医师杂志，1997（3）：9-11.

［23］王文志，吴建中，戴秀英，等. 中国六省农村地区2455例癫痫患者治疗管理效果观察［J］. 中国现代神经疾病杂志，2006，5：375-376.

［24］Kwan P，Wang W，Wu J，et al. Long-term outcome of phenobarbital treatment for epilepsy in rural China：a prospective cohort study［J］. Epilepsia，2013，54（3）：537-542.

［25］葛炎，丁玎，虞培敏，等. 社区癫痫患者的死亡风险（距基线调查12年后）随访研究［J］. 中国临床神经科学，2015（4）：366-371.

［26］Hui AC，Joynt GM，Li H，et al. Status epilepticus in Hong Kong Chinese：aetiology，outcome and predictors of death and morbidity［J］. Seizure. Oct 2003，12（7）：478-482.

［27］Li JM，Chen L，Zhou B，et al. Convulsive status epilepticus in adults and adolescents of southwest China：mortality，etiology，and predictors of death［J］. Epilepsy Behav，2009，14（1）：146-149.

［28］李倩，谢琛，刘静茹，等. 中国大陆人群脑卒中后癫痫发生率的Meta分析［J］. 临床神经外科杂志，2019，16（04）：308-313.

［29］Zhao YQ，Wu HL，Wang XL，et al. Clinical epidemiology of posttraumatic epilepsy in a group of Chinese patients［J］. Seizure，2012，21（5）：322-326.

［30］Scheffer IE，Berkovic S，Capovilla G，et al. ILAE classification of the epilepsies：Position paper of the ILAE Commission for Classification and Terminology［J］. Epilepsia，2017，58（4）：512-521.

［31］He N，Lin ZJ，Wang J，et al．Evaluating the pathogenic potential of genes with de novo variants in epileptic encephalopathies［J］．Genet Med，2019，21（1）：17-27．

［32］杨春松，王艳梅，张伶俐，等．中国癫痫患者药物基因研究现状的循证评价［J］．中国药物应用与监测，2017，14（005）：259-262．

［33］杨静，杨春松，黄亮，等．中国癫痫患者基因组学研究现状的循证评价［J］．中国药物应用与监测，2018；v.15；No.84（02）：67-71．

［34］Man CB，Kwan P，Baum L，et al．Association between HLA-B*1502 allele and antiepileptic drug-induced cutaneous reactions in Han Chinese［J］．Epilepsia，2007，48（5）：1015-1018．

［35］Cheung YK，Cheng SH，Chan EJ，et al．HLA-B alleles associated with severe cutaneous reactions to antiepileptic drugs in Han Chinese［J］．Epilepsia，2013，54（7）：1307-1314．

［36］Chen P，Lin JJ，Lu CS，et al．Carbamazepine-induced toxic effects and HLA-B*1502 screening in Taiwan［J］．N Engl J Med，2011，364（12）：1126-1133．

［37］Wang Q，Zhou JQ，Zhou LM，et al．Association between HLA-B*1502 allele and carbamazepine-induced severe cutaneous adverse reactions in Han people of southern China mainland［J］．Seizure，2011，20（6）：446-448．

［38］何晓静，汝继玲，肇丽梅．中国东北地区汉族癫痫患者HLA-B*1502等位基因分布频率［J］．中国临床药理学杂志，2013，29（002）：98-99．

［39］Wang W，Hu FY，Wu XT，et al．Genetic predictors of Stevens-Johnson syndrome and toxic epidermal necrolysis induced by aromatic antiepileptic drugs among the Chinese Han population［J］．Epilepsy Behav，2014，37：16-19．

［40］He XJ，Jian LY，He XL，et al．Association of ABCB1，CYP3A4，EPHX1，FAS，SCN1A，MICA，and BAG6 polymorphisms with the risk of carbamazepine-induced Stevens-Johnson syndrome/toxic epidermal necrolysis in Chinese Han patients with epilepsy［J］．Epilepsia，2014，55（8）：1301-1306．

［41］Li SC，Schoenheng BS．Risk factors for epilepsy in China and other developing countries［J］．Chin Med J（Engl），1987，100（10）：813-815．

［42］Si Y，Liu L，Hu J，et al．Etiologic features of newly diagnosed epilepsy：hospital-based study of 892 consecutive patients in West China［J］．Seizure，2012，21（1）：40-44．

［43］Chou IC，Sung FC，Hong SY．Incidence of epilepsy in children born prematurely and small for gestational age at term gestation：A population-based cohort study［J］．J Paediatr Child Health，2020，56（2）：324-329．

［44］余杨文，张益霞，张静，等．贵州农村癫痫危险因素及归因危险度研究［J］．癫痫与神经电生理学杂志，2018，027（005）：302-304．

［45］Yeh CC，Chen TL，Hu CJ，et al．Risk of epilepsy after traumatic brain injury：a retrospective population-based cohort study［J］．J Neurol Neurosurg Psychiatry，2013，84（4）：441-445．

［46］Wang XP，Zhong J，Lei T，et al．Epidemiology of traumatic brain injury-associated epilepsy in western China：An analysis of multicenter data［J］．Epilepsy Res，2020，164：106354．

［47］中华医学会神经外科学分会神经创伤专业组，中华医学会创伤学分会颅脑创伤专业组．颅脑创伤后癫痫防治中国专家共识［J］．中华神经外科杂志，2017，33（7）：652-654．

［48］Thurman DJ，Begley CE，Carpio A，et al．The primary prevention of epilepsy：A report of the Prevention Task Force of the International League Against Epilepsy［J］．Epilepsia，2018，59（5）：905-914．

［49］Chen TC，Chen YY，Cheng PY，et al．The incidence rate of post-stroke epilepsy：a 5-year follow-up study in Taiwan［J］．Epilepsy Res，2012，102（3）：188-194．

［50］谷鸿秋，杨昕，王春娟，等．蛛网膜下腔出血继发症状性癫痫的发生率，危险因素及院内结局：来自中国卒中联盟登记数据库的分析［J］．中国卒中杂志，2020，15（06）：52-57．

［51］Lee WT，Yu TW，Chang WC，et al．Risk factors for postencephalitic epilepsy in children：a hospital-based study in Taiwan［J］．Eur J Paediatr Neurol，2007，11（5）：302-309．

［52］Mu J，Liu L，Zhang Q，et al．Causes of death among people with convulsive epilepsy in rural West China：a prospective study［J］．Neurology，2011，77（2）：132-137．

［53］Cheng CY，Hsu CY，Wang TC，et al．Risk of Cardiac Morbidities and Sudden Death in Patients With Epilepsy and No History of Cardiac Disease：A Population-Based Nationwide Study［J］．Mayo Clin Proc，2021，96（4）：964-974．

［54］Ge Y，Ding D，Zhu GX，et al．Genetic variants in incident SUDEP cases from a community-based prospective cohort with epilepsy［J］．J Neurol Neurosurg Psychiatry，2020，91（2）：126-131．

［55］李世绰，周树舜，程学铭，等. 中国六城市居民癫痫的流行病学调查［J］. 中华精神科杂志，1986，19（4）：193-196.

［56］王文志，吴建中，王德生，等. 中国五省农村人群癫痫流行病学抽样调查［J］. 中华医学杂志，2002，82（7）：449-452.

［57］丁玎，鲁桂银，黄茂盛，等. 上海农村地区癫痫流行病学抽样调查［J］. 中国临床神经科学，2004（02）：122-124.

［58］Ng KK，Ng PW，Tsang KL，et al. Clinical characteristics of adult epilepsy patients in the 1997 Hong Kong epilepsy registry［J］. Chin Med J（Engl），2001，114（1）：84-87.

［59］Fong GC，Mak W，Cheng TS，et al. A prevalence study of epilepsy in Hong Kong［J］. Hong Kong Med J，2003，9（4）：252-257.

［60］Kwong KL，Chak WK，Wong SN，et al. Epidemiology of childhood epilepsy in a cohort of 309 Chinese children［J］. Pediatr Neurol，2001，24（4）：276-282.

［61］Access GBDH，Quality C. Measuring performance on the Healthcare Access and Quality Index for 195 countries and territories and selected subnational locations：a systematic analysis from the Global Burden of Disease Study 2016［J］. Lancet，2018，391（10136）：2236-2271.

［62］Wang WZ，Wu JZ，Wang DS，et al. The prevalence and treatment gap in epilepsy in China：an ILAE/IBE/WHO study［J］. Neurology，2003，60（9）：1544-1545.

［63］岳福娟，唐丽娟，张帆，等. 河北省部分农村地区活动性惊厥性癫痫的治疗缺口分析［J］. 中国慢性病预防与控制，2021，29（01）：46-48.

［64］胡佳，熊毅，李晓霞，等. 四川农村地区活动性惊厥性癫痫的患病率与治疗缺口［J］. 公共卫生与预防医学，2017，28（04）：113-116.

［65］Ding XY，Zheng Y，Guo Y，et al. Active epilepsy prevalence，the treatment gap，and treatment gap risk profile in eastern China：A population-based study［J］. Epilepsy Behav，2018，78：20-24.

［66］赵迎春，张瑜，李旗，等. 上海市松江区岳阳社区癫痫流行病学调查［J］. 临床荟萃，2011，26（20）：1780-1782.

［67］胡丽丽，王灿，窦广慧，等. 山东省农村地区癫痫患者治疗现状调查［J］. 中国农村卫生事业管理，2020，40（01）：59-64.

［68］Lin YC，Hu SM，Hao XY，et al. Epilepsy centers in China：Current status and ways forward［J］. Epilepsia，2021，62（11）：2640-2650.

［69］肖波，龙泓羽，等. 浅谈抗癫痫药物应用现状与前景展望［J］. 中华神经科杂志，2021，54（01）：5-8.

［70］杨忠旭. 癫痫外科在中国的发展现状与思考［J］. 中华脑科疾病与康复杂志·电子版，2015，5（05）：290-293.

［71］Xu LS，Xu MH. Epilepsy surgery in China：past，present，and future［J］. Eur J Neurol，2010，17（2）：189-193.

［72］遇涛，张国君，徐翠萍，等. 致病灶切除手术治疗药物难治性癫痫的疗效分析——单中心15年病例回顾［J］. 中华神经外科杂志，2018，34（10）：1028-1032.

［73］陈旭，胡航，程立冬，等. 功能性大脑半球切除术治疗儿童半球病变致难治性癫痫24例［J］. 实用医学杂志，2014，30（06）：857-860.

［74］安宁，刘仕勇，杨梅华，等. 额叶癫痫的手术治疗［J］. 中华神经外科疾病研究杂志，2010，9（05）：402-406.

［75］李煜环，孙永锋，翟卫东，等. 伴海马硬化的颞叶内侧面癫痫手术治疗临床分析［J］. 临床神经外科杂志，2015，12（06）：438-441.

［76］Yan XM，Xu CP，Wang YP，et al. A study of medial and lateral temporal lobe epilepsy based on stereoelectroencephalography［J］. Chin Med J（Engl），2020，134（1）：68-72.

［77］许新科，李军亮，陈程，等. 婴幼儿难治性癫痫外科治疗探讨［J］. 临床小儿外科杂志，2019，18（05）：409-412.

［78］Huang Q，Zhou J，Wang XF，et al. Predictors and Long-term Outcome of Resective Epilepsy Surgery in Patients with Tuberous Sclerosis Complex：A Single-centre Retrospective Cohort Study［J］. Seizure，2021，88：45-52.

［79］Liu QZ，Ma JY，Yu GJ，et al. Postoperative seizure and developmental outcomes of children with hemimegalencephaly and drug-resistant epilepsy［J］. Seizure，2021，92：29-35.

［80］吴晔，周健，关宇光，等. 迷走神经刺激治疗药物难治性癫痫的中国专家共识［J］. 癫痫杂志，2021；7（03）：191-196.

［81］Wang HJ，Tan G，Zhu LN. Predictors of seizure reductionoutcome after vagus nerve stimulation in drug-resistant epilepsy［J］. Seizure，2019，66：53-60.

［82］Fan PC，Peng SSF，Yen RF，et al. Neuroimaging and electroencephalographic changes after vagus nerve stimulation in aboy with medically intractable myoclonic astatic epilepsy［J］. J FormosMed Assoc，2014，113（4）：258-263.

［83］徐欣，凌至培，余新光，等. 脑深部电刺激治疗药物难治性癫痫：5个不同刺激靶点的长期临床效果比较［J］. 临床神经外科杂志，2021，18（04）：404-408＋413.

［84］Fridley J，Thomas JG，Navarro JC，et al. Brain stimulation for the treatment of epilepsy［J］. Neurosurg Focus，2012，32（3）：E13.

［85］Noohi S，Amirsalari S，et al. History，Studies and Specific Uses of Repetitive Transcranial Magnetic Stimulation（rTMS）in Treating Epilepsy［J］. Iran J Child Neurol，2016，10（1）：1-8.

［86］Sun W，Mao W，Meng XH，et al. Low-frequency repetitive transcranial magnetic stimulation for the treatment of refractory partial epilepsy：a controlled clinical study［J］. Epilepsia，2012，53（10）：1782-1789.

［87］Yang DJ，Wang Q，Xu CP，et al. Transcranial direct current stimulation reduces seizure frequency in patients with refractory focal epilepsy：A randomized，double-blind，sham-controlled，and three-arm parallel multicenter study［J］. Brain Stimul，2020，13（1）：109-116.

［88］Levy RG，Cooper PN，Giri P.Ketogenic diet and other dietary treatments for epilepsy［J］. Cochrane Database Syst Rev，2012（3）：CD001903.

［89］Liu HY，Yang Y，Wang YB，et al. Ketogenic diet for treatment of intractable epilepsy in adults：A meta-analysis of observational studies［J］. Epilepsia Open，2018，3（1）：9-17.

［90］张弨，张建国，等. 癫痫外科立体脑电图方法的临床应用［J］. 中华医学杂志，2018，98（29）：2311-2313.

［91］周文静. 立体定向脑电图在儿童癫痫外科的应用［J］. 中国实用儿科杂志，2016，31（01）：17-21.

［92］Wei PH，An Y，Fan XT，et al. Stereoelectroencephalography-Guided Radiofrequency Thermocoagulation for Hypothalamic Hamartomas：Preliminary Evidence［J］. World Neurosurg，2018，114：e1073-e1078.

［93］陈思畅，赵国光，单永治，等. 立体定向电极射频热凝术治疗不同类型药物难治性癫痫的现状［J］. 中华神经外科杂志，2019（01）：99-102.

［94］Xue F，Chen TT，Sun HJ，et al. Postoperative Outcomes of Magnetic Resonance Imaging（MRI）-Guided Laser Interstitial Thermal Therapy（LITT）in the Treatment of Drug-Resistant Epilepsy：A Meta-Analysis［J］. Med Sci Monit，2018，24：9292-9299.

［95］任洁钏，乔慧，王群，等. 脑磁图在癫痫术前定位中的应用进展［J］. 临床神经病学杂志，2017，30（04）：314-316.

［96］周新雨，洪震，虞培敏，等. 癫痫伴焦虑诊断治疗的中国专家共识［J］. 癫痫杂志，2018（03）：185-191.

［97］蔡涛，唐丽瓯，等. 癫痫患者抑郁障碍发生率及相关因素调查［J］. 实用诊断与治疗杂志. 2006；20（11）：815-816，819.

［98］黄淑云. 癫痫伴发抑郁障碍的研究现状［J］. 医学综述，2012，18（9）：1335-1337.

［99］van Golde EG，Gutter T，de Weerd AW，et al. Sleep disturbances in people with epilepsy：prevalence，impact and treatment［J］. Sleep Med Rev，2011，15（6）：357-368.

［100］Tolaymat A，Liu Z. Sleep Disorders in Childhood Neurological Diseases［J］. Children（Basel），2017，4（10）：84.

［101］丁玎，洪震，丁美萍，等. 癫痫共患睡眠障碍诊断治疗的中国专家共识［J］. 癫痫杂志，2019，5（6）：417-423.

［102］陈蕾，邱湘苗，朱曦，癫痫共患偏头痛的研究进展［J］. 癫痫杂志，2016，2（2）：128-132.

［103］Wang XQ，Lang SY，Zhang X，et al. Comorbidity between headache and epilepsy in a Chinese epileptic center. Epilepsy Res，2014，108（3）：535-541.

［104］王玉，陈阳美，洪震，等. 癫痫共患偏头痛诊断治疗的中国专家共识［J］. 癫痫杂志，2019（05）：327-337.

［105］Vidaurre J，Twanow JDE. Attention Deficit Hyperactivity Disorder and Associated Cognitive Dysfunction in Pediatric Epilepsy［J］. Semin Pediatr Neurol，2017，24（4）：282-291.

［106］Abd El Naby SA，Naguib YM. Sociodemographic，Electrophysiological，and Biochemical Profiles in Children with Attention Deficit Hyperactivity Disorder and/or Epilepsy［J］. Behav Neurol，2018，2018：8932817.

［107］韩颖，秦炯，姜玉武，等. 癫痫患儿共患注意缺陷多动障碍的临床分析［J］. 中国当代儿科杂志，2012，14（2）：89-92.

［108］中国抗癫痫协会共患病专业委员会. 儿童癫痫共患注意缺陷多动障碍诊断治疗的中国专家共识［J］. 癫痫杂志，2018（04）：281-289.

［109］Ding D，Hong Z，Wang WZ，et al. Assessing the disease burden due to epilepsy by disability adjusted life year in rural China. Epilepsia，2006，47（12）：2032-2037.

［110］Fullman N，Yearwood J，Abay SM，et al. Measuring performance on the Healthcare Access and Quality Index for 195 countries and territories and selected subnational locations：a systematic analysis from the Global Burden of Disease Study 2016［J］. The Lancet，2018，391（10136）：2236-2271.

［111］Hong Z，Qu B，Wu XT，et al. Economic burden of epilepsy in a developing country：a retrospective cost analysis in China. Epilepsia，2009，50（10）：2192-2198.

［112］石学峰，李瑞，黄晓静，等. 苯巴比妥治疗癫痫发作技术在基层卫生机构应用的卫生经济学分析［J］. 中国全科医学，2011（34）：3990-3991.

［113］Liu JM，Liu ZL，Meng FX. The economic burden of epilepsy in a sample of people with epilepsy in China［J］. Epilepsy Res，2013，103（2-3）：288-293.

［114］王冰玉，李世绰，郭岩. 门诊癫痫患者的药物治疗费用研究［J］. 中国卫生经济，2015（7）：65-67.

［115］王冰玉，李世绰，郭岩. 不同地区门诊癫痫患者的诊疗及经济负担现状分析［J］. 中国社会医学杂志，2017（04）：391-394.

［116］张鹤声，陆璐，熊维希，等. 基于病案首页信息的全国三级公立医院癫痫住院患者医疗服务现状分析［J］. 华西医学，2020，35（06）：679-683.

［117］Li L，Li JM，Wu XT，et al. Considering economic reality in calculating the financial burden of epilepsy in China. Epilepsia，2011，52（2）：416-418.

［118］国家医疗服务与质量安全报告-神经系统疾病分册［M］. 北京：人民卫生出版社，2020.

［119］王文志，李涤，茹晓娟，等. 中国农村癫痫防治管理项目介绍［J］. 癫痫杂志，2016（5）：414-417.

［120］Wang WZ，Wu JZ，Ma GY，et al. Efficacy assessment of phenobarbital in epilepsy：a large community-based intervention trial in rural China［J］. Lancet Neurol，2006，5（1）：46-52.

［121］杨洪超，王文志，吴建中，等. 世界卫生组织-全球抗癫痫运动中国农村癫痫示范项目结束后四年随访结果［J］. 中国现代神经疾病杂志，2012（05）：48-53.

［122］王文志，吴建中，李世绰，等. 我国农村地区607例癫痫患者应用丙戊酸钠治疗效果评价［J］. 中华神经科杂志，2011，44（1）：15-19.

［123］王晓玮，茹小娟，王文志. 我国农村地区癫痫治疗管理模式探索及其效果评估［J］. 中华神经科杂志，2016，49（005）：358-363.

［124］张佩君，徐乾，李俊琳，等. 湖北省农村癫痫防治管理项目效果评价［J］. 应用预防医学，2020，026（001）：29-32.

［125］高菡璐，兰莉，樊金卿，等. 哈尔滨市农村癫痫患者卫生经济学评价研究［J］. 现代预防医学，2020（16）：112-115.

［126］Li N，Li J，Zhao DY，et al. Efficacy of phenobarbital in treating elderly epilepsy patients in rural northeast China：A community-based intervention trial［J］. Seizure，2021，89：93-98.

［127］Si Y，Chen D，Tian LY，et al. Update on causes of premature death in people with convulsive epilepsy in rural West China［J］. Epilepsia，2016，57（6）：117-120.

［128］Chen JN，Yan B，Lu HJ，et al. Driving among patients with epilepsy in West China［J］. Epilepsy Behav，2014，33：1-6.

［129］Fang JJ，Jirsch J，Wang S，et al. Neurologists' attitudes toward driving among persons with epilepsy in China：A pilot electronic survey［J］. Epilepsy Behav，2019，94：47-51.

［130］中国抗癫痫协会癫痫社区管理工作委员会. 癫痫患者与新型冠状病毒肺炎疫苗：专家建议［J］. 癫痫杂志，2021（04）：323-326.

［131］刘婷红，程华，张国君，等.《7T-MRI癫痫特别工作组关于7T-MRI临床应用的专家共识》解读［J］. 癫痫杂志，2021（02）：136-141.

［132］中国抗癫痫协会神经调控专业委员会，中国医师协会神经调控专业委员会，中华医学会神经外科分会神经生理学组. 迷走神经刺激治疗药物难治性癫痫的中国专家共识［J］. 癫痫杂志，2021（03）：191-196.

［133］中国医师协会神经内科医师分会癫痫疾病专业委员会. 中国基因性全面性癫痫临床诊治实践指南［J］. 中华神经医学杂志，2020，19（10）：973-976.

［134］中国医师协会神经内科医师分会儿童神经专业委员会，中华医学会儿科学分会神经学组. 生酮饮食治疗儿童癫痫性脑病循证指南［J］. 中华实用儿科临床杂志，2019，34（12）：881-888.

［135］中国抗癫痫协会共患病专业委员会. 癫痫术前神经心理评估专家共识［J］. 癫痫杂志，2020（05）：389-395.

［136］洪震，虞培敏，韩颖，等. 癫痫共患病筛查工具的中国专家共识［J］. 癫痫杂志，2020（02）：89-92.

［137］Liang SL，Fan X，Zhao M，et al. Clinical practice guidelines for the diagnosis and treatment of adult diffuse glioma-related epilepsy［J］. Cancer Med，2019，8（10）：4527-4535.

［138］中国抗癫痫协会结节性硬化专业委员会. 结节性硬化症相关癫痫外科治疗中国专家共识［J］. 中国当代儿科杂志，2019，21181：735-742.

［139］Wu XM，Ji KQ，Wang HY，et al. microRNA-542-5p protects against acute lung injury in mice with severe acute pancreatitis by suppressing the mitogen-activated protein kinase signaling pathway through the negative regulation of P21-activated kinase 1［J］. J Cell Biochem，2019，120（1）：290-304.

［140］中国医师协会神经内科分会癫痫专委会. 成人全面性惊厥性癫痫持续状态治疗中国专家共识［J］. 国际神经病学神经外科学杂志，2018，45（1）：1-4.

［141］中华医学会儿科学分会神经学组左卡尼汀应用协作组,《中国实用儿科杂志》编辑委员会. 左卡尼汀在儿童癫痫治疗中的应用专家共识（2018年制定）［J］. 中国实用儿科杂志，2018，33（8）：561-565.

［142］中国抗癫痫协会常务理事. 癫痫中心分级标准（试行）2016年10月修改［J］. 癫痫杂志，2017（03）：243-247.

［143］中华医学会儿科学分会康复学组，中华医学会儿科学分会神经学组. 脑性瘫痪共患癫痫诊断与治疗专家共识［J］. 中华实用儿科临床杂志，2017，32（16）：1222-1226.

［144］马融，刘振寰，张喜莲，等. 中医儿科临床诊疗指南·小儿癫痫（修订）［J］. 中医儿科杂志，2017，13（6）：1-6.

［145］中华医学会儿科学分会神经学组. 热性惊厥诊断治疗与管理专家共识（2016）［J］. 中华儿科杂志. 2016；54（10）：723-727.

［146］中国医师协会功能神经外科专家委员会，中华医学会神经外科学分会功能神经外科学组，中国医师协会神经调控专业委员会，等. 神经外科手术机器人辅助脑深部电刺激手术的中国专家共识［J］. 中国微侵袭神经外科杂志，2021，26（7）：291-295.

第五部分 肌萎缩侧索硬化

肌萎缩侧索硬化症（amyotrophic lateral sclerosis，ALS），又称"渐冻症"。ALS是一种严重致死性进行性神经退行性疾病，主要影响大脑、脑干和脊髓运动神经元。临床上，主要表现为隐匿起病的上、下运动神经元损害症状和体征，逐渐出现肢体肌肉萎缩、无力及吞咽、言语障碍、呼吸衰竭。目前缺乏有效治疗手段，只能通过药物及营养、呼吸支持延长生存期，但这些方法不能阻止疾病的进展，患者通常于诊断后3～5年因呼吸衰竭和肺炎而死亡。

5.1 流行病学

5.1.1 发病年龄分布及变化趋势

目前普遍认为ALS的发病年龄高峰为50～75岁，但各个研究所报道的中位发病年龄并不完全一致。北京大学第三医院的樊东升教授团队进行了一项为期14年的前瞻性中国队列研究[1]。本研究纳入2005年1月～2018年12月在北京大学第三医院就诊的3410例散发性ALS患者。研究人员将14年分为3个阶段（2005年1月～2009年12月、2010年1月～2014年12月和2015年1月～2018年12月），每5年评估一次受试者的基线特征变化。研究发现，发病时平均年龄从2005—2009年的49.5岁增加至2015—2018年的53.0岁（$P < 0.001$）；诊断时平均年龄从2005—2009年的51.2岁增加到2015—2018年的54.7岁（$P < 0.001$）（图5-1-1）。中国患者平均发病年龄明显早于欧洲及日本人群；肢体起病型与进行性肌萎缩（progressive muscular atrophy，PMA）型发病年龄早于球部起病型和家族性ALS（familial ALS，fALS）型。分析中国人群发病年龄较早的原因可能如下：①中国ALS患者球部起病型比例（14.0%）低于其他人群（文献报道球部起病型比例约占总患者数的25%），而多项研究表明球部起病型患者发病时间晚于肢体起病型患者；②中国人群平均预期寿命（2015年，76.34岁）低于发达国家，导致高龄患者相对减少；③中国人群在遗传背景及生活习惯等方面与其他国家存在差异性，可能会对ALS的发病造成一定的影响。

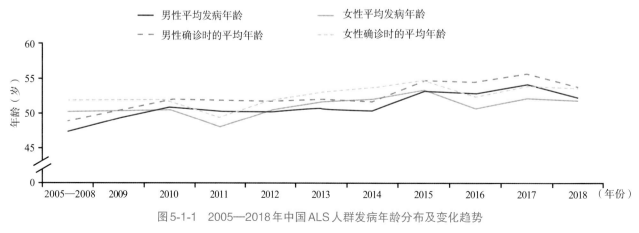

图5-1-1 2005—2018年中国ALS人群发病年龄分布及变化趋势

5.1.2　总体患病率及发病率

2016年中国大陆年龄调整后[2]，ALS的平均患病率为2.97/10万（95% CI: 2.91～3.03），其中男性（3.53/10万，95% CI: 3.44～3.63）普遍高于女性（2.37/10万，95% CI: 2.29～2.45）。另外，ALS的发病率为1.62/（10万人·年）（95% CI: 1.58～1.67），同样，男性［1.81/（10万人·年），95% CI: 1.74～1.88］高于女性［1.23/（10万人·年），95% CI: 1.17～1.29］。

5.1.3　中国城镇ALS发病率及变化趋势

2012年1月～2016年12月，我国开展了一项涉及中国大陆21个省市（不包含福建、西藏、天津、北京、上海、四川、宁夏、河北、青海及新疆）的大型城市数据研究[2]。该队列包含享有城镇居民基本医疗保险人群及城镇职工基本医疗保险人群，总共涉及近43 000 000人。结果显示，ALS患者的年平均患病率为2.91/10万，年平均发病率为1.65/（10万人·年）。其中，男性患者均高于女性（图5-1-2）。

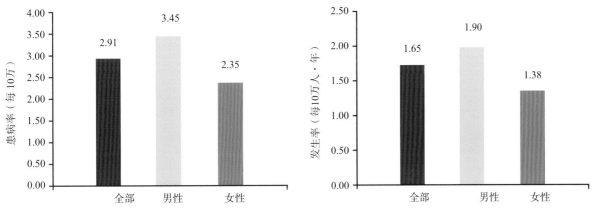

图5-1-2　ALS患者的年平均患病率

结合北京大学第三医院2010—2015年的ALS患者统计信息及北京东方丝雨渐冻人罕见病关爱中心的自我普查报告[3]，研究结果表明，北京市2010—2015年ALS患者的年平均发病率为2.708/（10万人·年）。但采用捕获再捕获法估算ALS发病率研究[4]表明，2010—2016年北京市ALS的年平均发病率为0.66/（10万人·年）（95%CI: 0.61～0.71），和国际报道一致。发病率与年龄、性别相关，55～64岁年龄组的发病率［男性: 3.069/（10万人·年），95%CI: 2.304～3.833；女性: 1.826/（10万人·年），95%CI: 1.273～2.378］均达到峰值，且女性的发病和诊断年龄更低（图5-1-3）。

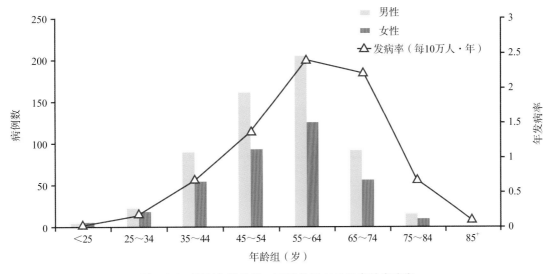

图5-1-3　不同年龄阶段、不同性别ALS患者的发病率

另外，1997—2002年中国香港人群数据[5]显示，ALS中位发病率0.6/（10万人·年）；1999—2008年中国台湾地区[6]人群的中位发病率0.5/（10万人·年），与大陆发病率相似（表5-1-1）。

表5-1-1　中国部分地区ALS发病率比较

地域	研究时间	病例人数	研究类型	发病率/（10万人·年）	参考文献
香港	1997—2002	84	人群研究	0.60	[5]
台湾	1999—2008	1136	人群研究	0.50	[6]
北京	2010—2016	1092	捕获-再捕获	0.66	[4]

5.2　死亡率及影响因素

5.2.1　死亡率

多数研究认为，ALS患者自发病至死亡的中位生存时间为3～5年，但具有明显的临床异质性，一部分患者进展可非常迅速，病程＜1年，而另一部分患者进展极为缓慢，病程可超过10年甚至20年。

2018年有报道[7]显示，中国大陆散发性ALS（sporadic ALS，sALS）患者的中位生存时间为71个月，与中国台湾地区基于人群研究所得中位生存时间（66.6个月）相近，但也有2011年的研究显示为29.67个月（表5-2-1）。不同国家和地区所报道的生存时间存在明显的差异性，除去研究方法、数据处理及分析方法的不同之外，应考虑到人种、生活方式等方面的差异所造成的影响。

表5-2-1　中国ALS患者的流行病学研究

研究	杨等（2011）	刘等（2014a）	崔等（2014）	陈等（2015）	魏等（2015）	李等（2013）	蔡等（2015）	方等（1996）	方等（2005）
地域	大陆	大陆	大陆	大陆	大陆	台湾地区	台湾地区	香港	香港
研究类型	单中心队列	多中心队列	多中心队列	单中心队列	单中心队列	人群研究	人群研究	人群研究	人群研究
研究时间	2004—2010	2009	2009—2010	2003—2012	2006—2014	1999—2008	1999—2008	1989—1992	1997—2002
病例数（人）	139	455	461	1624	1131	1149	1136	84	218
平均发病年龄	50.54	52.4	52.6	49.8	54.3	56.27	56.6	55.5	58.76
性别比例（男/女）	/	1.63	1.6	1.7	1.45	1.65	1.67	1.98	1.72
生存时间（月）	29.67	/	/	71	/	66.6	/	33.6	/
延髓起病率（%）	/	30.90	20.30	14.00	20.30	/	/	/	/
利鲁唑使用率（%）	/	/	28.90	32.30	35	60.75	56	/	/

5.2.2　起病年龄对生存时间的影响

2003年1月～2015年12月[8]，北京大学第三医院共收集中国sALS患者2101例分析疾病预后的影响因素，结果发现起病年龄＞50岁的ALS患者生存时间明显短于起病年龄≤50岁的ALS患者（图5-2-1）。另外，COX多因素分析[9]表明，起病年龄＜55岁ALS患者的死亡风险是起病年龄≥55岁ALS患者的0.72倍（P＝0.09），诊断延迟时间＜10.98个月的ALS患者死亡风险是诊断延迟时间≥10.98个月ALS患者的2.64倍（P＜0.001）。

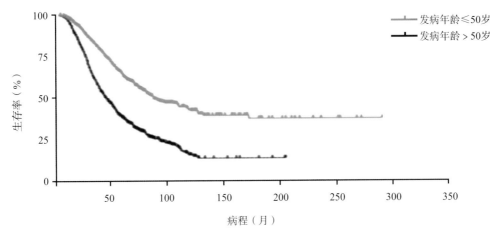

图5-2-1　不同发病年龄的ALS患者生存曲线分析

进一步将年龄阶段划分，从下图可看出，随着发病年龄的不断增长，患者中位生存时间逐渐降低（图5-2-2）。

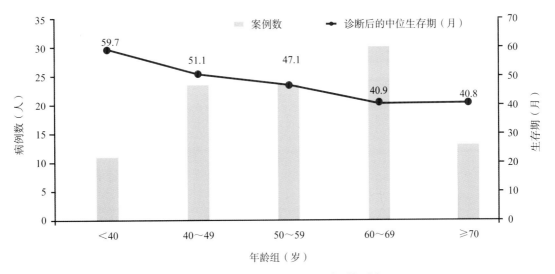

图5-2-2　不同年龄段的中位生存时间分析

5.2.3　起病部位及受累时间对生存时间的影响

多项研究[8]均表明，延髓起病型ALS生存期较短（47.6个月），肢体起病型ALS相对较长（61.8个月）（图5-2-3，图5-2-4）。

西安交通大学第一附属医院对2011年1月～ 2017年12月收集的168例ALS患者随访至2018年12月[9]。COX单因素及多因素分析结果提示（图5-2-5），脊髓起病型ALS患者在发病后11.5个月是否出现延髓受累也是影响其生存期的独立危险因素，且延髓受累时间＜11.5个月的患者中位生存时间（20.37个月，95%CI：18.71 ～ 22.02）明显短于延髓受累时间≥11.5个月的患者（40.60个月，95%CI：34.37 ～ 46.83）

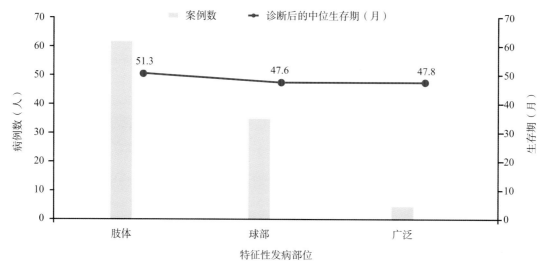

图 5-2-3　不同起病部位的 ALS 患者的中位生存时间分析

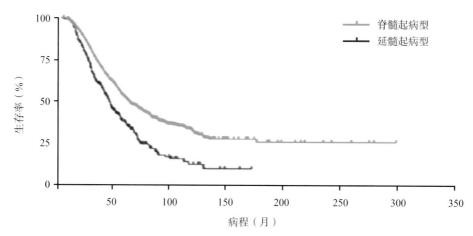

图 5-2-4　不同起病部位的 ALS 患者的生存曲线分析

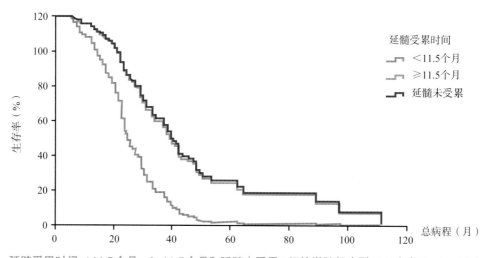

图 5-2-5　延髓受累时间＜11.5 个月，≥11.5 个月和延髓未受累 3 组的脊髓起病型 ALS 患者 Kaplan-Meier 生存曲线

和延髓未受累的患者（39.60 个月，95%CI：27.18 ～ 52.02）（$P = 3.46 \times 10^{-9}$）。同时，延髓受累时间＜11.5 个月的脊髓起病型 ALS 患者 2 年、3 年和 5 年生存率分别为 32.17%、10.80% 和 0%，延髓受累时间≥11.5 个月的患者 2 年、3 年和 5 年生存率分别为 89.20%、57.24% 和 10.53%，延髓未受累的患者 2 年、3 年和 5 年生

存率分别为62.16%、38.39%和10.53%。

5.2.4　性别对生存时间及预期寿命的影响

性别也是ALS预后的重要影响因素之一。女性ALS患者的中位生存时间（40人，49.2个月）显著长于男性患者（62人，47.8个月，$P < 0.05$）。2005—2018年，预期寿命不断延长，而且女性预期寿命一直明显长于男性[1]（图5-2-6）。

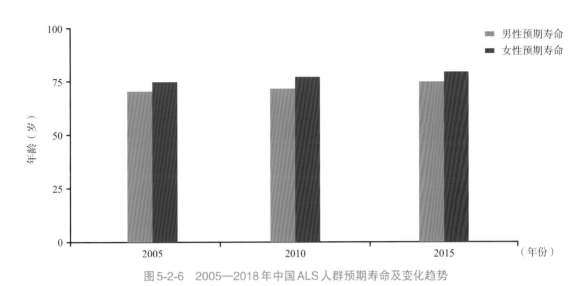

图5-2-6　2005—2018年中国ALS人群预期寿命及变化趋势

5.2.5　不同基因突变对ALS生存时间的影响

（1）携带罕见致病性变异对ALS生存时间的影响：香港学者[10]对8例具有*SOD1*突变的fALS患者进行了全基因组测序，对46例居住在香港的sALS患者进行了全外显子测序，发现67%ALS患者的40个ALS相关基因外显子中至少有1个罕见变异；22%的人有2个或更多。2个或更多罕见变异的患者比0或1个变异的患者生存概率显著降低（$P = 0.001$）。在调整其他因素后，每增加一个罕见变异，呼吸衰竭或死亡的风险增加60%（$P = 0.009\,8$）。罕见变异的存在与ALS的风险相关（$OR = 1.91$，95%CI：$1.03 \sim 3.61$，$P = 0.03$）（图5-2-7）。综上所述，罕见变异负担严重影响ALS的发展和生存，也为寡基因理论建立了强有力的人群基础。

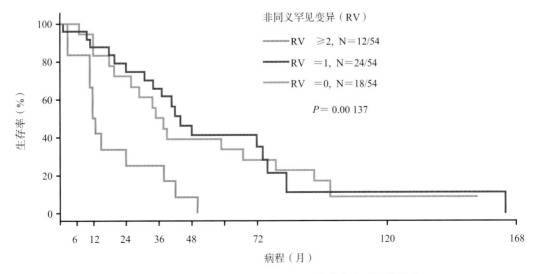

图5-2-7　携带罕见致病性变异对ALS患者生存时间的影响

（2）携带 *SOD1* 基因突变对 ALS 生存时间的影响： *SOD1* 突变是非白种人 ALS 最常见的病因。2019年北京大学第三医院[11]共纳入并分析了66例携带 *SOD1* 致病性变异的 ALS 患者。所有患者的平均发病年龄为43.92年，其中，携带外显子4突变的患者平均发病年龄（ $n = 18$ ，37.75岁）明显低于携带外显子2突变（ $n = 24$ ，46.83岁）的 ALS 患者（ $P = 0.002$ ）。携带 *SOD1* 突变的 sALS 患者的平均中位生存时间（125.6个月，95%CI：99.80 ~ 151.51）显著高于未携带 *SOD1* 突变的 sALS 患者（7.4个月，95% CI：38.90 ~ 75.90， $P = 0.006$ ），尤其以女性明显（图5-2-8）。

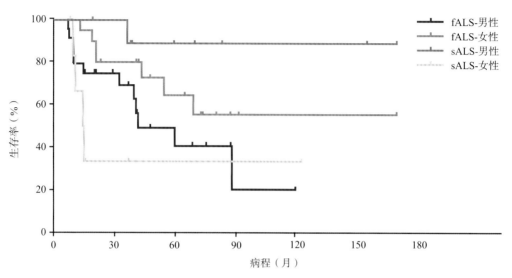

图5-2-8　携带 *SOD1* 基因突变对不同性别的 ALS 患者生存曲线分析

（3）携带 *FUS* 基因突变对 ALS 生存时间的影响：2021年四川大学华西医院[12]发现携带 *FUS* 基因致病性变异的 ALS 患者的发病年龄明显低于其他 ALS 患者（图5-2-9）。

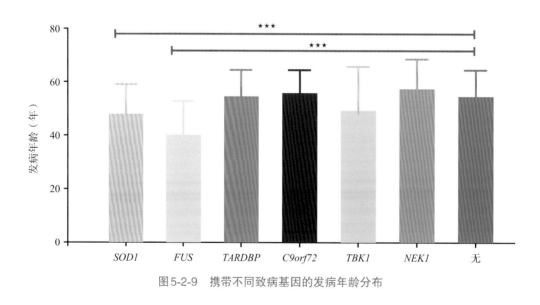

图5-2-9　携带不同致病基因的发病年龄分布

同时，2017年一项针对中国青年型 ALS 患者的遗传学研究[13]及2021年一项针对58例 fALS 的研究[14]提示，青年起病 ALS 患者通常为 *FUS* 基因突变，且有 *FUS* 基因突变的患者生存时间明显短于 *SOD1* 及 *TARDBP* 突变携带者（图5-2-10），与2021年研究结论结果（图5-2-11）存在争议。

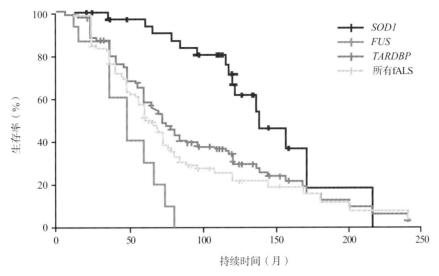

图5-2-10　中国青年型ALS患者携带不同致病基因的生存曲线分析

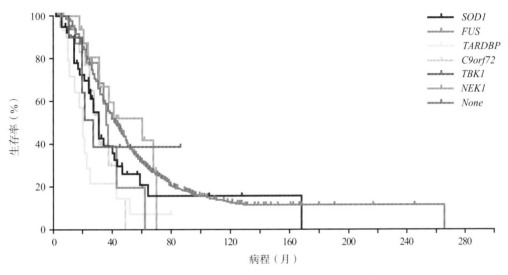

图5-2-11　中国fALS患者携带不同致病基因的生存曲线分析（2021年）

5.2.6　利鲁唑治疗对生存时间的影响

多项中国大陆研究没有发现利鲁唑[15, 16]对生存的影响，可能是因为利鲁唑价格高、无医保、副作用或短期疗效不明确等，导致患者依从性差，多数患者都不能坚持1年以上的药物治疗。利鲁唑使用者的比例从2005—2009年的28.9%增加至2015—2018年的71.4%（$P < 0.001$）。利鲁唑使用者比例与利鲁唑单价之间呈显著负相关（$P < 0.001$），利鲁唑使用者比例与人均GDP呈显著正相关（$P < 0.001$）[1]。相比而言，中国台湾ALS患者的使用比例较高（60.75%），并具有治疗的保护作用[17]。

5.3　危险因素

5.3.1　遗传因素

随着ALS遗传学的研究与发展，基因检测逐渐进入临床实践，对辅助患者诊断、预后判断、遗传咨询及基因治疗等有一定意义。ALS的遗传方式及特征均具有明显的异质性。约有10%的病例属于fALS，在这些患病家族中，ALS主要表现为常染色体显性遗传，但其也有其他遗传模式，如常染色体隐性遗传。除了fALS以外，其余90%的病例为sALS。sALS和近50%的fALS的遗传机制尚不清楚。由于ALS疾病的复杂性，在此研究领域从来就没有"一刀切"的解决方案，但是随着这些研究工具分析能力的强化与更新，也给ALS研究带来了新的契机。

在过去的西方研究中，有超过14 000例患者（包括欧洲白人和亚裔病患）和更多对照者参与到了大型ALS研究中。这些大型研究以欧美人群为基础，发现了与ALS相关基因或遗传危险因素。尽管在世界范围内，部分致病基因具备共性，如*SOD1*、*FUS*、*TARDBP*基因的临床表型在fALS人群中分布比例大致相同[12, 18]，但相关研究也提示ALS在不同人群具有种群特异性。研究显示，亚洲及中国人群中如*PFN1*[19]、*VCP*[20]、*TUBA4A*[21]和欧美人群有明显不同的发病率，提示了中国人群同白种人群不同的基因频率和分布。以*C9orf72*[22]基因为例，亚洲及中国ALS人群的低频率，提示了在欧美人群遗传机制中占重要地位的奠基者效应并不适用于对亚洲人群发病机制的解释，进而也提示了中国人群中其他潜在的新致病基因的可能性。

四川大学华西医院的商慧芳团队在2019年总结了在*PubMed*发表（截至2018年10月）的中国人群ALS致病突变基因[18]。结果显示（图5-3-1），在中国所有ALS患者中，*SOD1*突变占5.1%，*FUS*突变占2.0%，*C9orf72*突变仅占0.68%。其中，fALS和sALS致病基因的基因突变率分别为55.0%和11.7%。在fALS中，*SOD1*基因的突变频率最高（25.6%），其次为*FUS*（5.8%）、*TARDBP*（5.8%）、*DCTN1*（3.6%）、*C9orf72*（3.5%）、*ANXA11*（3.3%）等基因，但未发现*SQSTM1*、*CHCHD10*、*TBK1*、*PFN1*、*ANG*、*VCP*、*MATR3*、*CCNF*、*TUBA4A*、*TIA1*、*ARHGEF28*、*GLE1*基因突变。在sALS中，*SOD1*基因的突变频率最高（1.6%），其次是*ANXA11*（1.4%）、*FUS*（1.3%）、*SQSTM1*（1.0%）、*OPTN*（0.9%）、*CCNF*（0.8%）、*TBK1*（0.7%）等基因，但未发现*VCP*、*VAPB*、*TUBA4A*、*GLE1*基因突变。

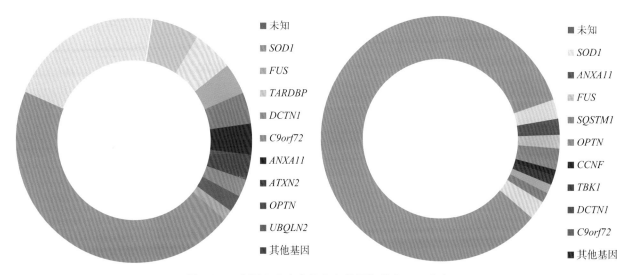

图5-3-1　中国ALS患者的突变基因构成（2019年）

2021年5月，该团队再次总结了1587例中国ALS患者致病突变基因[12]，结论与之前的结果保持一致（图5-3-2）。

携带者筛查，作为出生缺陷一级预防，是目前疾病防控及提高全民健康亟须解决的问题。目前，成年起病性疾病尚未被纳入携带者筛查项目中。但是，根据2015年ACMG联合美国妇产科学会（ACOG）等五家专业机构发布的针对生殖医学中的扩展性携带者筛查的联合声明，ALS不仅严重影响生命质量，而且需要大量医学干预，中国人群中也存在一定频率的突变，尤其*SOD1*和*FUS*。虽然ACOG建议成年期发病的疾病可不开展筛查，但该类疾病是否可以列入中国携带者筛查项目，需要进一步探讨。

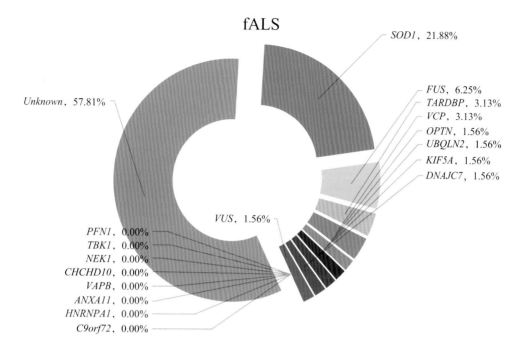

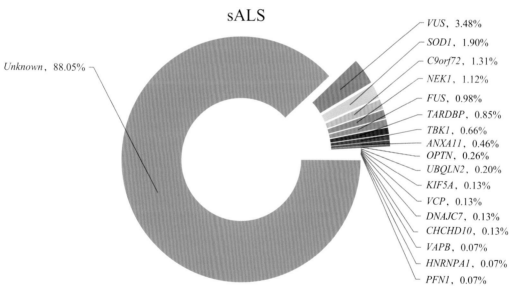

图5-3-2 中国ALS患者的突变基因构成（2021年）

fALS.家族性ALS；sALS.散发性ALS

5.3.2 年龄因素

ALS的发病风险随年龄增长而增加，最常见于40～60岁。2017[3]年结果提示，北京市2010—2015年ALS的男性发病率为3.308/（10万人·年），女性2.069/（10万人·年），男女患者比例为1.698∶1，男性发病率比女性发病率高。北京市ALS患者的年龄分布服从三参数的weibull分布，男性平均发病年龄53.89岁，女性平均发病年龄52.42岁（表5-3-1）。

5.3.3　性别因素

ALS 发病率与年龄有关。北京市 2010—2015 年[3] ALS 的患者中，在 65 岁之前，发病率随着年龄的增长而增加，65 岁之后，发病率逐渐降低，在年龄增长到一定岁数后发病风险下降，患者发病年龄主要集中在 30 ~ 65 岁[23]。

表 5-3-1　北京市 2010—2015 年 ALS 患者年龄分布

年龄组（岁）	病例数			年均发病率（1/10万）
	男性	女性	合计	
＜30	80	70	150	0.340
30 ~ 34	72	45	117	0.982
35 ~ 39	124	75	199	1.991
40 ~ 44	183	133	316	2.947
45 ~ 49	255	164	419	4.025
50 ~ 54	302	160	462	5.725
55 ~ 59	377	232	609	7.321
60 ~ 64	324	175	499	8.627
65 ~ 69	219	105	324	8.737
70 ~ 74	124	61	185	6.216
75 ~ 79	52	22	75	2.948
≥80	16	10	26	1.184

2012 年 1 月 ~ 2016 年 12 月，一项涉及中国大陆 21 个省市（不包含福建、西藏、天津、北京、上海、四川、宁夏、河北、青海及新疆）的大型城市数据研究[2]也提示发病率及患病率均随着年龄的增长而增加，但是与上述北京市 ALS 人群研究结果不同，在 75 ~ 79 岁到达高峰［平均年患病率：7.53/10 万；平均年发病率：3.50/（10 万人·年）］（图 5-3-3）。

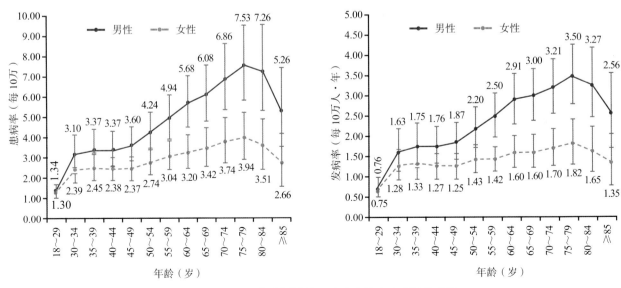

图 5-3-3　2016 年中国城镇 ALS 患者的患病率及发病率
（根据 2010 年中国人口普查数据）

5.3.4 环境因素及生活方式

5.3.4.1 吸烟

大多数病例对照或队列研究发现，吸烟是ALS的一个危险因素，甚至是一个独立的危险因素。烟草中的尼古丁和甲醛等有毒成分被认为会增加ALS的患病风险。由重金属和杀虫剂等有毒物质引起的烟草污染是吸烟增加ALS风险的另一个原因。2019年一项国内ALS患者危险因素研究[24]提示，目前吸烟的患者比从不吸烟或曾经吸烟的患者患ALS的风险更高（表5-3-2）。同时，吸烟对性别差异的影响值得注意。吸烟对女性肌萎缩性侧索硬化症患者的影响大于男性患者，尤其是更年期后的女性。

表5-3-2 ALS患者中吸烟危险因素的单因素logistic回归分析

		OR	95%CI	P
吸烟团体	目前吸烟者	–	–	0.000*
	前吸烟者	0.124	0.048 ~ 0.318	0.000*
	从不吸烟	0.457	0.215 ~ 0.970	0.041*
吸烟团体**	从不吸烟	–	–	0.005*
	前吸烟者a	0.614	0.221 ~ 1.710	0.351*
	目前吸烟者b	3.196	1.375 ~ 7.427	0.007*

*.$P < 0.05$；**.根据ALS发病后的吸烟状况分组；a.在ALS发病前戒烟；b.ALS发病后持续吸烟者

5.3.4.2 饮酒

饮酒对ALS的影响尚不确定。目前，已有一些研究发现，饮酒是ALS的可能保护因素。相反，2019年一项国内ALS患者危险因素研究[24]发现饮酒是ALS的风险因素，而不是保护因素（表5-3-3）。此外，饮酒的影响取决于饮酒的频率和剂量。

表5-3-3 ALS患者中饮酒危险因素的单因素logistic回归分析

		病例数（人）	比例（%）	病例数（人）	比例（%）	OR	95%CI	P
是否饮酒	否	70	58.8	171	71.5	1.760	1.110 ~ 2.790	0.016*
	是	49	41.2	68	28.5			
是否戒酒（在117名饮酒者中）	否	19	38.8	56	82.4	0.136	0.058 ~ 0.317	0.000*
	是	30	61.2	12	17.6			
标准饮酒次数	<10	33	89.2	43	70.5	3.453	1.067 ~ 11.178	0.039*
	>10	4	10.8	18	29.5			
饮酒频率	0	12	27.3	12	17.6			0.006*
	1 ~ 3	14	31.8	1	1.7	18.000	2.098 ~ 154.398	0.008*
	4 ~ 6	6	13.6	21	35.6	8.000	0.725 ~ 88.226	0.090*
	7	12	27.3	4	6.8	33.000	3.866 ~ 281.696	0.001*

*.$P < 0.05$

5.3.4.3 其他

另外，一些证据表明，军事人员及电相关职业、长期暴露于金属毒物（如铅、锰或其他物质）、农药、病毒感染、创伤性损伤、体质指数等也可能与ALS相关。

5.4 临床分类及评估量表

5.4.1 临床分类

目前，按照起病部位及上、下运动神经元受累程度的不同，可将ALS分为：

（1）肢体起病型ALS（limb-onset ALS）：占患者总数的70%。

（2）延髓起病型ALS（bulbar-onset ALS）：占患者总数的25%。

（3）原发性侧索硬化（primary lateral sclerosis，PLS）：此型较为少见，表现为40岁以后起病，4年内仅有上运动神经元受累而不出现下运动神经元受累，4年内出现下运动神经元受累表现者，诊断为以上运动神经元受累为主要表现的ALS（upper motor neuron dominant ALS，UMN-D-ALS）。

（4）进行性肌萎缩（progressive muscular atrophy，PMA），此型仅有下运动神经元受累体征，并具有明显的临床异质性。

（5）其他少见类型：如连枷臂综合征（flail-arm syndrome，FAS）和连枷腿综合征（flail-leg syndrome，FLS），均表现为症状和体征局限于肢体一个区域达12个月以上而不出现其他区域受累的体征。

在中国3410例患者中[1]，2481例患者为脊髓型ALS（72.8%），599例患者为延髓型ALS（17.6），240例患者为连枷臂综合征（FAS）（7.0%），66例患者为PMA（1.9%），24例患者为原发性侧索硬化（primary lateral atrophy，PLS）（0.7%）。尽管14年期间不同表型患者的比例有所波动，但脊髓型ALS患者所占比例最大，其次是延髓型ALS和FAS患者，见图5-4-1。

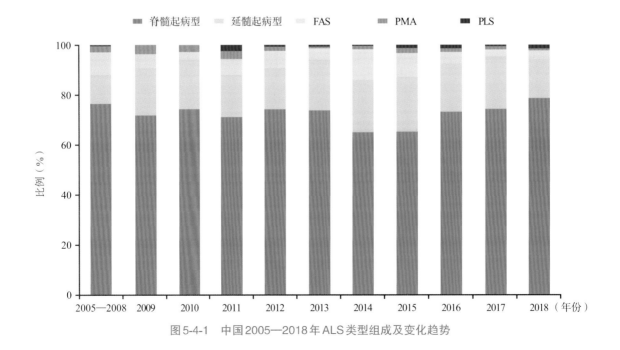

图 5-4-1　中国 2005—2018 年 ALS 类型组成及变化趋势

5.4.2　评估量表

（1）临床功能评估：目前评价 ALS 患者临床功能最常用的量表为改良版 ALS 功能评分量表（Revised functional rating scale，FRS-R），此表由 Cedarbaum 等在 ALS 功能评分量表（Functional rating scale，FRS）的基础上修订而来，共包括12个问题：①语言；②唾液分泌；③吞咽；④书写；⑤切割食物、使用餐具；⑥穿衣及卫生自理；⑦床上翻身及整理被褥；⑧行走；⑨爬楼梯；⑩呼吸困难；⑪端坐呼吸；⑫呼吸不足。应用 FRS-R 评分对患者的临床功能进行评估可以将患者的状态定量化、统一化，有利于不同研究、人群间的横向比较。多项研究已证实 FRS-R 评分的下降速率与 ALS 的病情进展速度及不良预后呈正相关，因此通过定期评估 ALS 患者的 FRS-R 评分，可以了解患者的身体状态、疾病进展情况，有助于临床医师预测患者的预后并给予更为专业的指导。

（2）认知功能评估：多项研究表明，很多 ALS 患者合并行为异常、执行功能减退、情绪异常、语言功能损害、注意力下降等多种认知功能损害，且认知功能损害与疾病预后相关，因此评估患者的认知功能具有极其重要的意义。爱丁堡认知和行为检查（Edinburgh Cognitive and Behavioral ALS Screen，ECAS）量表是2014年英国爱丁堡大学 Sharon Abrahams 和 Thomas H.Bak 团队研发的首个专门为 ALS 患者设计的认知行为综合测查量表。量表分为两部分，一部分对患者进行评估，包括 ALS 特异的认知领域评估和 ALS 非特异的认知领域评估两部分；另一部分对患者的主要照料者进行评估，询问5个行为领域和3个精神症状。ECAS 量表可操作性强、耗时短、易于掌握，可用于常规筛查。北京大学樊东升教授研究组对 ECAS 量表汉语版在 ALS 患者与年龄、性别、教育程度匹配的健康对照中进行分析，获得了中国人群的正常截断值（Cut-off 值：81.92），发现患者与健康对照在语言、流利性、执行功能、ALS 特异认知领域、ECAS 总分等方面的得分存在显著性差异；研究中受试者完成整个量表平均仅需18分钟，耗时较短，在临床实践中具有较高的可行性。

5.5　误诊概况

2014年有研究[25]显示，高达17.7%的 ALS 患者初次就诊存在误诊，包含颈椎病（2.0%）、脑梗死（9.1%）、腰椎病（4.1%）及周围神经病（2.6%）（图5-5-1）。

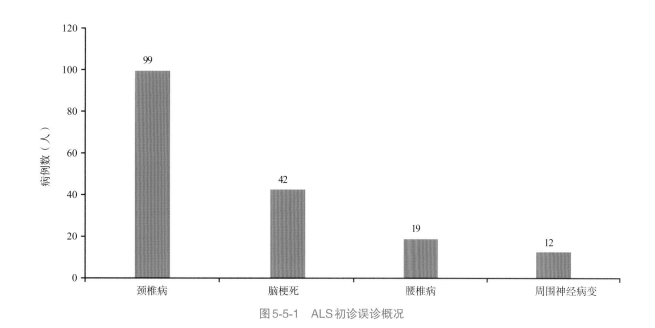

图 5-5-1　ALS 初诊误诊概况

5.6 治疗

5.6.1 接受治疗现状

目前，ALS尚无根治的手段，仍以药物治疗[26]为主。其中，利鲁唑和依达拉奉是被美国FDA批准用于治疗ALS的药物。由图5-6-1可看出，28.9%的患者使用利鲁唑，但其也仅能使患者寿命延长2～3个月，且有恶心、疲劳等副作用。依达拉奉为一种自由基清除剂，2017年美国FDA批准了依达拉奉治疗ALS新适应证并作为孤儿药物在美国上市，虽然近几年已纳入医保范畴，但价格仍比较昂贵。

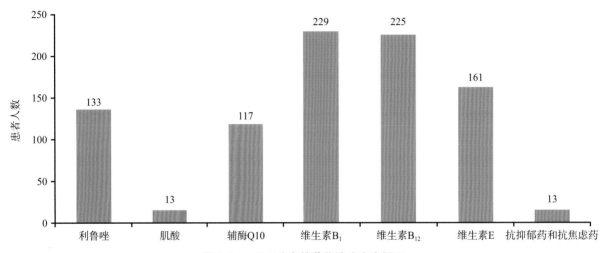

图 5-6-1　ALS患者的药物治疗方案概况

在461例ALS患者中：133例服用利鲁唑（28.9%）；13例服用肌酸（2.8%）；117例服用辅酶Q10（25.4%）；229例服用维生素B_1（49.7%）；225例服用维生素B_{12}（48.8%），161例服用维生素E（34.9%）；13例服用抗抑郁药和（或）抗焦虑药（2.8%）。值得注意的是，接受利鲁唑治疗的患者中有25例（5.4%）由于费用或胃肠道不适过度而停止治疗。

辅助支持治疗[26]是ALS的重要干预手段，包括无创正压通气（NIPPV）、机械通气（MV）、置鼻胃管及经皮内镜下胃造瘘术（percutaneous endoscopic gastrotomy，PEG）等。多项研究显示，这些措施的及时应用可大大改善患者症状、延长患者生存时间。但在国内尚未纳入医保范畴，患者承担费用较高。因此，中国ALS患者的使用率明显低下（NIPPV：24.5%；机械通气：18.0%；置鼻胃管：29.1%；PEG：27.1%）（图5-6-2），这可能也是中国ALS患者生存时间普遍低于西方国家的重要原因之一。

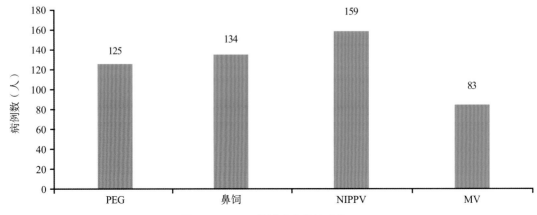

图 5-6-2　ALS的辅助支持治疗情况

5.6.2 接受综合治疗现状

有学者认为，综合治疗（integrative therapy，IT）是一个整体的医学理念，可能会在推动医学进步、保障人类身体健康中做出巨大贡献。上海地区[27]中的ALS患者中IT的应用非常普遍，尤其在年收入超过75 000元人民币的患者人群中。IT应用中，最常使用的IT是维生素和中药复方汤剂及中成药，平均成本为1669元/月，最常见的IT使用原因为疲劳无力、疾病进展及抑郁（图5-6-3）。

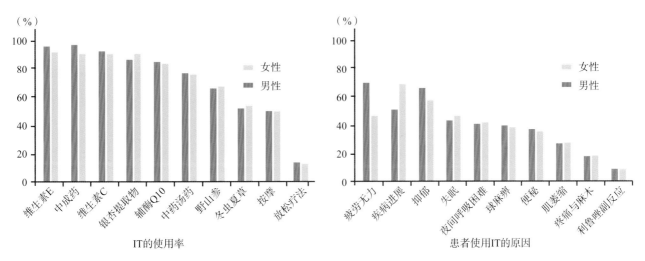

图5-6-3 IT的使用率及使用原因

5.6.3 药物临床试验研究

值得期待的是，由我国研究者牵头开展的多中心、随机、双盲、安慰剂对照的ALS临床试验也已陆续启动（ChiCTR2000039689），为患者带来治疗希望，同时，也为ALS研究贡献提供中国力量。

5.6.3.1 他莫昔芬

他莫昔芬作为一种选择性雌激素受体调节剂，已被美国FDA批准为抗肿瘤药物。在一项小型试验中[13]，共纳入18例无SOD1、FUS突变的ALS患者，均来源于中国台湾。结果提示，他莫昔芬在6个月的时间里对病情的缓解作用不大。需要进一步的更大规模的研究来证实增强自噬是否可以减轻ALS进展。

5.6.3.2 中成药

2013年上海中医药大学曙光医院开展一项加味四君子汤（JWSJZ）治疗ALS的临床试验[28]，共纳入24例JWSJZ组和24例对照组。在对ALS进行基础治疗的基础上，JWSJZ组患者在治疗方案中加入JWSJZ汤剂，对照组患者给予利鲁唑6个月。结果显示，与利鲁唑治疗相比，JWSJZ汤剂可能延缓了ALS的发展，特别是在肢体起病的ALS患者中。

5.6.3.3 反义寡核苷酸治疗前景

随着ALS遗传学的进展，针对ALS突变基因研发个体化的治疗药物成为可能。反义寡核苷酸（antisense oligonucleotide，ASO）是一种合成的单链核苷酸，长度为8～50个核苷酸，通过与突变的RNA靶向结合，达到从分子水平上抑制突变基因表达及调节其功能的作用[29]。目前，国际上针对SOD1基因突变患者设计的ASO药物Tofersen治疗结果公布，试验采用Ⅰ～Ⅱ期临床试验设计，应用递增剂量的

Tofersen进行腰穿鞘注治疗。相继，Ⅲ期随机、双盲、安慰剂对照试验结果提示，与安慰剂相比，Tofersen在主要终点上并没有取得统计学上显著改善，而且在少数接受Tofersen治疗的研究参与者中出现一些严重不良事件的迹象，虽然暂停，但取得重大理论突破，也为我们带来极大鼓舞。除此之外，针对*C9ORF72*、*ATXN2*基因的ASO治疗也有临床前或早期临床试验。但国内尚无该方面临床试验的开展，是亟须要解决的问题。

5.7　严重并发症及死亡原因

2004—2010年，在四川大学华西医院神经内科定期随访139例ALS患者（男性89例，女性50例），随访至死亡，以进一步了解中国西南地区ALS患者的死亡原因和死亡地点。总体上，91例（65.5%）患者死于呼吸衰竭，36例（25.9%）患者死于吞咽困难引起的营养原因，5例（3.6%）患者死于猝死，3例（2.2%）患者死于心脏相关原因，4例（2.9%）患者死于不明原因。与文献报道一致，呼吸衰竭是ALS患者死亡的主要原因。然而，与其他研究不同的是，第二大原因与营养有关，且与发病部位及性别无关（表5-7-1，表5-7-2）。

表5-7-1　不同起病部位的ALS患者死亡原因

死亡原因	发病部位		P值*
	脊髓（105例）	延髓（34例）	
呼吸衰竭	68	23	0.758
吞咽困难	28	8	0.717
猝死	4	1	1.000
心脏相关	2	1	1.000
未知	4	0	0.572

*. χ^2 或 Fisher 精确检验

表5-7-2　不同性别的ALS患者死亡原因

	性别		P值*
	男性（89例）	女性（50例）	
平均发病年龄（岁）	56.70±10.14	55.97±10.04	0.349
平均死亡年龄（岁）	59.15±10.04	58.88±9.36	0.916
呼吸衰竭	61	30	0.310
吞咽困难	20	16	0.218
猝死	4	1	0.777
心脏相关	2	1	1.000
未知	2	2	0.948

*. 基于 χ^2 或 Fisher 精确检验的显著差异

另外，在139例患者中，有114人（82%）死于家中，而非医院，尤其是因呼吸衰竭和吞咽困难引起的营养原因引起死亡的ALS患者（表5-7-3）。该结果与国外研究不一致，这可能与经济和文化差异有关。该项研究结果对中国ALS患者的治疗方式和姑息治疗具有重要的指导意义。

表 5-7-3 不同死亡地点的 ALS 患者死亡原因

死亡原因	死亡地点		
	家（114）	医院（25）	P 值
呼吸衰竭	70	21	0.031*
吞咽困难	34	2	0.024*
猝死	4	1	1.000
心脏相关	2	1	0.497
未知	4	0	0.448

*.基于 Fisher 精确检验的显著差异

5.8 死亡预测模型

四川大学华西医院利用 2006 年 5 月～ 2014 年 3 月纳入的 1049 例 sALS 患者病例及随访数据进行 ALS 死亡率预测模型构建。模型中共有 4 个预测因素，包括 2 个危险因素：年龄（HR ＝ 1.011，95%CI：1.002 ～ 1.019）、疾病进展＞1（HR ＝ 1.588，95%CI：1.206 ～ 2.093）和 2 个保护因素：延迟诊断（HR ＝ 0.337，95%CI：0.269 ～ 0.423）、NIPPV（HR ＝ 0.491，95%CI：0.310 ～ 0.777），6 个校正因素，包括性别、起病部位（脊髓或球部）、出生地（城镇或农村）、是否服用利鲁唑和是否行 PEG。验证结果显示具有较高的校准度（拟合优度检验 P ＝ 0.444）（表 5-8-1）。

表 5-8-1 ALS 患者校正 Cox 比例风险模型

变量	评分	B	SE	HR	95% CI	P 值
年龄（岁）		0.010	0.004	1.011	1.002 ～ 1.019	0.019*
性别	0 ＝男性；1 ＝女性	−0.065	0.107	0.937	0.759 ～ 1.156	0.542
起病部位	0 ＝脊髓；1 ＝延髓	0.098	0.128	1.103	0.858 ～ 1.418	0.444
诊断延迟	0 ≥ 12 个月；1 ≤ 12 个月	−1.086	0.115	0.337	0.269 ～ 0.423	＜ 0.001*
疾病进展速度	0 ≤ 1；1 ≥ 1	0.463	0.141	1.588	1.206 ～ 2.093	0.001*
职业	0 ＝体力劳动者；1 ＝脑力劳动者	−0.119	0.147	0.888	0.666 ～ 1.185	0.420
出生地	0 ＝农村；1 ＝城市	−0.137	0.117	0.872	0.693 ～ 1.098	0.244
利鲁唑的使用	0 ＝否；1 ＝是	−0.118	0.107	0.889	0.720 ～ 1.098	0.274
NIPPV	0 ＝否；1 ＝是	−0.712	0.234	0.491	0.310 ～ 0.777	0.002*
PEG	0 ＝否；1 ＝是	−0.042	0.409	0.959	0.430 ～ 2.137	0.919

ALS.肌萎缩侧索硬化症；SE.标准误差；HR.风险比；CI.置信区间；PEG.经皮内镜；NIPPV.无创正压通气

*.显著差异

5.9 卫生经济学

5.9.1 中国ALS人群疾病负担概况

2020年一项涉及中国多省的ALS疾病负担研究[30]提示，广州市（117 665元）、广东省（85 040元）及河南省（69 281元）人均年医疗费用负担明显高于其他省市。

其次，ALS患者确诊1年后的中位医疗费用（17 087元，IQR：8 623～41 584）较确诊1年前（7859元，IQR：2477～25 703）显著提高2倍，明显加重患者医疗负担，尤其自费医疗患者，从7633元（IQR：2646～19 291）提高至26 083元（IQR：7232～63 241）（3.41倍）（图5-9-1）。

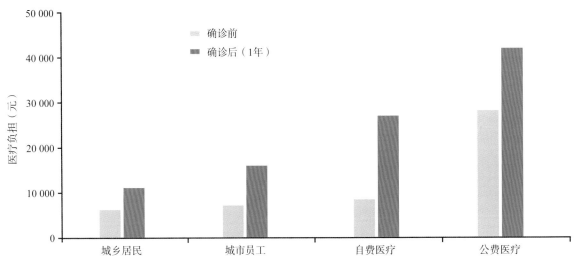

图5-9-1 不同医疗保障的ALS人群医疗负担概况

医疗消费具体项目汇总结果提示（图5-9-2），购买药物费用占比最大，由3615元（IQR：929～10 410）提高至7709元（IQR：3098～22 207）。同时，医疗咨询相关费用却是增长倍数最高的项目（11倍），由305元（IQR：188～623）提高至3400元（IQR：1700～6600）。

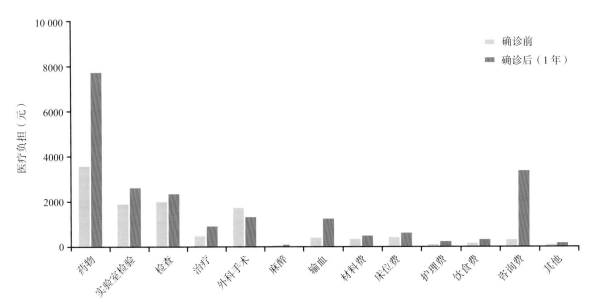

图5-9-2 中国ALS人群医疗消费具体项目汇总

同时，在卫生经济学研究中，医疗利用率在临床管理决策中也备受关注。该研究提示（图5-9-3），城市员工（6.23倍）及自费医疗（6.60倍）的ALS患者住院率升高最明显。相比较而言，城乡居民（2.84倍）和公费医疗（2.18倍）患者住院率升高较少。另外，肌电图（EMG）及神经传导检查是ALS疾病诊断及鉴别诊断的重要检查手段。图5-9-3显示，疾病诊断1年后，两项电生理检查率明显升高（2.72～5.97倍），提示ALS确诊前，获得的有效检查率偏低。其原因可能包含：①患者未及时到专科门诊就诊；②临床经验不足或疾病特征不明显等原因导致的漏诊。因此，今后需加强对民众的疾病知识科普，以及专科专病医务人员的强化培训。

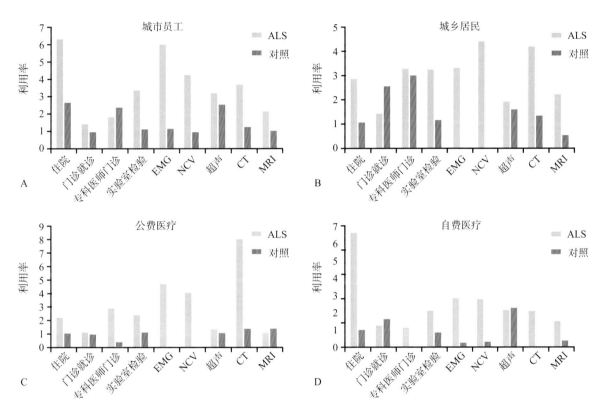

图5-9-3　不同医疗保障的ALS人群医疗利用率概况

5.9.2　中国西南地区ALS患者的经济负担现状及影响因素分析

2020年研究[31]提示，在我国西南地区，ALS患者人均年总费用为8.54万元，明显低于欧美国家，人均间接费用及直接费用明显低于欧美国家，但人均自付费用占比高达52%，明显高于欧美国家。随着照料时间增多，ALS患者的功能评分越差，患者的经济负担也越大，同时生活质量更差。58%患者因疾病影响工作，损失金额在0.3万～10万。36%家属因为照顾患者而影响自身工作，减少了工作时间或者辞去工作。甚至，有62%患者的医疗费用均超出自身年收入或者家庭年收入，这部分患者存在极大的经济负担（表5-9-1）。

其次，所纳入的ALS患者置鼻胃管、PEG以及使用NIPPV等治疗措施的使用频率低，费用明显低于国外的研究。这可能与患者及其家属没有家庭改装的概念及改装费用较高有关。由表5-9-2可见，较低的报销比例可能使得医疗保险组与非医疗保险组在经济负担中无明显差异。由此可见，在中国西南地区，患者的经济负担重，许多患者的治疗都还停留于单纯药物、手术治疗上面，PEG、NIPPV等治疗措施结构欠完善。

表 5-9-1　总花费在不同条件下的差异比较

条件		总花费（万元）	t	P值
影响工作	是	10.29±8.35	2.065	0.044
	否	6.14±4.48		
影响家人工作	是	11.26±9.76	1.94	0.058
	否	7.21±4.86		
使用移动设备	是	10.72±9.15	2.049	0.049
	否	6.70±4.48		
使用利鲁唑	是	10.72±8.30	2.202	0.032
	否	6.38±5.31		
使用呼吸机	是	24.836±16.81	4.85	0.000
	否	7.51±5.01		
行胃造瘘	是	16.65	1.13	0.263
	否	8.39±7.2		
请人照顾	是	12.81±5.19	1.053	0.298
	否	8.28±7.30		
康复治疗	是	14.18±11.42	2.956	0.005
	否	7.14±5.05		
医疗保险	是	8.57±7.76	0.041	0.968
	否	8.46±4.40		

表 5-9-2　医保组和非医保组各项费用的比较（单位：万元）

各项费用	有医保组	无医保组	P值
总费用	8.57±7.76	8.46±4.40	0.378
年医药费	4.73±5.05	3.88±3.87	0.733
直接费用	5.92±6.45	5.23±3.64	0.862
间接费用	2.58±3.32	3.11±2.95	0.397
直接医疗费用	5.92±6.15	5.23±3.64	0.534
直接非医疗费用	0.59±1.29	1.07±1.70	0.331
自付费用	4.49±5.00	4.16±4.19	0.804
家庭改装费用	0.02±0.15	0.04±0.13	0.710
康复费用	0.35±1.15	0.38±0.85	0.862
移动设备费用	0.6±0.09	0.11±0.15	0.673

5.9.3　1999—2008年中国台湾地区ALS患者经济负担及变化趋势

1999—2008年[6]，患病15年以上，且严重残疾的ALS患者的数据被纳入了中国台湾地区医疗费用的研究范畴（表5-9-3）。2008年，每例ALS患者的平均医疗开支为353 000元（新台币），相当于台湾一般人群的16倍。该研究还发现，尽管有创呼吸机护理患者数量随时间增加，但呼吸机使用比例未见明显增长

（16.5% ～ 20.5%）。此外，有创呼吸机的年平均支出在研究期间有所不同。自从1999年中国台湾地区健康保险协会为ALS患者支付利鲁唑治疗费用以来，这种药物的使用从1999年的77人增加到2008年的266人。在2007—2008年，约56%的患者接受了利鲁唑治疗，而且每位患者使用利鲁唑的年平均支出保持稳定，2008年为88 000元（新台币）。

表5-9-3 中国台湾地区ALS患者的医疗支出比例及费用（1999—2008年）

| 药物（治疗） | 年份 | 病例 | | 每例患者的平均支出（1000新台币） |
		病例数（人）	患病率（%）	
有创呼吸机	1999	32	17.7	379
	2000	40	19.2	363
	2001	38	16.5	611
	2002	56	20.0	600
	2003	64	19.5	474
	2004	73	20.2	642
	2005	74	18.8	410
	2006	88	20.5	498
	2007	87	19.2	412
	2008	97	20.3	288
无创呼吸机	1999	6	3.3	10
	2000	13	6.3	13
	2001	19	8.2	20
	2002	13	4.6	11
	2003	18	5.5	7
	2004	20	5.5	11
	2005	18	4.6	11
	2006	32	7.5	9
	2007	31	6.9	18
	2008	38	7.9	49
利鲁唑	1999	77	42.5	65
	2000	95	45.7	96
	2001	116	50.2	97
	2002	113	40.4	98
	2003	145	44.1	80
	2004	183	50.6	83
	2005	155	39.4	97
	2006	212	49.4	100
	2007	253	56.0	95
	2008	266	55.6	88

ALS.肌萎缩侧索硬化症

作为总医疗费用的一部分，呼吸机和利鲁唑的费用在研究期间有所下降，其支出占医疗总费用的百分比从2000年的55%下降到2008年的33%（图5-9-4）。

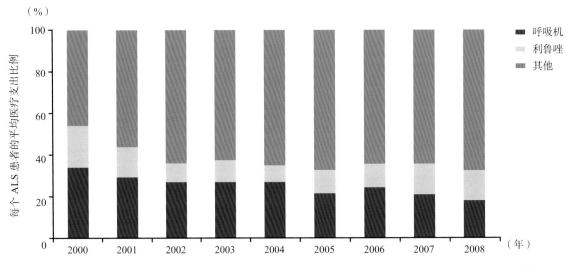

图 5-9-4　中国台湾地区 ALS 患者的医疗支出（呼吸机、利鲁唑、其他）构成比（1999—2008 年）

5.10　国家及地方公益项目

2005年，中国医师协会（2019年）联合70家三级医院和100多名神经内科医师，启动了"融化渐冰的心"社会公益项目。该项目致力于通过提供免费药物来改善经济困难的ALS患者的治疗和生存。该项目所策划的活动引起了全社会的关注，为ALS患者提供了支持和帮助。

2015年9月，国务院常务会议研究通过《关于全面建立困难残疾人生活补贴和重度残疾人护理补贴制度的意见》，各省相继建立了残疾人社会保障制度。ALS患者可以申请残疾鉴定和残疾证明，并根据国家规定每月获得补助。

与此同时，2013年11月，中国社会福利基金会（2019）成立中国第一家渐冻人协会——东方雨渐冻人护理中心（又称东方雨渐冻人协会）。2015年加入国际渐冻人联盟/MND协会，2017年成立"渐冻人之家中国"，面向全国各地患者开放。"渐冻人百万呼吸"（http：//www.jiandon-gren.org）工程是东方雨渐冻人护理中心成立后推出的第一个项目。该项目旨在支持经济困难的ALS患者的呼吸管理，以改善他们的生活质量。自2014年11月启动以来，该项目已筹集了500多万元，为近2000例ALS患者提供了免费医疗设备，并组织了近100场ALS呼吸管理和护理培训。这大大改善了ALS患者的生活质量。另外，中国残疾人联合会康复处（2019）专注于残疾人的护理和康复，协助建立ALS患者护理中心，提供护理指导。

同样，陕西省渐冻人协会（SNALSA）也是一个由陕西省医疗机构、医务作者、渐冻人患者及其家属共同创建的非营利性志愿社会组织。2014年1月，经陕西省民政局正式批准成立，2015年成为ALS/MND协会国际联盟成员。

5.11　指南共识

近年来国内专家总结了已有的MND/ALS相关研究成果，制定并发布了一系列诊治的临床指南和专家共识（表5-11-1）。

表5-11-1 ALS相关指南及专家共识

年份	名称
2012	肌萎缩侧索硬化的诊断与治疗要点——2012版《中国肌萎缩侧索硬化诊断和治疗指南》解读[32]
2012	中国肌萎缩侧索硬化诊断和治疗指南[33]
2009	国际肌萎缩侧索硬化临床实践指南解读[34]
2006	MND/ALS电生理诊断Awaji-shima（2006）标准[35]
1998	世界神经病学联盟MND/ALS临床诊断Airlie House（1998）标准[36]

参 考 文 献

[1] Chen L，Xu L，Tang L，et al. Trends in the clinical features of amyotrophic lateral sclerosis：A 14-year Chinese cohort study [J]. Eur J Neurol，2021，28（9）：2893-2900.

[2] Xu L，Chen L，Wang SF，et al. Incidence and prevalence of amyotrophic lateral sclerosis in urban China：a national population-based study [J]. J Neurol Neurosurg Psychiatry，2020，91（5）：520-525.

[3] 周晟瀚，钱思霖，常文兵，等. 北京市"渐冻症"发病率及影响因素分析研究 [J]. 临床医学研究与实践，2017，2（16）：1-4.

[4] 王丽平，常文兵，周晟涵. 基于捕获再捕获法的北京市肌萎缩侧索硬化的发病率 [J]. 北京大学学报（医学版），2021：1-12.

[5] Fong C，Cheng TS，Lam K，et al. An epidemiological study of motor neuron disease in Hong Kong [J]. Amyotroph Lateral Scler Other Motor Neuron Disord，2005，6（3）：164-168.

[6] Tsai CP，Wang KC，Hwang CS，et al. Incidence，prevalence，and medical expenditures of classical amyotrophic lateral sclerosis in Taiwan，1999-2008 [J]. J Formos Med Assoc，2015，114（7）：612-619.

[7] Liu XL，He J，Gao FB，et al. The epidemiology and genetics of Amyotrophic lateral sclerosis in China [J]. Brain Res，2018，1693（Pt A）：121-126.

[8] Dorst J，Chen L，Rosenbohm A，et al. Prognostic factors in ALS：a comparison between Germany and China [J]. J Neurol，2019，266（6）：1516-1525.

[9] 胡芳芳，靳娇婷，陈乔依，等. 延髓受累时间对脊髓起病型肌萎缩侧索硬化症患者生存的影响 [J]. 西安交通大学学报·医学版，2020，41（6）：842-847.

[10] Pang SY，Hsu JS，Teo KC，et al. Burden of rare variants in ALS genes influences survival in familial and sporadic ALS [J]. Neurobiol Aging，2017，58：238. e9-e15.

[11] Tang L，Ma Y，Liu XL，et al. Better survival in female SOD1-mutant patients with ALS：a study of SOD1-related natural history [J]. Transl Neurodegener，2019，8：2.

[12] Chen YP，Yu SH，Wei QQ，et al. Role of genetics in amyotrophic lateral sclerosis：a large cohort study in Chinese mainland population [J]. J Med Genet，2021：1-10.

[13] Liu ZJ，Lin HX，Liu GL，et al. The investigation of genetic and clinical features in Chinese patients with juvenile amyotrophic lateral sclerosis [J]. Clin Genet，2017，92（3）：267-273.

[14] 王雅琴，袁毅，唐北沙. 9号染色体开放阅读框72基因六核苷酸GGGGCC致病性重复扩增在神经系统变性病中的研究进展 [J]. 中华神经科杂志，2014（8）：568-571.

[15] Liu TX，Shen DC，Yang XZ，et al. Early onset but long survival and other prognostic factors in Chinese sporadic amyotrophic lateral sclerosis [J]. J Clin Neurosci，2019，69：74-80.

[16] Wei QQ，Chen XP，Zheng ZZ，et al. The predictors of survival in Chinese amyotrophic lateral sclerosis patients [J]. Amyotroph Lateral Scler Frontotemporal Degener，2015，16（3-4）：237-244.

[17] Lee CT，Chiu YW，Wang KC，et al. Riluzole and prognostic factors in amyotrophic lateral sclerosis long-term and short-term survival：a population-based study of 1149 cases in Taiwan [J]. J Epidemiol，2013，23（1）：35-40.

[18] Wei QQ，Chen XP，Chen YP，et al. Unique characteristics of the genetics epidemiology of amyotrophic lateral sclerosis in China [J]. Sci China Life Sci，2019，62（4）：517-525.

［19］Chen YP，Zheng ZZ，Huang R，et al. PFN1 mutations are rare in Han Chinese populations with amyotrophic lateral sclerosis ［J］. Neurobiol Aging，2013，34（7）：1922. e1-e5.

［20］Zou ZY，Liu MS，Li XG，et al. Screening of VCP mutations in Chinese amyotrophic lateral sclerosis patients ［J］. Neurobiol Aging，2013，34（5）：1519. e3-e4.

［21］Li J，He J，Tang L，et al. TUBA4A may not be a significant genetic factor in Chinese ALS patients ［J］. Amyotroph Lateral Scler Frontotemporal Degener，2015，17（1-2）：148-150.

［22］He J，Tang L，Benyamin B，et al. C9orf72 hexanucleotide repeat expansions in Chinese sporadic amyotrophic lateral sclerosis ［J］. Neurobiol Aging，2015，36（9）：2660. e1-e8.

［23］Zhou SH，Zhou YL，Qian SL，et al. Amyotrophic lateral sclerosis in Beijing：Epidemiologic features and prognosis from 2010 to 2015 ［J］. Brain Behav，2018，8（11）：e01131.

［24］Lian L，Liu MS，Cui LY，et al. Environmental risk factors and amyotrophic lateral sclerosis（ALS）：A case-control study of ALS in China ［J］. J Clin Neurosci，2019，66：12-18.

［25］Cui F，Liu M，Chen Y，et al. Epidemiological characteristics of motor neuron disease in Chinese patients ［J］. Acta Neurol Scand，2014，130（2）：111-117.

［26］Fong KY，Yu YL，Chan YW，et al. Motor neuron disease in Hong Kong Chinese：epidemiology and clinical picture ［J］. Neuroepidemiology，1996，15（5）：239-245.

［27］暴洁，陈向军，潘卫东，等. 上海地区肌萎缩侧索硬化症患者接受综合治疗现状分析 ［J］. 上海中医药大学学报，2014，28（2）：17-22.

［28］程燕飞、杨璐、李晓光. 基因检测用于肌萎缩侧索硬化临床实践的前景与问题 ［J］. 中华内科杂志，2021，60（1）：71-74.

［29］Chen L，Xu L，Tang L，et al. Trends in the clinical features of amyotrophic lateral sclerosis：A 14-year Chinese cohort study ［J］. Eur J Neurol，2021，28（9）：2893-2900.

［30］Song H，Liu JC，Cao ZP，et al. Medical cost and healthcare utilization of amyotrophic lateral sclerosis in China：A cohort study based on hospital data from 2015 to 2018 ［J］. Medicine（Baltimore），2020，99（47）：e23258.

［31］罗芸、黄睿、罗永杰. 西南地区肌萎缩侧索硬化患者的经济负担现状及影响因素分析 ［J］. 实用医院临床杂志，2020，17（3）：70-73.

［32］Miller RG，Munsat TL，Swash M，et al. Consensus guidelines for the design and implementation of clinical trials in ALS ［J］. J Neurol Sci，1999，169（1-2）：2-12.

［33］Nodera H，Izumi Y，Kaji R. New diagnostic criteria of ALS（Awaji criteria）［J］. Brain Nerve，2007，59（10）：1023-1029.

［34］李晓光、崔丽英、刘明生. 国际肌萎缩侧索硬化临床实践指南解读 ［J］. 中国实用内科杂志，2009，29（2）：114-116.

［35］中国ALS专家组. 中国肌萎缩侧索硬化诊断和治疗指南 ［J］. 中华神经科杂志，2012，45（7）：531-533.

［36］季滢、樊东升. 肌萎缩侧索硬化的诊断与治疗要点——2012版《中国肌萎缩侧索硬化诊断和治疗指南》解读 ［J］. 中华医学信息导报，2012，27（17）：21.

第六部分　多发性硬化

多发性硬化是一种以中枢神经系统炎性脱髓鞘病变为主要特点的免疫介导性疾病，也是全球神经系统疾病负担较重的疾病之一，在欧美国家青壮年人群中，多发性硬化是除创伤疾病外，年轻人致残的最常见疾病，也是中国青壮年人群面临的重要公共卫生问题[1, 2]。

6.1　流行病学

6.1.1　患病率

一项对我国2012—2016年六省城市约2亿居民的多发性硬化患病率调查[3]结果显示：2016年患病率为2.44/10万［95%CI：2.18～2.72］。标化患病率（基于2010年中国人口普查数据）为2.29/10万（95%CI：2.21～2.38），女性患病率高于男性（图6-1-1）。2016年，34岁前的男女患病率均随着年龄的增长而增加。而后，女性患病率随着年龄的增长而下降，但男性患病率随着年龄的增长而趋于稳定。2012—2016年，患病率为（2.32～2.91）/10万（图6-1-2）。研究表明中国多发性硬化流行的时间趋势稳定；中国多发性硬化患病率低于欧洲和北美，与东亚（如日本和韩国）和东南亚（如泰国和马来西亚）多发性硬化患病率相似。

另一项对我国上海多发性硬化的患病率调查[4]结果显示：多发性硬化的粗患病率为1.39/10万（95%CI：1.16～1.66）。有79例女性和44例男性多发性硬化患者，男女比例为1∶1.8（表6-1-1）。该数据表明上海多发性硬化患病率与其他亚洲人群报告的基本一致。

一项采用我国山东省住院数据估算多发性硬化症流行病学数据的研究[5]结果显示：男性和女性的多

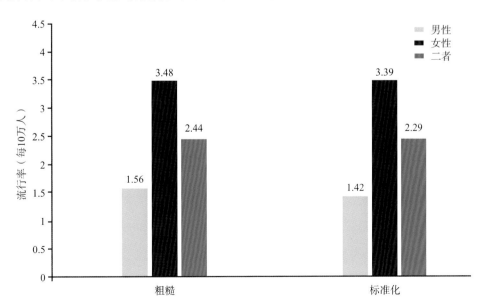

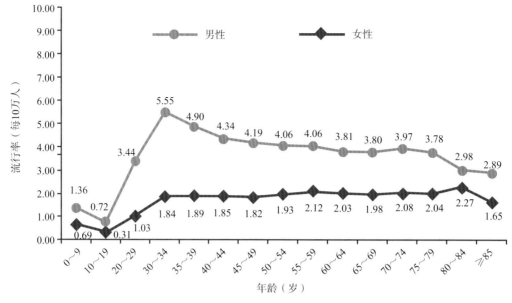

图6-1-1　2016年中国城市多发性硬化症患病率。标化发病率基于2010年中国人口普查数据

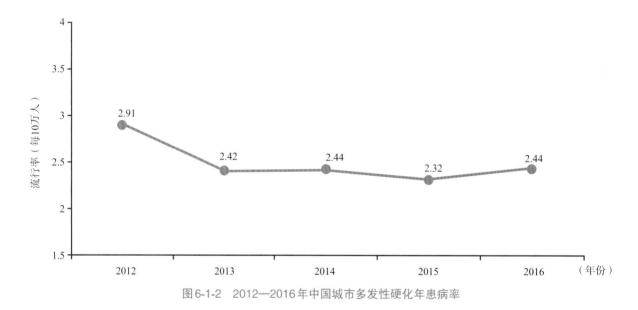

图6-1-2　2012—2016年中国城市多发性硬化年患病率

表6-1-1　2004年12月31日上海多发性硬化患者人数及每10万名居民患病率

年龄组（岁）	男性		女性		总数	
	患者人数	率	患者人数	率	患者人数	率
0～9	0	0.00	1	0.48	1	0.24
10～19	1	0.19	2	0.39	3	0.28
20～29	6	0.95	6	1.03	12	0.99
30～39	8	1.40	11	2.09	19	1.74
40～49	11	1.03	26	2.59	37	1.79
50～59	12	1.78	18	2.87	30	2.30
60～69	5	1.32	9	2.29	14	1.81
≥70	1	0.25	6	1.13	7	0.75
总数	44	0.98	79	1.80	123	1.39

发性硬化患病率估计分别为3.7/10万（95% CI：1.65～5.8）和6.7/10万（95% CI：2.7～9.56）。多发性硬化患者的平均发病年龄为男性36.0（43.0±30.0）岁，女性33.7（43.4±29.7）岁。

6.1.2　发病率

一项基于医院病案首页的我国多发性硬化发病率研究[6]，共纳入了中国大陆1665家三级医院，在2016—2018年有15 060例多发性硬化患者住院，新诊断9879例。每10万人·年的按年龄和性别调整的发病率是0.235（95%CI：0.230～0.240），儿童是0.055（95%CI：0.050～0.060），成人是0.288（95%CI：0.282～0.294）。男女之比为1：2.02；发病高峰期为40～49岁（图6-1-3）。研究结果提示多发性硬化发病率的地理分布呈现北高-南低梯度和西高-东低梯度，高纬度和高海拔地区的居民更容易患多发性硬化。

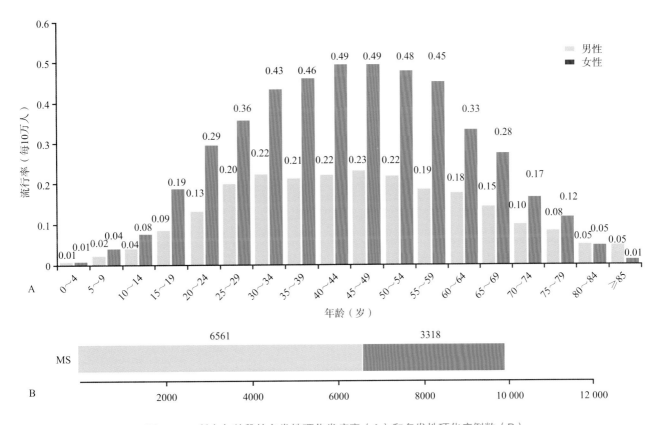

图6-1-3　所有年龄段的多发性硬化发病率（A）和多发性硬化病例数（B）

图6-1-3A描述了2016—2018年所有年龄段的男性和女性多发性硬化的发病率。图6-1-3B表示了2016—2018年男性、女性及所有多发性硬化患者的数量。

一项中国台湾多发性硬化流行病学研究[7]采用健康保险数据库评估了多发性硬化流行病学和治疗模式的10年趋势。该研究纳入了555例年龄在20岁及以上且于2007—2016年新诊断为多发性硬化的患者。多发性硬化发病率每年呈现一次，并按性别和年龄分层。平均年龄为36.9岁，74.4%为女性，女性与男性的比例保持在2：1～3：1。10年研究期间，新发病例数呈轻度下降趋势，从70例（2007年）降至24例（2016年）。2007年的发病率为0.41/10万到2016年的0.12/10万（表6-1-2）。发病率的男女性别比波动在1：（1.72～5.05）。年龄标准化发病率与发病率相似。

另一项中国台湾20岁以下的多发性硬化流行病学研究[8]结果显示：2003—2015年纳入了403例多发性硬化病例，86.1%的患者年龄在10岁及以上。2011—2015年20岁以下多发性硬化的平均发病率为0.52/（10万人·年）。20岁以下多发性硬化患者女性更多见。具体各年患病率和发病率见表6-1-3。整体来看，2003—2015年中国台湾20岁以下青少年多发性硬化的流行病学基本稳定。

表6-1-2　中国台湾地区多发性硬化的发病率

	2007年	2008年	2009年	2010年	2011年	2012年	2013年	2014年	2015年	2016年
发生病例数-N（%）										
总数	70（100）	75（100）	68（100）	60（100）	63（100）	56（100）	44（100）	50（100）	45（100）	24（100）
年龄（岁）										
20～29	20（28.6）	19（25.3）	20（29.4）	17（28.3）	16（25.4）	25（44.6）	17（38.6）	26（52.0）	17（37.8）	14（58.3）
30～39	22（31.4）	24（32.0）	21（30.9）	24（40.0）	20（31.7）	16（28.6）	14（31.8）	15（30.0）	14（31.1）	5（20.8）
40＋	28（40.0）	132（42.7）	27（39.7）	19（31.7）	27（42.9）	15（26.8）	13（29.5）	9（18.0）	14（31.1）	5（20.8）
性别										
男性	56（80.0）	48（64.0）	53（77.9）	44（73.3）	46（73.0）	40（71.4）	32（72.7）	42（84.0）	34（75.6）	18（75.0）
女性	14（20.0）	27（36.0）	15（22.1）	16（26.7）	17（27.0）	16（28.6）	12.（27.3）	8（16.0）	11（24.4）	6（25.0）
粗发病率-每10万人										
总数	0.41	0.43	0.38	0.33	0.35	0.31	0.24	0.26	0.24	0.12
年龄（岁）										
20～29	0.53	0.51	0.55	0.48	0.46	0.73	0.5	0.77	0.50	0.41
30～39	0.58	0.63	0.54	0.62	0.50	0.40	0.34	0.36	0.34	0.12
40＋	0.29	0.32	0.26	0.18	0.25	0.14	0.12	0.08	0.12	0.04
性别										
男性	0.64	0.54	0.59	0.48	0.5	0.43	0.34	0.44	0.35	0.18
女性	0.16	0.31	0.17	0.18	0.19	0.18	0.13	0.09	0.12	0.06
性别比										
女性∶男性	3.88	1.72	3.41	2.65	2.60	2.40	2.57	5.05	2.97	2.88
每100 000人的年龄标化发病率										
总数	0.41	0.44	0.40	0.35	0.36	0.34	0.26	0.31	0.26	0.15

表6-1-3　儿童多发性硬化发病率和患病率

年份	粗患病率			性别比[a]	粗发病率			性别比[a]
	总数	男性	女性		总数	男性	女性	
2001	1.21	1.02	1.42	0.72	-	-	-	-
2002	0.86	0.83	0.90	0.92	-	-	-	-
2003	1.03	0.72	1.36	0.53	0.64	0.41	0.88	0.47
2004	1.09	0.90	1.29	0.70	0.69	0.51	0.87	0.59
2005	0.91	0.66	1.18	0.56	0.60	0.43	0.78	0.55
2006	1.11	0.80	1.45	0.55	0.68	0.57	0.80	0.71
2007	1.13	0.75	1.55	0.48	0.71	0.48	0.96	0.5
2008	1.05	0.70	1.44	0.49	0.36	0.24	0.49	0.49
2009	1.22	0.78	1.70	0.46	0.57	0.36	0.81	0.44
2010	1.32	0.84	1.84	0.46	0.57	0.37	0.80	0.46
2011	1.25	0.53	2.04	0.26	0.55	0.19	0.94	0.20
2012	1.35	0.65	2.12	0.31	0.68	0.34	1.04	0.33
2013	1.14	0.43	1.92	0.22	0.39	0.12	0.68	0.18
2014	1.11	0.44	1.83	0.24	0.50	0.20	0.83	0.24
2015	1.02	0.45	1.65	0.27	0.49	0.33	0.67	0.49

a.性别比：男性粗率除以女性粗率

6.1.3 死亡率

一项基于全国医院的中国多发性硬化的流行病学研究[6]结果表明，多发性硬化患者的医院死亡率相对稳定。在2016—2018年，有104名成人和2名儿童死亡。医院中多发性硬化的死亡率为7.0/（1000人·年）（95%CI：5.7 ～ 8.4）。该研究人群的平均死亡年龄为58.8（SD为17.5）岁。50%以上的死亡是肺部感染（24.1%），其后是心血管疾病（21.7%）、卒中（20.8%）、糖尿病酮症（16%）和胃肠道出血（13.8%）（表6-1-4）。

表6-1-4　多发性硬化患者的医院死亡情况分析

	2016（$n=39$）	2017（$n=46$）	2018（$n=31$）	总数（$n=106$）
人口统计				
年龄，均值（SD）（岁）	59.6（16.1）	56.0（16.2）	62.1（20.8）	58.8（17.5）
女性，n（%）	29（74.4）	23（50）	18（58.1）	70（60.3）
儿童/成人	0/39	1/45	1/30	2/104
科室*，n（%）				
神经病学	15（38.5）	8（17.4）	2（6.5）	25（21.6）
重症医学	6（15.4）	10（21.7）	9（29.0）	25（21.6）
呼吸系统	2（5.1）	3（6.5）	3（9.7）	8（6.9）
血液科	1（2.6）	1（2.2）	1（3.2）	3（2.6）
传染性疾病	1（2.6）	1（2.2）	1（3.2）	3（2.6）
原因#，n（%）				
肺部感染	12（30.8）	9（19.6）	7（22.6）	28（24.1）
心血管疾病	6（15.4）	9（19.6）	8（25.8）	23（21.7）
卒中	7（17.9）	8（17.4）	7（22.6）	22（20.8）
糖尿病酮症	6（15.4）	6（13）	5（16.1）	17（16）
胃肠道出血	5（12.8）	7（15.2）	4（12.9）	16（13.8）

*.排行前5位的科室

#.与死亡相关的前 5 种疾病

6.2 临床特点和诊断

6.2.1 临床特点

2018年5月～ 2018年10月，一项全国49家医院参与的多发性硬化多中心网络登记研究[9]结果显示：557例患者分布于全国31个省、自治区和直辖市。女性与男性比例为2.09∶1，平均发病年龄为（34.9±11.2）岁，平均病程（66.8±61.5）个月。多发性硬化最常见的临床表现为运动症状（62.1%）。发作频率集中在每年发作一次（23.9%）和每2 ～ 4年发作一次（21.9%）。83.9%的患者能在发病后立即就诊，发病到就诊的平均时间为（0.28±1.11）年。55.1%的患者首次就诊即确诊，首诊到确诊的平均时间为（0.91±2.36）年。

一项基于全国医院的中国多发性硬化的流行病学研究[6]结果表明在2016—2018年共纳入15 060例多发性硬化住院患者，多发性硬化的峰值发病年龄在40 ～ 49岁。患者住院费用、住院负担和合并症具体见表6-2-1。

表6-2-1 2016—2018年中国三级医院多发性硬化患者的特征

	2016（n＝5803）	2017（n＝5749）	2018（n＝5973）	总数（n＝15 060）
人口统计				
年龄，平均值（SD）（岁）	44.7（15.4）	45.4（15.8）	45.8（6.8）	45.3（13.6）
儿童，n（%）	291（5.0）	287（5.0）	245（4.1）	711（4.7）
成人，n（%）	5512（95.0）	5462（95.0）	5728（95.9）	14 349（95.3）
女性，n（%）	3759（64.8）	3610（62.8）	3835（64.2）	9638（64.0）
合并症，n（%）				
高血压	1036（17.9）	1091（19）	1189（19.9）	2832（18.8）
糖尿病	394（6.8）	395（6.9）	489（8.2）	1084（7.2）
高脂血症	723（12.5）	687（11.9）	776（13）	1883（12.5）
卒中	803（13.8）	849（14.8）	925（15.5）	2214（14.7）
抑郁/焦虑	204（3.5）	208（3.6）	240（4）	557（3.7）
骨质疏松症	125（2.2）	153（2.7）	160（2.7）	377（2.5）
癌症	60（1）	74（1.3）	89（1.5）	196（1.3）
自身免疫性疾病	128（2.2）	134（2.3）	133（2.2）	346（2.3）
医院负担				
住院人数（n）	9200	8912	9224	27 336
逗留时间，中位数（IQR），天数	11.0（7.0～16.0）	11.0（7.0～15.0）	10.0（7.0～15.0）	110（7.0～15.0）
住院费用，中位数（IQR），美元（S）	2509（1538～3893）	2366（1483～3699）	2229（1444～3661）	2368（1485～3703）
付款方式，n（%）				
UEBMI	1843（31.8）	1938（33.7）	2132（35.7）	5106（33.9）
URBMI	892（15.4）	925（16.1）	1259（21.1）	2620（17.4）
NRCMI	1283（22.1）	1165（20.3）	870（14.6）	2851（18.9）
CHI	26（0.4）	22（0.4）	19（0.3）	57（0.4）
完全自筹资金	883（15.2）	879（15.3）	831（13.9）	2228（14.8）
其他	876（15.1）	820（14.3）	862（14.4）	2198（14.6）

UEBMI.城镇职工基本医疗保险；URBMI.城镇居民基本医疗保险；NRCMI.新农村合作社主动医疗保险；CHI.商业健康保险；SD.标准偏差；IQR.四分位间距

另一项基于单中心的多发性硬化的临床流行病学分析[10]结果显示：患者首发症状以肢体无力最多见，占43.9%，其次为感觉障碍（39.9%）及视力症状（18.6%）。成人组（≥14岁）与儿童组（＜14岁）在感觉障碍方面有差异，成人组为41.6%，高于儿童组的18.1%。儿童组更易出现视力症状，且年复发率高于成人组，提示儿童时期起病的多发性硬化复发可能会更频繁。

6.2.2　诊断延迟性

从开始出现症状到就诊的时间是评估诊断延迟的重要指标。多发性硬化的知晓率低、发病后未及时就诊、首次发作不能确诊是诊断的难点，确诊时间仍与部分西方国家存在差距[9]。一项中国多发性硬化患者生存质量报告指出[11]：24.5%的患者在患病后未立即就诊，发病至就诊的平均时间为1.33年。此外，多发性硬化的确诊情况仍不乐观，50.3%的患者首次就诊时未确诊，平均延迟2.27年才确诊。延迟确诊的主要原因在于医师误诊或无法确诊、患者未做相应检查以及患者不重视疾病等。因此未来需要通过提高普通人群和基层医师对多发性硬化的认识，提升早期诊治疾病的能力[9]。另一方面则是要提高我国多发性硬化整体诊疗水平，如通过专病专诊、协作转诊、多学科诊疗模式等模式推动多发性硬化的规范化诊疗。

6.3 治疗

6.3.1 药物治疗

我国多发性硬化的治疗现状不容乐观。多发性硬化虽是罕见病，但其主要影响青壮年，致残率高，早期缓解期疾病修正治疗（DMT）具有重要意义。2021年中国多发性硬化患者生存质量报告[11]结果显示，糖皮质激素是急性期治疗最常用的治疗手段。89.3%的患者复发使用糖皮质激素治疗；然而缓解期治疗尚不足，受访患者中58%缓解期没有应用DMT治疗。在缓解期的治疗方案选择上，受访患者DMT使用率仅18%。然而在欧美国家，DMT使用率已超过86%。另一项研究[10]结果提示：缓解期目前仍以非适应证的药物为主，新型DMT药物使用呈上升趋势（图6-3-1）。究其原因可能是经济问题、患者和家属对疾病认识不足等[12]。

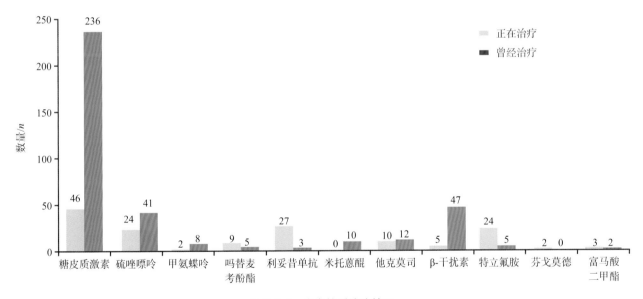

图6-3-1 患者接受治疗情况

6.3.2 康复治疗

多发性硬化康复治疗具有重要意义，可以减少并发症和继发性功能障碍、改善神经功能、减轻家庭和社会负担[13]。一项旨在观察神经康复治疗对缓解期多发性硬化患者功能、疲劳度恢复的研究[14]结果显示：给予30分钟/次，1次/天，连续4周的神经康复功能锻炼的患者，在治疗4周后，疗效判定发现神经康复治疗组总有效率为84.2%，对照组为40.0%，两组比较差异有显著性意义。该研究[14]结果提示：多方位的联合康复对多发性硬化患者的有益影响越来越明显。无论是有氧训练、力量训练或二者相结合的训练都可以对多发性硬化患者疾病恢复产生积极的影响。在精神上鼓舞因害怕运动加重病情而不敢参与运动的患者，激励更多的患者进行积极的体育锻炼，最终在生理、心理及功能上改善其生存质量。在患者相对不疲劳、全身放松的时间段应积极进行康复训练。

6.4 疾病负担和生活质量

中国多发性硬化患者健康洞察蓝皮书暨2021版中国多发性硬化患者生存质量报告[11]显示：多发性硬化患者的疾病负担主要包括负面情绪、疾病对社交及工作的影响、疾病复发的负担和医疗经济负担。该调研结果显示，超过85%的多发性硬化患者确诊后都受到过负面情绪困扰，部分患者甚至出现自杀念头和自杀、自毁行为。因疾病原因，68.7%受访患者不同程度地影响了日常社交，同时60.0%患者目前没有工作，这些因素更容易导致患者出现负面情绪，进一步影响日常生活。

此外，77.9%的患者每次发作均要住院治疗，其中87.4%的患者每次复发需住院时间≥7天，花费高、耗时长的住院治疗进一步加重了患者的经济负担。伴随着口服DMT药物的陆续上市及国家医保政策的执行，DMT药物的可及性大幅提升，价格也更加"亲民"，患者的复发和经济负担也将随之减轻。

多发性硬化患者因疾病严重影响了日常生活质量。调研结果[11]显示，67.4%～86.9%的患者中－高强度活动受限，如爬楼梯、步行1km等；31.6%～53.7%的患者日常低强度活动受限，如日常购物、弯腰下蹲等，严重者甚至无法自己穿衣或洗澡。

6.5 指南共识

近年来国内专家总结了最新多发性硬化相关研究成果，制定并发布了一系列多发性硬化诊治诊断和治疗专家共识[15-19]（表6-5-1）。

表6-5-1 多发性硬化诊断和治疗专家共识

年份	名称
2021	CIS诊断与治疗中国专家共识（2021版）
2018	多发性硬化诊断和治疗中国专家共识（2018版）
2017	多发性硬化影像诊断标准：中国专家共识
2015	多发性硬化诊断和治疗中国专家共识（2014版）
2012	多发性硬化诊断和治疗中国专家共识（2011版）
2010	中国多发性硬化诊断和治疗专家共识

参 考 文 献

［1］Stenager E. A global perspective on the burden of multiple sclerosis［J］. Lancet Neurol, 2019, 18（3）: 227-228.

［2］Wallin MT, Culpepper WJ, Campbell JD, et al. The prevalence of MS in the United States: A population-based estimate using health claims data［J］. Neurology, 2019, 92（10）: 1029-1040.

［3］Xu L, Chen L, Wang SF, et al. Urban prevalence of multiple sclerosis in China: A population-based study in six provinces［J］. Eur J Neurol, 2021, 28（5）: 1636-1644.

［4］Cheng Q, Miao L, Zhang J, et al. A population-based survey of multiple sclerosis in Shanghai［J］, China. Neurology, 2007, 68（18）: 1495-1500.

［5］Liu X, Cui YZ, Han JX. Estimating epidemiological data of Multiple sclerosis using hospitalized data in Shandong Province, China［J］. Orphanet J Rare Dis, 2016, 11（1）: 73.

［6］Tian DC, Zhang CY, Yuan M, et al. Incidence of multiple sclerosis in China: A nationwide hospital-based study［J］.

Lancet Reg Health West Pac，2020，1：100010.

［7］Hsu CY，Ro LS，Chen LJ，et al．Epidemiology，treatment patterns and healthcare utilizations in multiple sclerosis in Taiwan［J］．Sci Rep，2021，11（1）：7727.

［8］Lin WS，Wang HP，Chen HM，et al．Epidemiology of pediatric multiple sclerosis，neuromyelitis optica，and optic neuritis in Taiwan［J］．J Neurol，2020，267（4）：925-932.

［9］刘翕然，徐雁，王维治，等．中国多发性硬化临床特点及诊断难点分析［J］．首都医科大学学报，2021，42（03）：360-366.

［10］王婧琪，李聪，崔春平，等．一项基于单中心的多发性硬化的临床流行病学回顾性分析［J］．中山大学学报（医学版），2019，40（05）：731-738.

［11］中国罕见病联盟，中国医疗保健国际交流促进会．中国多发性硬化患者健康洞察蓝皮书暨2021版中国多发性硬化患者生存质量报告［R］．北京：中国罕见病联盟，2021.

［12］徐雁，黄德晖，张星虎，等．干扰素β-1b治疗385例多发性硬化患者的回顾性研究［J］．中华神经科杂志，2015，48（9）：781-785.

［13］张通，杜晓霞．多发性硬化康复治疗［J］．中国现代神经疾病杂志，2017，17（5）：315-319.

［14］朱琳，宋为群，岳月红，等．多发性硬化缓解期患者康复治疗神经功能和疲劳度恢复的疗效观察［J］．中国康复医学杂志，2011，26（9）：25-28，35.

［15］中国免疫学会神经免疫分会，中华医学会神经病学分会神经免疫学组．多发性硬化诊断和治疗中国专家共识（2018版）［J］．中国神经免疫学和神经病学杂志，2018，25（6）：387-394.

［16］中国多发性硬化影像诊断协作组．多发性硬化影像诊断标准：中国专家共识［J］．中华放射学杂志，2017，51（2）：81-85.

［17］中华医学会神经病学分会神经免疫学组，中国免疫学会神经免疫分会．多发性硬化诊断和治疗中国专家共识（2014版）［J］．中华神经科杂志，2015，48（5）：362-367.

［18］中华医学会神经病学分会神经免疫学组，中国免疫学会神经免疫分会．多发性硬化诊断和治疗中国专家共识（2011版）［J］．中华神经科杂志，2012，45（4）：274-280.

［19］中华医学会神经病学分会神经免疫学组，中国免疫学会神经免疫分会．中国多发性硬化诊断和治疗专家共识［J］．中华神经科杂志，2010，43（7）：516-521.

第七部分 重症肌无力

重症肌无力（myasthenia gravis，MG）是由抗体介导的获得性神经-肌肉接头传递障碍的自身免疫性疾病。全身骨骼肌均可受累，表现为波动性肌无力和易疲劳性，症状呈"晨轻暮重"，活动后疲劳加重，休息后可减轻。目前MG的致病性抗体包括乙酰胆碱受体（acetylcholine receptor，AChR）抗体、肌肉特异性受体酪氨酸激酶（muscle-specific receptor tyrosine kinase，MuSK）抗体、低密度脂蛋白受体相关蛋白4（low-density lipoprotein receptor-related protein 4，LRP4）抗体等；另外，反映胸腺瘤型MG患者的疾病严重程度抗体包括抗连接素抗体（anti-connexin antibody，titin）及兰尼碱受体（ryanodine receptor，RyR）抗体。

7.1 流行病学

7.1.1 发病年龄及分布趋势

2012年一项回顾性研究统计了1987—2009年在中山大学一附院就诊的2154例MG患者的临床资料，显示MG平均发病年龄18岁，发病年龄并没有双峰分布，44.8%为儿童起病（≤14岁）[1]（图7-1-1）。

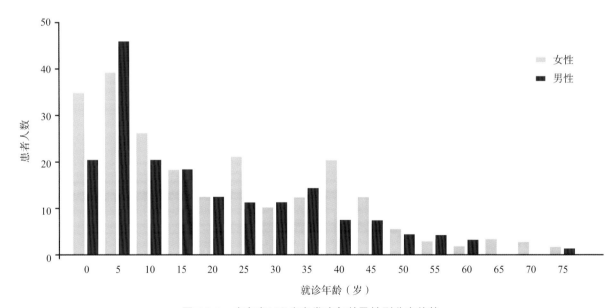

图 7-1-1 广东省MG患者发病年龄及性别分布趋势

2016年河南省医药科学研究院一项回顾性研究统计了2010—2014年在河南当地确诊的478例MG患者，发病年龄2个月至82岁，主要集中在30～60岁（53.5%）。不同发病年龄组之间的性别比例不同。0～10岁年龄组的男女比例为1:0.77，而在31～40岁、41～50岁和51～60岁的年龄组中男女比例分别为1:1.29、1:1.75和1:1.25[2]（图7-1-2）。

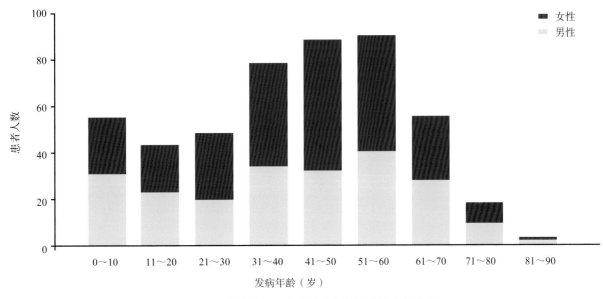

图 7-1-2 河南省 MG 患者发病年龄及性别分布趋势

2020年一项基于全国31个省、自治区和直辖市，覆盖全国1665家收治MG的三级公立医院的回顾性研究数据显示，住院患者中70～74岁年龄组为MG高发人群[3]。

7.1.2 患病率

2010年，来自中国台湾地区的流行病学调查数据显示，MG患病率从2000年的8.4/10万逐步上升到2007年的14.0/10万[4]（表7-1-1）。2016年河南省单中心流行病学数据显示，河南省MG总患病率为0.51/10万，男性和女性、城市和农村人口之间的MG患病率没有显著性差异，老年（≥65岁）MG的患病率高于其他年龄组，儿童MG（0～14岁）的患病率最低[2]（表7-1-2）。2019年基于广州20家医院、哈尔滨13家医院及两种医疗保险系统（就业和居住地的记录）数据显示，2000—2017年中国南北方MG患病率均呈上升趋势。根据保险记录，中国南方MG的患病率为（2.19～11.07）/10万，广州市女性MG患病率显著高于男性MG患病率，而哈尔滨市由于早期研究的结果差异性较大，男女患病率并未发现显著的统计学意义[5]（表7-1-3）。湖南益阳基于597 944名常住人口的MG流行病学调查显示，MG的终身患病率约为10/10万[6]。

表 7-1-1 中国台湾地区 2000—2007 年 MG 患者发病率及患病率

| 年份 | 总人口, ×10⁶ | | | 新案例 | | | 总案例 | | | 年发生率/10⁵ | | | 患病率/10⁵ | | | M/F发生率 |
	F	M	T	F	M	T	F	M	T	F	M	T	F	M	T	
2000	10.9	11.4	22.3				1200	672	1875				11.0	5.9	8.4	
2001	11.0	11.4	22.4	273	191	466	1283	738	2025	2.5	1.7	2.1	11.7	6.5	9.0	0.67
2002	11.0	11.5	22.5	297	182	484	1421	826	2255	2.7	1.6	2.1	12.9	7.2	10.0	0.59
2003	11.1	11.5	22.6	268	196	474	1538	920	2475	2.4	1.7	2.1	13.9	8.0	10.9	0.70
2004	11.1	11.5	22.7	265	178	451	1643	986	2645	2.4	1.5	2.0	14.7	8.5	11.7	0.65
2005	11.2	11.6	22.8	272	195	467	1755	1065	2820	2.4	1.7	2.1	15.7	9.2	12.4	0.69
2006	11.3	11.6	22.9	298	195	493	1916	1120	3036	2.6	1.7	2.2	17.0	9.7	13.3	0.64
2007	11.3	11.6	23.0	292	209	501	1996	1209	3205	2.6	1.8	2.2	17.6	10.4	14.0	0.70

F＝女性；M＝男性；T＝总数

表7-1-2　河南省不同年龄层MG患病率

项目	MG患者总数	河南省*（百万）	患者MG（每百万）
总人口	478	94	5.09
男性	220	47	4.68
女性	258	47	5.49
年龄（岁）			
0～14	71	20	3.55
15～64	357	66	5.41
≥65	50	8	6.25
农村	271	53	5.11
城市	207	41	5.05

*.这些数据来自中国国家统计局网站

表7-1-3　基于JBI和PBI的估计年发病率和估计年患病率

年份	投保人总数	MG门诊人数			估计患病率（/100 000）			新MG门诊人数	估计发病率（/100 000）
		T	M	F	T	M	F	T	T
基于工作	保险	–	–	–	–	–	–		
2002	1 019 697	–	–	–	–	–	–	NA	NA
2003	1 581 373	–	–	–	–	–	–	27	1.71
2004	1 904 536	–	–	–	–	–	–	17	0.89
2005	2 085 840	–	–	–	–	–	–	30	1.44
2006	3 072 698	–	–	–	–	–	–	25	0.81
2007	3 325 624	–	–	–	–	–	–	42	1.26
2008	3 666 357	–	–	–	–	–	–	38	1.04
2009	3 826 813	183	68	116	4.78	1.78	3.03	167	4.36
2010	4 273 645	378	147	234	8.84	3.44	5.48	241	5.64
2011	4 662 753	530	207	323	11.37	4.44	6.93	338	7.25
2012	5 078 604	683	273	410	13.45	5.38	8.07	375	7.38
2013	5 382 826	732	312	420	13.60	5.8	7.8	311	5.78
2014	5 720 692	822	331	491	14.37	5.79	8.58	364	6.36
平均数	4 824 222	555	223	332	11.07	4.44	6.65	299	3.66
标准差	707 734	241	102	138	3.67	1.59	2.08	81	2.70
以居住为基础的保险									
2008	831 684	9	4	5	1.08	0.48	0.6	NA	NA
2009	2 253 505	40	20	20	1.78	0.89	0.89	49	2.17
2010	2 510 022	31	14	17	1.24	0.56	0.68	17	0.68
2011	2 585 729	53	23	30	2.05	0.89	1.16	36	1.39
2012	2 673 576	63	29	34	2.36	1.08	1.27	37	1.38
2013	2 656 104	83	40	43	3.12	1.51	1.62	50	1.88
2014	2 716 767	100	49	51	3.68	1.8	1.88	49	1.80
平均数	2 318 198	54	26	29	2.19	1.03	1.16	40	1.55
标准差	673 500	31	15	16	0.95	0.48	0.48	12.77	0.53

T.MG患者总数；M.男性MG患者；F.女性MG患者；NA.缺失

7.1.3　发病率

国内基于单中心的部分流行病学数据显示，台湾地区MG总发病率为2.1/10万，男、女发病率分别为（2.4～2.7）/10万和（1.5～1.8）/10万[4]，广州市MG发病率（1.55～3.66）/（10万人·年）[5]，湖南益阳发病率3.5/10万[6]。

2020年一项基于全国31个省、自治区、直辖市1665家三级医院MG住院患者的调查数据显示，经年龄和性别校正后的总体MG年发病率约为0.68/（10万人·年），其中成年人（>19岁）发病率约0.74/（10万人·年），青少年（≤19岁）发病率约0.38/（10万人·年），儿童的发病率在10～14岁组中达到了最低点［0.28/（10万人·年）］，而0～10岁儿童患者的发病率［0.42/（10万人·年）］有高于青春期患者［0.32/（10万人·年）］的趋势。对于1～70岁的年龄组，我国MG的发病率随着年龄的增长而稳步增加，70～74岁年龄组为高发人群[3]（图7-1-3）。

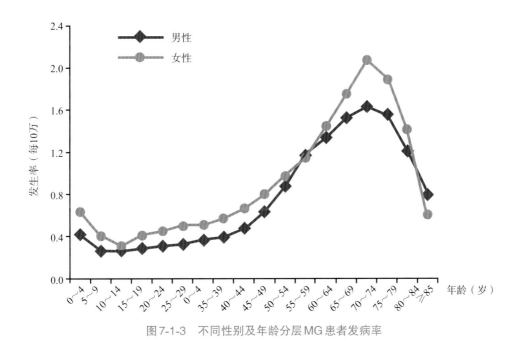

图7-1-3　不同性别及年龄分层MG患者发病率

在中国，各地MG发病率存在区域差异。估计每10万人每年MG的发病率从西藏的0.10到北京的1.17不等。沿海地区，特别是辽宁、北京、河北、山东等环渤海地区[3]，MG发病率高于内陆地区。

7.1.4　死亡率

一项基于单中心住院患者的10年随访研究显示，2195例成人MG患者中有129例患者死亡，总死亡率为5.88%。与MG死亡相关的危险因素包括疾病的持续时间、肌无力危象的发生、疾病的严重程度、乙酰胆碱受体抗体滴度的升高、胸腺病理的存在以及免疫抑制剂使用失败。此外，非MG相关因素，包括既往脑卒中史、慢性阻塞性肺疾病、糖尿病、心房颤动、高脂血症、心肌梗死、恶性肿瘤与死亡密切相关［风险比（HR）分别为3.251、4.173、3.738、3.886、1.945、2.177和14.7，$P < 0.05$］[7]（表7-1-4）。

2020年基于全国31个省市调研数据显示，MG患者住院死亡率为14.69‰，男性死亡率（16.52‰）高于女性（12.86‰）。2016—2018年，1468例因肌无力危象住院，95例死亡（2016年31例，2017年31例，2018年33例），平均死亡年龄为（61.2±18.5）岁，无性别差异。约70%的MG死亡患者进入重症监护病房和神经内科，主要死亡原因包括呼吸衰竭、肺部感染等[3]（表7-1-5）。

表 7-1-4　单中心随访 10 年 MG 患者总死亡率及死亡危险因素

入学年龄（岁）	性别	N	心脏病，n（Row%）	癌症，n（Row%）	肺部疾病，n（Row%）	卒中，n（Row%）	胃肠道出血，n（Row%）	MC，n（Row%）	其他，n（Row%）
18～29	女性	272	0（0）	3（1.10）	1（0.37）	0	1（0.37）	1（0.37）	0
	男性	243	2（0.82）	5（2.06）	1（0.41）	0	1（0.41）	5（2.06）	0
30～39	女性	326	2（0.61）	4（1.23）	2（0.61）	0	1（0.31）	10（3.07）	1（0.31）
	男性	237	2（0.84）	2（0.84）	1（0.42）	1（0.42）	0	3（1.27）	0
40～49	女性	216	1（0.46）	5（2.31）	2（0.93）	0	0	3（1.39）	0
	男性	239	4（1.67）	5（2.09）	2（0.84）	2（0.84）	0	4（1.67）	0
50～59	女性	288	5（1.74）	3（1.04）	1（0.35）	1（0.35）	0	4（1.39）	0
	男性	115	3（2.61）	5（4.35）	1（0.87）	6（5.22）	0	3（2.61）	0
≥60	女性	157	1（0.64）	6（3.82）	2（1.27）	2（1.27）	0	2（1.27）	0
	男性	102	1（0.98）	3（2.94）	1（0.98）	1（0.98）	0	1（0.98）	0
总计		2195	21（0.96）	41（1.87）	14（0.64）	13（0.59）	3（0.14）	36（1.64）	1（0.05）

N.年龄范围内所有 MG 患者的数量；MC.肌无力危象的简称；"其他".自杀或事故

表 7-1-5　2020 年全国 31 省市 MG 患者住院死亡率

变量	2016年		2017年		2018年		发生率，（/10⁵）	入院死亡率，（/10³）
	新确诊人数，n（%）	死亡人数，n（%）	新确诊人数，n（%）	死亡人数，n（%）	新确诊人数，n（%）	死亡人数，n（%）		
年龄阶层（岁）								
0～4	363（3.6）	1（0.4）	373（3.9）	1（0.3）	553（5.2）	0	0.52	1.26
5～9	219（2.1）	1（0.4）	217（2.2）	1（0.3）	309（2.9）	0	0.32	2.06
10～14	190（1.9）	0	211（2.2）	2（0.6）	223（2.1）	3（1.1）	0.28	5.88
15～19	270（2.7）	4（1.4）	222（2.3）	1（0.3）	255（2.4）	3（1.1）	0.35	6.86
20～24	349（3.4）	4（1.4）	319（3.3）	2（0.6）	334（3.1）	4（1.4）	0.38	6.15
25～29	540（5.3）	11（4.0）	449（4.6）	1（0.3）	517（4.9）	2（0.7）	0.41	5.58
30～34	515（5.1）	4（1.4）	453（4.7）	8（2.6）	470（4.4）	4（1.4）	0.44	6.25
35～39	502（4.9）	4（1.4）	433（0.5）	5（1.6）	490（4.6）	6（2.1）	0.48	5.67
40～44	664（6.5）	10（3.6）	590（6.1）	13（4.2）	600（5.6）	12（4.3）	0.58	9.96
45～49	902（8.9）	15（5.4）	889（9.2）	10（3.2）	929（8.7）	17（6.0）	0.72	8.13
50～54	1130（11.1）	19（6.9）	1095（11.3）	25（8.0）	1029（9.7）	14（5.0）	0.92	9.02
55～59	917（9.0）	27（9.8）	829（8.6）	23（7.4）	941（8.8）	21（7.4）	1.17	13.20
60～64	1172（11.5）	23（8.3）	1092（11.3）	38（12.2）	1204（11.3）	31（11.0）	1.41	13.21
65～69	946（9.3）	27（9.8）	1039（10.8）	31（9.9）	1128（10.6）	30（10.6）	1.66	13.61
70～74	741（7.3）	38（13.8）	693（7.2）	40（12.8）	825（7.7）	30（10.6）	1.89	22.37
75～79	470（4.6）	34（12.3）	465（4.8）	39（12.5）	509（4.8）	38（13.5）	1.76	30.59
80～84	229（2.2）	35（12.7）	225（2.3）	31（9.9）	251（2.4）	37（13.1）	1.33	48.70
≥85	69（0.7）	19（6.9）	65（0.7）	41（13.1）	89（0.8）	30（10.6）	0.68	107.40
性别								
女性	5758（56.5）	130（47.1）	5222（54.1）	158（50.6）	5696（53.5）	134（47.5）	0.76	16.52
男性	4430（43.5）	146（52.9）	4437（45.9）	154（49.4）	4960（46.5）	148（52.5）	0.60	12.86
总计	10.188	276	9.659	312	10.656	282	0.68	14.69

7.2　重症肌无力临床分型及转化

目前的重症肌无力分型标准主要有两类：国际Osserman分型[8]以及美国重症肌无力基金会（Myasthenia Gravis Foundation of America，MFGA）分型[9]。

7.2.1　Osserman分型

Ⅰ型：眼肌型（ocular MG，OMG），单纯眼外肌受累。主要症状是单纯眼外肌受累，表现为一侧或双侧上睑下垂，有复视或斜视现象。肾上腺皮质激素治疗有效，预后好。

Ⅱ型：全身型（generalized MG，GMG），累及一组以上延髓支配的肌群，病情较Ⅰ型重，累及颈、项、背部及四肢躯干肌肉群。根据严重程度可分为ⅡA与ⅡB型。

ⅡA型：轻度全身型，进展缓慢，无危象，常伴眼外肌受累，无咀嚼、吞咽及构音障碍，下肢无力明显，登楼抬腿无力，无胸闷或呼吸困难等症状。对药物反应好，预后较好。

ⅡB型：中度全身型，骨骼肌和延髓肌严重受累，全身无力明显，生活尚可自理，伴有轻度吞咽困难，时有进流食不当而呛咳，感觉胸闷，呼吸不畅。无危象，药物敏感欠佳。

Ⅲ型：重症急进型，症状危重，进展迅速，数周或数月内达到高峰，胸腺瘤高发。可发生危象，药效差，常需气管切开或辅助呼吸，死亡率高。

Ⅳ型：迟发重症型，症状同Ⅲ型，从Ⅰ型发展为ⅡA、ⅡB型，经2年以上进展期，逐渐发展而来。药物治疗效果差，预后差。

Ⅴ型：肌萎缩型，起病半年出现肌肉萎缩，生活不能自理，吞咽困难，食物误入气管而由鼻孔呛出。口齿不清或伴有胸闷气急。因长期肌无力而出现继发性肌肉萎缩者不属于此型。病程反复2年以上，常由Ⅰ型或Ⅱ型发展而来。

7.2.2　MFGA分型

Ⅰ型：眼肌无力，可伴闭眼无力，其他肌群肌力正常。

Ⅱ型：除眼肌外的其他肌群轻度无力，可伴眼肌无力。

ⅡA型：主要累及四肢肌肉和（或）躯干肌，可有较轻的咽喉肌受累。

ⅡB型：主要累及咽喉肌和（或）呼吸肌，可有轻度或相同的四肢肌和（或）躯干肌受累。

Ⅲ型：除眼肌外的其他肌群中度无力，可伴有任何程度的眼肌无力。

ⅢA型：主要累及四肢肌和（或）躯干肌，可有较轻的咽喉肌受累。

ⅢB型：主要累及咽喉肌和（或）呼吸肌，可有轻度或相同的四肢肌和（或）躯干肌受累。

Ⅳ型：除眼肌外的其他肌群重度无力，可伴有任何程度的眼肌无力。

ⅣA型：主要累及四肢肌和（或）躯干肌受累，可有较轻的咽喉肌受累。

ⅣB型：主要累及咽喉肌和（或）呼吸肌，可有轻度或相同的四肢肌和（或）躯干肌受累。

Ⅴ型：气管插管，伴或不伴机械通气（除外术后常规使用）；仅鼻饲而不进行气管插管的病例为ⅣB型。

7.3　眼肌型向全身型转化

2016年，一项来自四川的单中心研究回顾性分析了440例OMG患者，其中114例（25%）转化为GMG。多因素分析结果显示面神经、尺神经重复神经电刺激（repetitive nerve stimulation，RNS）异常、合并胸腺瘤及激素治疗为OMG转化为GMG的独立影响因素[10]。同年，另一项来自广州的前瞻性研究纳入OMG患者420例，其中104例（24.8%）患者转化为GMG，66.3%在2年内完成转化，分析发现年龄较大、肢体近端肌肉低频RNS异常、胸腺检查提示胸腺瘤可能与OMG向GMG转化有关，而早期给予激素或激素－手术联合治疗可能有助于提升预后，避免GMG转化[11]。

2020年，一项研究纳入了来自中国西北地区的223例接受免疫抑制治疗的OMG患者，其中38例（17.0%）进展为GMG，中位转化时间为0.9年（IQR 0.3 ～ 2.1年）。成年起病、短病程、面神经RNS异常可预测接受免疫抑制治疗的OMG向GMG的转化[12]。

2021年，一项多中心回顾性研究观察了572例未经免疫抑制治疗的OMG患者，其中114例（25.2%）转化为GMG。在转化为GMG的患者中，发现成年（早发与晚发）起病、RNS异常、AChR抗体阳性及合并胸腺瘤者较多，且经多因素Cox回归生存分析表明这些因素均与较高的转化率有关［危险比（HR）］分别为6.24、8.57、1.10、3.25、2.57和1.51，$P < 0.05$］。年龄与共病在两组间无明显差异[13]（图7-3-1）。

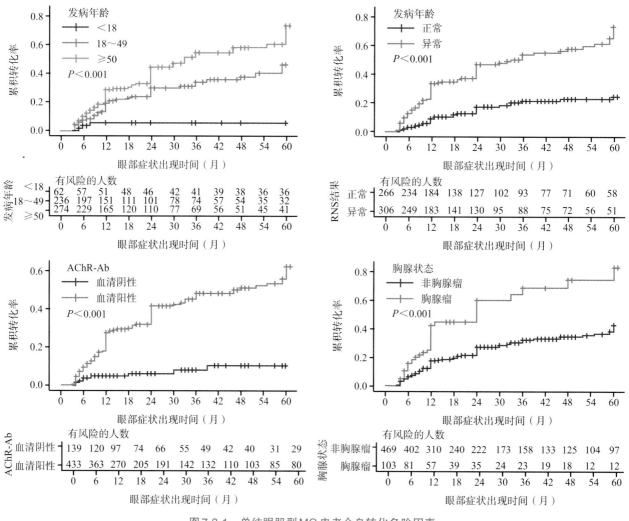

图7-3-1 单纯眼肌型MG患者全身转化危险因素

同年，另一项多中心研究回顾分析了胸腺切除术与转化的关系，共纳入519例未使用过免疫抑制剂的OMG患者，胸腺切除组（131例）、非手术组（388例）中分别有23.7%、31.4%患者发生转化。Cox风险回归模型校正潜在混杂因素（年龄、性别、抗体及重复频率电刺激结果、胸腺特征）后结果表明，胸腺切除与较低的转化率有关（校正HR ＝ 0.41，$P < 0.001$）[14]（图7-3-2）。

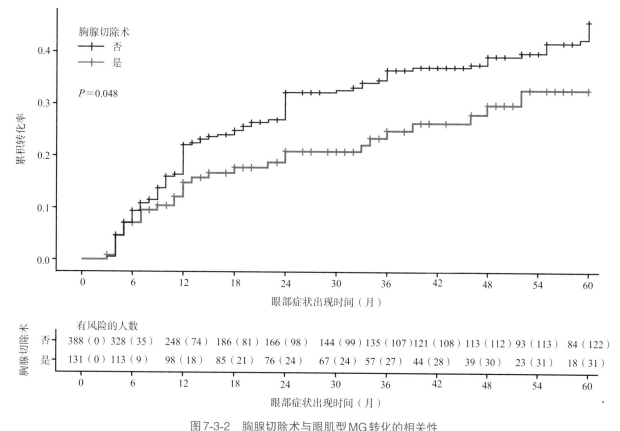

图7-3-2 胸腺切除术与眼肌型MG转化的相关性

综上所述，起病为OMG的患者在眼外肌症状出现2年内容易向GMG转化，近年来国内纳入病例数较多的研究显示的转化率为17.0%～31.4%，起病年龄大、短病程、AChR抗体阳性、RNS异常及合并胸腺瘤者容易转化为GMG，而免疫抑制治疗和胸腺切除可能是转化的保护性因素。

7.4　重症肌无力抗体分型及胸腺异常

MG是获得性自身免疫性疾病，其相关抗体包括：①致病性抗体。抗乙酰胆碱受体（AChR）抗体，抗肌肉特异性酪氨酸激酶（MuSK）抗体以及抗低密度脂蛋白受体相关蛋白4（LRP-4）抗体。通常将AChR抗体和MuSK抗体阴性的患者称为血清抗体阴性的患者。②疾病严重程度相关抗体。抗连接素（Titin）抗体，抗兰尼碱受体（RyR）抗体。不同抗体类型的MG在疾病发生、发展过程中的临床特征及诊治特点不尽相同，基于抗体类型对MG进行亚组分类，对于诊疗后预后更有指导意义。

7.4.1　乙酰胆碱受体抗体

2012年中国南方单中心回顾了2007—2009年确诊的250例MG患者，约51.2%AChR抗体阳性[1]。2016年北京的一项单中心回顾性研究显示82.2%MG患者存在AChR抗体阳性，约63.9%的OMG出现AChR抗体阳性，合并胸腺瘤的MG患者AChR抗体阳性敏感度高（99.2%），但特异度差（24.9%）[15]。2017年河南省流调数据显示，AChR抗体阳性患者约占86.2%，抗体阳性和抗体阴性的患者性别及年龄分布差异无统计学意义。OMG患者的AChR抗体的浓度低于GMG患者[2]。2019年，上海单中心研究纳入82例未经免疫治疗的青少年起病MG患者，通过CBA（cell-based assay）法检测AChR抗体及其亚型，结果表明抗体阳性率（76.8%）远高于传统酶联免疫吸附法所检测的数据（58.5%），揭示中国儿童型MG并非AChR抗体阳性率低，而是现有的诊断方法不敏感所致，而CBA法可显著提高AChR抗体检测敏感性[16]。

2020年东北地区的回顾性研究显示AChR抗体阳性率为63.1%[17]。

7.4.2 肌肉特异性受体酪氨酸激酶抗体

2010年，在天津一项研究纳入的119例MG患者中，MuSK抗体阳性者5例，仅出现在AChR抗体阴性患者的血清中，且滴度水平与患者病情严重程度相关（$r = 0.941$，$P = 0.014$）。MuSK抗体阳性的患者主要表现为延髓肌受累，病情较重且不伴有胸腺的病变[18]。

2016年，北京的一项单中心回顾性分析提示在437例成人MG患者中，MuSK抗体阳性者为10例，约占MG患者的2.3%，其中9人为MuSK抗体单阳性，1人为AChR-MuSK抗体双阳性，约70%的MuSK抗体阳性的MG患者首发症状为眼外肌无力[15]。

2020年，北京的另一单中心回顾性数据分析提示在319例成人MG患者中，MuSK抗体阳性者10例，占MG患者的3.13%。10例患者中，9例为女性，平均起病年龄31.4（17 ～ 50）岁，其中9例为眼外肌无力，8例1年内进展为全身型[19]。同年，中国东北地区一项回顾性研究发现，53例AChR抗体阴性的MG患者中MuSK抗体阳性者14例（26.4%），起病部位7例为眼外肌，3例为球部肌，1例为呼吸肌，1例肢体无力起病，2例眼咽部肌肉同时受累[17]。

2020年，上海一项研究总结了中国南方地区20例MuSK抗体阳性MG患者的临床特点，包括女性15例（75%），20 ～ 29岁为起病高峰（45%）；首发临床分型以Osserman Ⅱ B型（55%）及MGFA Ⅱ B型（45%）为主，以延髓肌（45%）及眼外肌（35%）受累起病常见，65%患者肌群受累进展在2个月内，70%患者存在症状每日波动及新斯的明试验阳性。低频RNS阳性率为75%，其中眼轮匝肌睑部阳性率最高（75%），斜方肌阳性率最低（10%），25%患者可见重复复合肌肉动作电位，22.2%患者可见二联束颤。80%患者使用糖皮质激素治疗[20]。同年，华南地区一项研究通过比较26例MuSK抗体阳性及157例AChR抗体阳性MG的数据，发现MuSK抗体阳性MG患者女性多（80.8% vs 58.0%，$P < 0.05$）、平均发病年龄[（43.12±13.02）岁 vs（36.04±17.97）岁，$P < 0.05$]高、球部肌受累（96.2% vs 70.1%，$P < 0.01$）和肌无力危象（61.4% vs 28.7%，$P < 0.05$）更常见，胆碱酯酶抑制剂有效率低（16.0% vs 58.6%，$P < 0.01$）。两组患者发生肌无力危象期间，对血浆置换的反应优于静脉注射丙种球蛋白[21]。

2021年，北京一项单中心研究讨论了MuSK抗体滴度与MG疾病严重程度和预后的关联。纳入的33例MuSK-MG中男女比例1∶2，发病年龄48（18 ～ 73）岁，初治16例，经治（已用过至少1次糖皮质激素或免疫抑制剂治疗）17例，25例患者接受了免疫治疗，分为单用激素组（17例）和激素联合免疫抑制剂（IS）组（8例）。其中28例完成随访，24例（85.7%）达到了良好预后，1例（3.6%）达到改善（PIS-I），3例（10.7%）病情加重，各组之间MuSK-Ab滴度差异无统计学意义（$P = 0.21$），不同治疗组之间MuSK-Ab滴度差异无统计学意义（$P = 0.95$）。结论发现，在初治患者当中，MuSK-Ab水平与疾病严重程度相符，免疫治疗可使抗体滴度下降。抗体的变化与激素用量相关，与预后分级不符[22]。

7.4.3 低密度脂蛋白受体相关蛋白4抗体

2017年，一项中国北方地区的单中心研究在81例血清抗体阴性的MG患者中检测到6位LRP4抗体阳性，约占7%[23]。同年，中国西南地区一项单中心研究发现50例血清抗体阴性的MG中LRP4抗体阳性者为2例，占4%[24]。2019年，一项覆盖全国19个省市50多家医院的多中心大样本研究显示，在2172例MG患者中，共发现16例（0.8%）LRP4抗体阳性MG患者，其中3例AChR/LRP4抗体双阳性MG患者。另外，在455例双血清抗体阴性MG患者中发现13例（2.9%）LRP4-MG患者。这13例患者的男女比例为1∶1.6，53.8%的患者为儿童。共有91.7%的病例表现为初始眼部受累，58.3%的病例表现为单纯性眼肌受累。LRP4抗体阳性MG预后良好，41.7%的病例可完全缓解[25]。2021年，北京一项单中心研究筛查了355例MG患者，发现13例（约3.7%）患者LRP4抗体阳性，且同时均呈AChR抗体阳性[26]。

7.4.4　抗连接素抗体、兰尼碱受体抗体

2016年，北京的一项单中心回顾性研究显示，titin抗体阳性率约28.4%，RyR抗体阳性率约23.8%，其中，在合并胸腺瘤MG、早发型MG（＜50岁）、晚发型MG（≥50岁）及眼肌型MG中发现titin抗体阳性率分别为50.8%、54.4%、9.9%和18.1%；发现RyR抗体阳性率分别为46.9%、33.3%、6.6%和15.7%。RyR抗体在合并胸腺瘤的MG患者中较titin抗体敏感性及特异性均更高。在非胸腺瘤MG患者中，titin抗体和RyR抗体阳性的频率随着发病年龄的增长而增加[15]（表7-4-1）。

表7-4-1　2016年不同MG患者致病抗体灵敏度及特异度分析

MG患者	抗体	灵敏度	特异度	LR＋	LR-
所有患者	AChR	99.2%	24.9%	1.32	0.03
	Titin	50.8%	80.9%	2.66	0.61
	RyR	46.9%	85.8%	3.29	0.62
	Titin or RyR	75.8%	74.4%	2.96	0.33
发病年龄≥50岁	AChR	100.0%	23.2%	1.30	0.00
	Titin	56.6%	59.3%	1.39	0.73
	RyR	43.4%	71.3%	1.51	0.79
	Titin or RyR	75.5%	50.9%	1.54	0.48
发病年龄＜50岁	AChR	98.7%	26.1%	1.34	0.05
	Titin	45.5%	92.6%	6.15	0.59
	RyR	49.4%	93.6%	7.71	0.54
	Titin or RyR	76.0%	87.1%	5.88	0.28

LR＋.阳性似然比；LR-.负似然比

综上所述，AChR抗体在我国MG人群中最为常见，MuSK抗体阳性患者在我国报道较少，近年来有增多的趋势，可能与该抗体在国内检测的不断普及有关。LRP-4抗体同样报道较少，可以合并或不合并其他抗体，Titin抗体及RyR抗体在合并胸腺瘤的患者中比例较高。

7.4.5　重症肌无力患者中的胸腺异常

胸腺作为人体重要的中枢性免疫器官，其异常存在于80%～90%的MG患者。MG与胸腺的关系密切，既往资料显示约10%的MG患者合并胸腺瘤[27]，但到目前为止，胸腺瘤与MG之间存在相关性的原因尚不清楚。胸腺切除术是治疗胸腺瘤性MG的一线治疗方法，而非胸腺瘤性MG患者能否从胸腺切除中获益尚无定论。最新的全国范围的流调数据显示，约26.5%成人MG合并胸腺瘤，约7.1%儿童MG合并胸腺瘤，其中约63.7%的胸腺瘤患者选择了胸腺切除手术[3]。

2010年，河南省单中心回顾性研究显示，MG术后病理确诊的胸腺增生占50.8%，胸腺瘤33.1%，胸腺萎缩3.8%，正常胸腺12.3%[2]（图7-4-1）。2012年，中国南方一项单中心回顾性研究分析了2154例MG患者，其中1354例患者进行了CT/MRI检查，其中胸腺增生66.4%，胸腺瘤14.8%，胸腺萎缩4.4%，正常胸腺14.3%。约86.5%儿童合并胸腺增生，24.8%的成人合并胸腺瘤。胸腺瘤最常见于45～59岁的患者，而且胸腺瘤合并GMG（67.7%）比非胸腺瘤患者多见（27.6%；χ^2检验，$P＜0.001$）[1]（表7-4-2）。

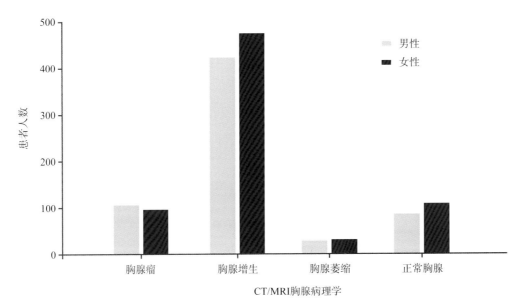

图7-4-1　河南省MG患者胸腺病理特点

表7-4-2　2012年南方单中心不同年龄层MG患者病理特点

发病年龄（岁）	胸腺瘤（%）	胸腺增生（%）	胸腺萎缩（%）	正常胸腺（%）	总计
≤14	18（2.9）	532（86.5）	15（2.4）	50（8.1）	615
15～24	18（9.4）	140（72.9）	6（3.1）	28（14.6）	192
25～34	37（20.3）	99（54.4）	14（7.7）	32（17.6）	182
35～44	37（26.2）	64（45.4）	10（7.1）	30（21.3）	141
45～59	71（41.8）	51（30.0）	12（7.1）	36（21.2）	170
≥60	20（36.4）	14（25.5）	3（5.5）	18（32.7）	55
总计	201	899	60	194	1354

2014年，一项对1984年1月～2011年12月在同济医院行扩大胸腺切除术的306例MG患者的回顾性分析研究显示，9例胸腺瘤性MG患者在围手术期死亡。其余患者随访期间，241例患者（81.1%）获得了满意的疗效，24例死亡（8.1%），32例（10.8%）保持不变或恶化。疗效满意的有利因素包括术前为OMG、无胸腺瘤及无伴随疾病。非胸腺瘤型MG患者的完全稳定缓解率和临床缓解率明显高于胸腺瘤型MG患者[28]。

2018年，一项研究回顾性分析了中国胸腺瘤协作组（Chinese Alliance for Research of Thymoma，ChART）数据库1992—2012年875例随访20年资料完整的胸腺瘤病例，分析WHO组织学分型、Masaoka分期、术后辅助治疗与MG及预后的关系。结果表明，胸腺瘤的预后较好，875例胸腺瘤患者的5年总生存率为0.89。WHO分型、Masaoka分期与预后有关（$P < 0.05$），而是否合并MG（$P = 0.736$）、是否行胸腺扩大切除（$P = 0.213$）、术后辅助放疗（$P = 0.538$）并不影响胸腺瘤患者的预后，术后辅助化疗为不良预后因素（$P < 0.001$）。胸腺扩大切除可改善MG患者的疗效（$P < 0.001$）[29]。

2019年，一项研究回顾了2012年8月～2018年9月接受胸腺切除术治疗的180例MG患者临床资料，同样表明，胸腺切除治疗重症肌无力安全有效，年龄（$P = 0.030$）、术前病程（$P = 0.048$）、术前AChR-Ab（$P = 0.019$）及病理类型（$P = 0.042$）是手术效果的几个影响因素[30]。

2020年，一项研究筛选了30例行胸腺切除且病理除外胸腺瘤的全身型MG患者为手术组，匹配39例非手术患者作为对照组。以入组时间为起点，以病情"临床缓解"，包括完全稳定缓解（CSR）、药物缓解（PR）和最小表现（MM）为终点事件，利用生存曲线比较两组患者终点事件发生时间的差异；随访12个月，对两组患者的部分临床指标进行比较。结果发现，对于轻、中度非胸腺瘤性全身型MG患者，胸腺切除不能使病情更快缓解，但可减少远期泼尼松和溴吡斯的明用量[31]。

最新一项回顾性、观察性研究根据10年的随访资料，比较了100例胸腺瘤相关MG（thymoma associated with myathenia gravis，TAMG）患者和96例非TAMG患者的临床特点。结果表明，胸腺瘤是MG的危险因素；男性、术后并发症、高MGFA分级、胸腺瘤Masaoka-Koga病理分级是TAMG患者长期预后的风险预测因素（$P < 0.1$）。术前使用乙酰胆碱酯酶抑制剂是TAMG的独立预测因素（OR = 5.504，95%CI：1.424 ～ 21.284，$P = 0.013$）[32]。

7.5　重症肌无力危象

肌无力危象（myasthenic crisis，MC）指MG病情快速恶化，需要立即开放气道，辅助通气；或者MGFA分型为Ⅴ型。危象前状态（impending myasthenic crisis）则指的是MG病情快速恶化，依据临床医师的经验判断，数天或数周内可能发生肌无力危象。危象前状态的及时识别、干预可避免MC的发生[33]。

7.5.1　重症肌无力危象的危险因素

2012年数据显示，南方MG患者约8.8%发生重症肌无力危象（呼吸衰竭），其中MC最常见（96.7%），其次为胆碱能危象（3.4%）。第一次危象的平均年龄为36.3（0.6 ～ 76）岁。从重症肌无力症状出现到第一次危象的中位时间间隔为37.7个月。感染是最常见的诱发因素（21.7%），其他还有药物、疲劳、分娩和停药等，而51.3%的MC患者中没有发现任何危险因素。大多数（89.9%）危象发生在全身性肌无力患者中[1]，但2016年河南省单中心调查数据显示仅2.7%的MG患者发生肌无力危象[2]（表7-5-1）。

表7-5-1　MG危险的危险因素

风险因素	计数	百分比（%）
感染	58	21.7
操作	49	18.4
药物		
皮质类固醇	12	4.5
免疫抑制药物	1	0.4
氨基糖苷类抗生素	1	0.4
镇静药物	1	0.4
疲劳	4	1.5
分娩	2	0.7
月经	1	0.4
停药	1	0.4
无风险因素	137	51.3

2017年，一项研究纳入进入危象前状态的MG患者共93例，其中25例患者进入危象前状态2次及以上，共计127例次，通过回顾性分析，探讨了MG危象前状态的临床特征以及发展为肌无力危象的相关因素。结果表明，发生呼吸困难（127例次，100%）提示MG患者进入危象前状态，及早在危象前状态积极处理呼吸困难、球部肌肉无力（121例次，95.28%）、血二氧化碳分压升高（94例次，85.45%）、咳痰无力

（99例次，77.95%）、睡眠障碍（107例次，84.25%）、感染（99例次，77.95%）与发热（$P=0.028$）、防止口咽分泌增多（$P=0.005$）所导致的窒息有助于减少危象的发生[34]。

2019年，一项关于住院期间MG危象死亡率的单中心回顾性研究发现，总体的住院死亡率为11.5%，其中，包括发病时MGFA分型、脓毒性休克、胸腺瘤分类、心搏骤停和最低血清白蛋白在内的5个临床变量与住院死亡率相关[35]。

2021年，一项回顾性队列研究分析了有急性呼吸困难的MG患者发展为MC的预测因素，以及短期及长期预后情况。该研究共纳入86例患者，其中有36例在第一次急性呼吸困难发作时发展为MC。多元分析表明，早发MG（$OR=3.079$，95%CI：$1.052\sim9.012$）以及呼吸系统感染（$OR=3.926$，95%CI：$1.141\sim13.510$）是患者发展为MC的独立危险因素，而机械通气前静脉输注丙种球蛋白（$OR=0.253$，95%CI：$0.087\sim0.732$）是保护因素。是否发展为MC对于MG患者的预后没有显著影响[36]。

同年另一项研究表明，高龄（>60岁）（$OR=31.378$，95%CI：$3.868\sim254.557$，$P=0.001$）、伴有恶性胸腺瘤（$OR=29.175$，95%CI：$2.986\sim285.016$，$P=0.004$）、口腔分泌物增多（$OR=12.649$，95%CI：$2.057\sim77.783$，$P=0.006$）及伴有感染（$OR=9.539$，95%CI：$1.345\sim67.645$，$P=0.024$）为口咽肌群受累MG患者住院期间发展至MC的独立相关因素，对该类型MG患者应高度重视，积极处理口腔分泌物，防治感染，以减少MC的发生[37]。

7.5.2 重症肌无力术后危象

术后肌无力危象（post operative myasthenic crisis，POMC）是MG胸腺切除术后的一种严重并发症，以快速起病的呼吸肌无力为特征，需要有创或无创机械通气（mechanical ventilation，MV），从而延长住院时间，增加医疗费用。

2018年，一项研究回顾分析了173例胸腺瘤性MG患者的临床资料，探讨这些患者POMC的临床结局和预测因素。其中51例患者出现POMC，多因素logistic回归分析显示，术前球部症状［$OR=3.207$（$1.413\sim7.278$），$P=0.005$］和不完全切除［$OR=4.182$（$1.332\sim13.135$），$P=0.014$］是POMC的独立危险因素。28例患者（16.9%）在随访期间死亡。POMC患者的生存率明显低于未发生POMC的患者（$P=0.042$）[38]。

2020年，一项单中心回顾性研究分析了2016—2018年97例胸腺术后患者，发现39.2%的患者发生POMC。POMC组的平均机械通气时间、重症监护病房住院时间和住院时间均显著延长（$P<0.001$）。多因素logistic回归分析显示，疾病严重程度、症状持续时间超过12个月和经胸骨胸腺切除术是POMC的独立危险因素。POMC患者术后出现肺炎较多（$P=0.012$），并在静脉免疫球蛋白（IVIg）治疗后脱离机械通气（$P=0.005$）。24例（24.7%）接受IVIg治疗的POMC患者成功脱离机械通气并出院[39]。

2021年，一项单中心研究纳入112例胸腺切除术后的TAMG，根据术后机械通气时间是否超过24小时分为两组。通过多重logistic回归分析表明，女性（$P=0.002$）、低肺活量（$P=0.043$）、Osserman分型（ⅢB、Ⅲ、Ⅳ型）（$P<0.001$）、全凭静脉麻醉（$P=0.02$）、较长的手术时间（$P<0.001$）是TAMG患者胸腺切除术后机械通气时间延长的独立危险因素[40]。

7.6 重症肌无力合并其他疾病

MG患者常合并多系统疾病。2020年全国31个省市调研数据显示，MG患者合并的其他疾病主要是高血压（29.6%），其次为糖尿病（13.1%）和高脂血症（12.1%）。其他共病包括骨质疏松症（3.0%）、抑郁/焦虑症（2.1%）和自身免疫病（1.5%）。儿童患者没有明显的共病[3]。

MG合并的其他自身免疫病主要是甲状腺疾病。2012年，中国北方的一项单中心研究收集了305例MG患者，合并自身免疫病患者28例（9.18%），以甲状腺功能亢进最多（13例），其次为类风湿关节炎（5

例）、桥本甲状腺炎（4例）、吉兰-巴雷综合征（3例），研究发现合并甲状腺功能亢进的MG患者发病年龄较轻，以眼肌型多见，其他自身免疫病可在MG发病前后或同时期出现[41]。2013年基于中国南方单中心住院患者长达22年的回顾性研究数据显示，2154例MG患者中有7.0%合并其他自身免疫病，其中甲状腺功能亢进最常见（84%），甲状腺功能亢进发生在MG发病前或同一时间发生的概率为73.8%，MG发病后发生甲状腺功能亢进的概率为7.9%，其他自身免疫病包括甲状腺功能减退（3.3%）、白癜风（3.3%）、肾病（3.3%）、风湿性关节炎（2%）、系统性红斑狼疮（2%）、干燥综合征（2%）、特发性血小板减少性紫癜（2%）、多发性肌炎（0.6%）和吉兰-巴雷综合征（0.6%）[1]。

2021年，一项来自上海的单中心研究回顾性分析了796例MG患者，其中有92例（11.6%）合并其他自身免疫病。甲状腺功能亢进（6.7%）、甲状腺功能减退（2.6%）及白癜风（0.8%）是MG合并其他自身免疫病的主要类型。类风湿关节炎（0.5%）、免疫性血小板减少症（0.3%）、自身免疫性溶血性贫血（0.1%）、自身免疫性肝炎（0.1%）、多发性肌炎（0.1%）在MG患者中的患病率也显著高于一般人群。研究发现合并其他自身免疫病的患者主要是女性、起病年龄早、较少合并胸腺瘤，比不合并其他自身免疫病MG患者病情较轻[42]。

伴有其他自身免疫病的MG有不同的临床特点。2014年，一项研究纳入了83例MG患者，其中24例合并其他自身免疫病，研究发现该类患者多为女性，首发症状为眼睑下垂，以双侧同时受累为主；发病2年内更易复发[43]。2015年一项研究分析了170例MG患者，其中35例共病其他自身免疫病，研究发现该类患者多为青年女性，表现为OMG，并伴发胸腺增生[44]。2018年，一项研究分析了52例MG患者，其中26例伴其他自身免疫病的患者多为女性，表现为OMG，伴发胸腺增生的可能性较大[45]。

MG患者常合并高血压、糖尿病、高脂血症及其他自身免疫病。近年来来自国内不同中心的研究显示MG合并其他自身免疫病的比例为1.5%～11.6%，甲状腺功能亢进是MG最常共病的自身免疫病。患者多为青年女性，多表现为OMG，较少合并胸腺瘤，伴发胸腺增生的可能性大，病情较轻但发病2年内更易复发。

7.7　药物治疗

目前，MG的治疗仍以胆碱酯酶抑制剂、糖皮质激素及其他免疫抑制剂（硫唑嘌呤、环孢素、他克莫司、吗替麦考酚酯、甲氨蝶呤和环磷酰胺）、静脉注射免疫球蛋白（intravenous immunoglobulins，IVIg）、血浆置换（plasma exchange，PE）及胸腺切除为主，少数难治性病例可应用靶向生物制剂美罗华。

7.7.1　胆碱酯酶抑制剂

胆碱酯酶抑制剂可改善MG患者的临床症状。其中最常用的是溴吡斯的明，是治疗所有类型MG的一线药物。溴吡斯的明应当作为初始治疗的首选药物，依据病情与激素或其他非激素类免疫抑制剂联合使用。其剂量应根据患者的敏感程度个体化应用，达到治疗目标时可逐渐减量或停药。溴吡斯的明的副作用包括恶心、流涎、腹痛、腹泻、心动过缓及出汗增多等。妊娠期使用溴吡斯的明是安全有效的[33]。

目前国内尚无单用溴吡斯的明的相关研究。2016年，河南省单中心研究随访了273例接受药物治疗1～3年的患者，约68.5%的患者服用溴吡斯的明，4.8%服用泼尼松，1.5%服用硫唑嘌呤，23.4%服用溴吡斯的明和泼尼松，以及1.8%的患者病程中使用过静脉注射免疫球蛋白（表7-7-1）[2]。2020年，北京单中心研究回顾了54例非眼肌起病的成人MG患者，随访发现2年内有47例（87%）患者累及眼肌，其中溴吡斯的明单药或免疫治疗可推迟眼外肌受累的中位时间，提示溴吡斯的明可能有潜在的免疫保护作用[46]。

表7-7-1　河南省MG患者治疗用药

治疗	总数（n = 273）
溴吡斯的明	187（68.5%）
泼尼松	13（4.8%）
硫唑嘌呤	4（1.5%）
静脉注射免疫球蛋白	5（1.8%）
溴吡斯的明＋泼尼松	64（23.4%）

7.7.2　糖皮质激素及其他免疫治疗药物

7.7.2.1　糖皮质激素

2000年，武汉一项纳入观察激素长期应用的疗效及安全性的前瞻性研究中，600例患者采用"中剂量冲击、小剂量维持疗法"单用激素治疗，94.6%的患者对激素有效，35.8%的患者达到完全缓解。治疗在7～14天开始起效，3～4周达到稳定。5例患者出现早期一过性加重，2～3周好转。42例（7.0%）患者出现库欣综合征，见于开始治疗后2～3个月，在激素减量或撤药中逐渐消失。7例患者因糖尿病、消化性溃疡、高血压等原因停药，4例患者因不愿继续服用而终止治疗。按计划撤药238例患者中，82例（34.5%）出现复发。说明激素治疗起效迅速，疗效可靠，耐受性好，但在减药过程中可能出现复发[47]。

2020年，一项多中心回顾性研究中，观察了使用激素治疗达到最小临床状态的全身型MG患者，长期免疫治疗方案疗效及安全性。激素减量过程中可联合使用其他免疫抑制剂以减少激素用量。与低剂量激素［＜0.25mg/（kg·d）］联合硫唑嘌呤组相比，单用低剂量激素治疗的患者复发风险增高（HR = 2.69，95%CI：1.89～3.84，$P < 0.0001$），单用高剂量激素［≥0.25mg/（kg·d）］的复发风险差异无统计学意义（$P = 0.3662$）。与参照组相比，单用激素患者停药风险增高（低剂量激素HR = 2.27，$P < 0.0001$；高剂量激素组HR = 1.44，$P = 0.0145$）。高剂量激素组中，停药的首要原因为副作用（27.8%），而低剂量组主要因MG复发（44.4%）停药[48]。

2014年，河南一项纳入135例儿童MG患者（＜16岁）的研究中，94例患儿初始治疗方案单用激素治疗，结果显示绝大部分患者对激素有效。在完成随访的79例单用激素患者中，41例（51.9%）无复发。11例患者因反复复发或激素依赖、无效换用其他免疫抑制剂。激素治疗早期相关副作用包括库欣综合征（$n = 1$）、无力加重（$n = 2$）；在无力症状改善后，激素减量、长期维持中，未发生严重感染、骨折、消化道出血等副作用[49]。然而，在2013年广州的一项青少年MG的研究中，患者骨龄较生活年龄平均延后（0.13±1.42）岁，且起病年龄越小，骨龄延迟约明显（$P = 0.019$）。同时，青少年MG患者身高标准差积分低于同龄人，基于生活年龄的身高标准差积分与累积激素剂量呈负相关（$P = 0.003$），而与接受胸腺手术无关，提示发育迟缓、骨龄延迟易出现于青少年MG患者，并且与激素治疗相关[50]。

7.7.2.2　硫唑嘌呤和吗替麦考酚酯

2015年，中国香港的一项研究中，纳入了123例患者，在激素改善不理想或需要高剂量维持治疗（＞10 mg/d）的情况下，72人（58.5%）加用了硫唑嘌呤，0.5～3.0 mg/（kg·d）；7人（5.7%）加用了吗替麦考酚酯，每日2～3g，分2次服用。使用免疫抑制剂的中位时间为70.5个月［四分位间距（interquartile range，IQR）= 36.3～110.8］，64例（66.7%）使用硫唑嘌呤的患者获得了良好的预后，而8例（29.6%）预后欠佳，多因素分析显示硫唑嘌呤治疗是预后良好的唯一独立预测因子[51]。

2016年，一项单中心研究，纳入了18例使用硫唑嘌呤治疗的晚发型MG患者，所有患者入院后均给予甲泼尼龙冲击治疗，后改泼尼松口服。在泼尼松减至20mg每日1次时加用硫唑嘌呤50mg每日2次。除2例因副作用停药的患者，16例患者逐渐减少糖皮质激素用量，其中10例激素停药，单一小剂量硫唑嘌呤维持，5例至观察末期停用嗅吡斯的明[52]。

2018年的一项单中心研究中，纳入84例患者，其中42例给予溴吡斯的明与泼尼松治疗，42例在此基础上联合硫唑嘌呤治疗。发现加用硫唑嘌呤治疗后的患者在复视、面肌、咀嚼、吞咽、眼睑下垂、发音、左上肢、右上肢、头部、左下肢、右下肢及呼吸肌功能评分中均低于仅嗅吡斯的明与泼尼松治疗的患者[53]。

2020年，一项基于中国7个神经学中心的回顾性队列研究中，纳入1064例全身型MG患者，其中104例接受单药硫唑嘌呤治疗［2～3mg/（kg·d）］，268例接受低剂量激素（<0.25 mg/kg泼尼松）合用硫唑嘌呤治疗，37例单用吗替麦考酚酯治疗，63例低剂量激素合用吗替麦考酚酯治疗。结果显示单药硫唑嘌呤复发率为37.5%，合并应用低剂量激素的复发率为22.4%；单药吗替麦考酚酯复发率为35.1%，合并应用低剂量激素的复发率为27.0%。低剂量激素合用硫唑嘌呤和低剂量激素合用吗替麦考酚酯在降低复发风险方面没有显著性差异（HR = 1.19，95% CI：0.69～2.05，$P = 0.5297$）[48]。

2021年发表的一篇研究硫唑嘌呤潜在肿瘤风险的文章中，分析了包括1650例接受硫唑嘌呤治疗的患者和2481例未接受硫唑嘌呤治疗的患者，观察到既往诊断为重症肌无力的患者接受长期硫唑嘌呤治疗后，癌症发生的风险没有显著升高（OR = 1.09，95% CI：0.86～1.38，$P = 0.46$）[54]。

2017年的一项单中心研究，将76例MG患者随机分组，对照组38例接受吗替麦考酚酯治疗，联合组38例接受吗替麦考酚酯合用免疫球蛋白治疗，治疗6个月后，比较两组疗效。结果发现两组肌无力疲劳程度（MWSS）评分、MG日常生活质量量表（MG-ADL）评分均显著降低，但联合组治疗总有效率94.74%，显著高于对照组的78.95%（$P < 0.05$），两组均无不良反应[55]。

7.7.2.3　他克莫司

2017年，一项随机、双盲、安慰剂对照研究，纳入138例糖皮质激素治疗［泼尼松≥0.75 mg/（kg·d）或60～100 mg/d，治疗超过6周］效果不佳的MG患者，被随机分配为试验组和对照组，每日口服他克莫司（$n = 45$）或安慰剂（$n = 38$）3mg，持续24周。通过随访观察发现，与安慰剂组相比，到第16周时，接受他克莫司治疗的患者QMG评分有明显改善（图7-7-1）。第24周时，使用符合方案集（per protocol set，PPS）进行的支持性分析中，观察到他克莫司治疗后Osserman分级较基线有显著改善（$P = 0.035$），比基线减少1级。他克莫司组比安慰剂组较基线MG-ADL和MMT降低更多，且QMG总评分减少4分的患者数量（68.2%，30/44）显著高于安慰剂组（44.7%，17/38，$P = 0.044$）（图7-7-2）。不良事件发生率在两组间无明显差异[56]。

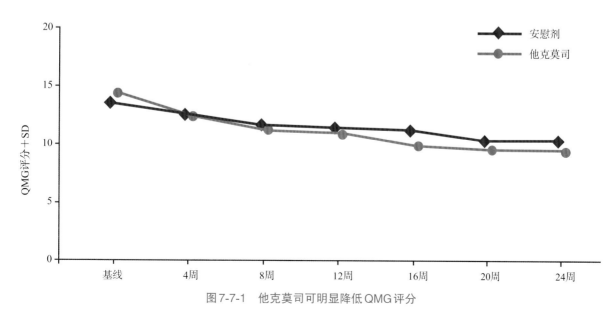

图7-7-1　他克莫司可明显降低QMG评分

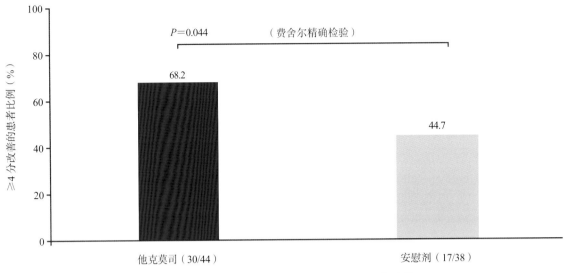

图7-7-2 他克莫司较安慰剂明显改善MG患者症状

2020年，一项单中心研究纳入了44例他克莫司单药治疗MG的回顾性研究发现，84.1%的患者在1个月内报告主观改善；随访期间，所有患者均未出现危象或症状加重；与基线相比，3个月时MG-ADL评分显著下降，6个月时QMG评分显著下降；眼肌型或全身型评分均显著下降；达到最小临床状态的中位时间为5个月，累积概率分别为39.3%（3个月）、62.1%（6个月）、73.2%（12个月）；眼肌型和全身型MG达到最小临床状态的中位时间分别为5.1个月和3个月[57]（图7-7-3）。

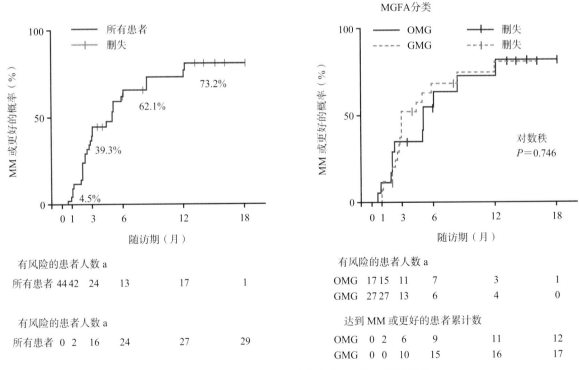

图7-7-3 2020年他克莫司单药治疗MG的回顾性研究

2019年，湖南一单中心研究纳入92例接受他克莫司治疗的患者，分为有效（57例）和无效（35例）两组，选择了IL-2基因的4个单核苷酸多态位点（SNPs）进行检测，探讨了IL-2基因多态性与他克莫司临床疗效的相关性。通过分析两组患者的基因型、SNPs等位基因频率及单体型频率，发现携带rs2069762突变、rs2069762的G/T和G/G基因型、TAGG单倍型（rs2069776，rs2069772，rs2069763，rs2069762）的MG患者倾向于对他克莫司治疗无效[58]。

2020年，上海一项单中心前瞻性研究纳入97例接受他克莫司治疗的MG患者，检测他克莫司血药浓度及细胞色素P450（CYP）基因型的关系。结果显示，CYP3A5*3基因型和五脂胶囊共给药显著影响他克莫司平均表观清除率（CL/F）。75%的CYP3A5*3*3等位基因患者达到4.8～15 ng/ml的目标谷浓度所需他克莫司剂量为每12小时2mg（q12h），CYP3A5*1*1等位基因患者需要2mg他克莫司q12h联合五脂胶囊，CYP3A5*1*3等位基因患者需要3 mg他克莫司q12h或4mg q24h联合五脂胶囊[59]。同年，另一项单中心研究纳入了24例难治性全身性MG患者，在治疗前和他克莫司治疗后2个月、6个月和12个月，采用美国重症肌无力基金会QMG评分、徒手肌力测试（MMT）、日常生活能力评定（MG-ADL）、15项重症肌无力生活质量量表（MG-QOL15）和泼尼松用量的变化来评价治疗效果。结果显示，他克莫司治疗期间各时间点的QMG、MMT、MG-ADL和MG-QOL15均显著降低[60]。

2021年，为优化他克莫司治疗MG的初始剂量选择，北京一项单中心研究纳入103例接受他克莫司治疗的患者，通过线性混合模型分析他克莫司剂量加权C0（C0：D）的影响因素，发现CYP3A5*3多态性和年龄与C0：D比值呈强正相关，CYP3A5*3/*3的C0：D比值［ng/（ml·mg）］高于CYP3A5*1（平均差异为1.038，95%CI：0.820～1.256，P＜0.001）；年龄在45～64和≥65岁的患者的C0：D比值高于45岁以下的患者［平均差异（95% CI）和P值：0.531（0.257～0.805），P＜0.001，0.703（0.377～1.029），P＜0.001］，上述结果通过亚组分析进一步证实。因此，在确定MG治疗他克莫司的初始剂量时，应考虑CYP3A5*3多态性和年龄因素[61]。

7.7.3　丙球和血浆置换

丙球与血浆置换主要用于病情快速进展、危及生命的情况，如肌无力危象、严重的球麻痹所致吞咽困难、肌无力患者胸腺切除术前和围手术期治疗，可使绝大部分患者的病情得到快速缓解。

由于FcRn受体参与IgG代谢，而FcRn受体表达受FCGRT基因启动子区VNTR基因型影响。2021年一项单中心研究纳入334例MG患者，观察VNTR基因型对内源性IgG水平的影响及MG患者急性加重期使用丙球疗效的影响。研究发现3.3%的患者为VNTR2/3杂合子，与VNTR3/3患者相比，VNTR2/3患者内源性IgG水平较低，提示体内IgG代谢可能受到VNTR基因型影响。在急性加重期需要接受丙球治疗的MG患者中，发现4例VNTR2/3患者均对使用丙球治疗无效，丙球无效与低的内源性IgG水平、VNTR2/3基因型相关。VNTR基因型可能通过影响IgG代谢，进而影响丙球注射后药物在体内停留时间而影响疗效。在MG患者中VNTR基因型和低水平内源性IgG可能作为标志物预测丙球疗效[62]。

7.7.4　靶向生物制剂

2017年，一项单中心小样本研究纳入8例难治性MG患者接受低剂量600 mg利妥昔单抗治疗，分别在基线和RTX输注后1、3、6个月记录QMGS、MMT、MG-ADL和QOL，结果显示，治疗后1个月MMT的改善具有统计学意义，3个月时QMGS、MMT、MG-ADL显著改善并维持到RTX输注后6个月，6个月时平均激素剂量减少43%。因此得出结论，低剂量600mg RTX可能足以在6个月内持续改善MG的临床症状[63]。

2020年，该中心另一研究纳入12例AChR抗体阳性难治性MG患者，按每半年600mg静脉注射剂量进行3次治疗，在用药前及用药后的3、6、12和18个月分别记录患者临床评分、激素用量及AChR抗体浓度，以评估药物的疗效。研究结果提示小剂量多疗程利妥昔单抗可有效改善AChR抗体阳性难治性重症肌无力患者病情，减少激素的用量，且实现较长时间的病情稳定[64]（图7-7-4，图7-7-5）。

2020年，最新的一项研究数据显示，与单药疗法相比，应用利妥昔单抗治疗后的疾病复发率显著降低（6.1%）（HR＝0.18，95% CI：0.06～0.56，P＝0.003 0）。作为联合治疗，他克莫司联合糖皮质激素

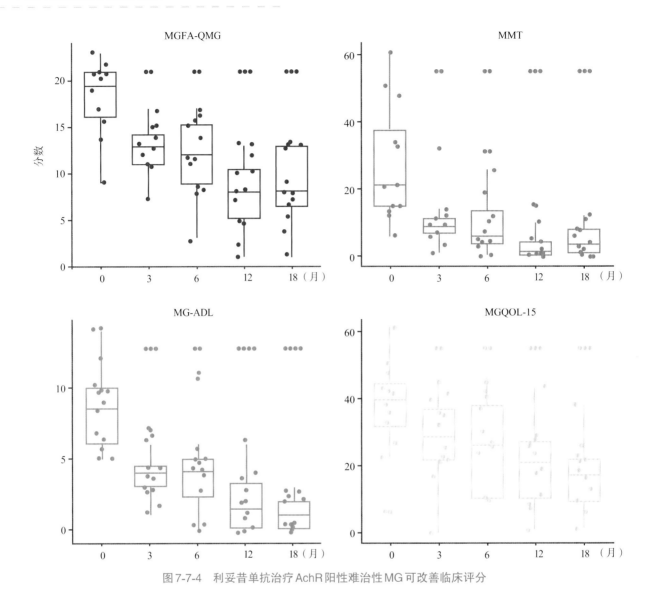

图 7-7-4　利妥昔单抗治疗 AchR 阳性难治性 MG 可改善临床评分

图 7-7-5　利妥昔单抗可以减少激素的用量

（HR＝0.45，95%CI：0.25～0.81，P＝0.0077）或吗替麦考酚酯联合糖皮质激素（HR＝0.32，95%CI：0.15～0.67，P＝0.0020），可降低疾病复发的风险。另外，低剂量糖皮质激素或硫唑嘌呤作为单药治疗显著增加疾病复发风险（HR＝2.78，95%CI：1.94～3.99，P＜0.0001；HR＝2.14，95%CI：1.42～3.23，P＝0.0003）。利妥昔单抗单药治疗患者（20.4%）和他克莫司联合糖皮质激素患者停用药物的比例最低（23.6%）[3]。

2021年，一项回顾性研究纳入了19位AChR抗体阳性的新发全身型MG患者（起病12个月内，除激素外未使用其他免疫抑制剂），根据外周血CD19$^+$B细胞计数决定RTX给药方案，结果显示QMGS、QOL-15、MG-ADL在治疗后3个月得到显著改善并可长期维持，伴随激素用量的减少或完全停用[65]。2021年，另一项小样本研究纳入了12例接受600mg利妥昔单抗治疗的MuSK抗体阳性的难治性MG患者，发现6个月时QMGS、MMT、ADL、QOL15、MGC评分及泼尼松剂量均显著下降[66]。

7.7.5　中国传统药物治疗

中国传统药物治疗对于MG有良好的有效性和安全性，具有多成分、多靶点、多通道治疗的鲜明特征。2016年，一项纳入了23个随机对照试验，共涉及1691例MG患者的系统综述显示，中药补气治疗联合西药可以明显提高MG的总缓解率，并且降低复发率[67]。2021年，中国北方一单中心研究回顾了135例青少年OMG，其中102例单用补中益气汤，33例合用免疫抑制剂，单用补中益气汤的患者治疗后临床症状改善、抗体浓度下降，临床评分与抗体浓度呈正相关，提示补中益气汤可影响AChR抗体浓度[68]。2021年，一项单中心回顾性研究发现合用五酯胶囊可以显著提高他克莫司的血药浓度，是成人MG安全经济的治疗方法[69]。2021年，山东一中心论证了传统药物土茯苓治疗MG的活性成分、有效靶点和分子机制，提供了传统中药临床应用的药理学基础[70]。

7.8　卫生经济学

一项基于2000—2017年广州20家医院、哈尔滨13家医院及两种医疗保险系统（就业和居住地的记录）的研究显示，中国南部地区的门诊次均费用为35～42美元，住院次均费用为2526～2673美元（所有计算使用人民币：美元汇率0.14）[5]。中国台湾地区调查数据显示，MG患者门诊次均费用1616新台币，住院次均费用为118 514新台币[4]。

2020年，全国31个省市调研数据显示，MG患者中位住院时间为8天（IQR 4～15天），中位住院费用为1037美元（IQR 493～2925美元）。平均而言，青少年的平均住院时间（6.5天，IQR 3～11天）比成年人短，相应的住院费用（786美元，IQR 426～1 512美元）更低。在支付方式方面，城镇职工基本医疗保险（urban employee basic medical insurance，UEBMI）和城镇居民基本医疗保险（urban-rural resident basic medical insurance，URRBMI）覆盖了约67.4%的患者，17.9%的患者自费支付治疗和药物费用。儿童自付支付账户的比例相对较高，为39.6%。只有0.4%的MG患者购买了商业健康保险[3]。

2020年，一项回顾性研究显示了2013—2015年城市基本医疗保险的服务利用情况，数据显示MG患者城市基本医疗保险的报销总费用从73.1%下降至58.7%，患者的自付比例逐渐增加。其中医保内费用从14.6%上升至22.6%，医保外自费比例从12.6%上升至18.7%。自费比例的提高与病程有相关性，且存在显著的区域性差异（表7-8-1）[71]。

表 7-8-1　2013—2015 年 MG 患者城镇基本医疗保险利用情况

变量	所有患者（$N=3341$）	门诊患者（$N=2796$）	住院患者（$N=545$）
年份			
2013	902（27.0）	655（23.4）	247（45.3）
2014	1438（43.0）	1285（46.0）	153（28.1）
2015	1001（30.0）	856（30.6）	145（26.6）
年龄（岁）			
0～9	27（0.8）	15（0.5）	12（2.2）
10～19	22（0.8）	16（0.6）	6（1.1）
20～29	197（5.9）	167（6.0）	30（5.5）
30～39	408（12.2）	352（12.6）	56（10.3）
40～49	487（14.6）	397（14.2）	90（16.5）
50～59	760（22.7）	631（22.6）	129（23.7）
60～69	687（20.6）	564（20.2）	123（22.6）
70～79	565（16.9）	487（17.4）	78（14.3）
80＋	188（5.6）	167（6.0）	21（3.9）
性别			
女性	1952（58.4）	1649（59.0）	303（55.6）
男性	1389（41.6）	1147（41.0）	242（44.4）
投保类型			
城镇职工基本医疗保险	3079（92.2）	2653（94.9）	426（78.2）
城镇居民基本医疗保险	262（7.8）	143（5.1）	119（21.8）
医疗机构			
基层医院	727（21.8）	714（25.5）	13（2.4）
二级医院	355（10.6）	285（10.2）	70（12.8）
三级医院	2259（67.6）	1797（64.3）	462（84.8）
区域分布			
东部地区	2369（70.9）	2135（76.4）	234（42.9）
西部地区	874（26.2）	651（23.3）	223（40.9）
中部地区	98（2.9）	10（0.4）	88（16.1）

7.9　指南共识

中国重症肌无力诊断和治疗指南（2020 版）[33]。

参 考 文 献

［1］Huang X，Liu WB，Men LN，et al. Clinical features of myasthenia gravis in southern China：a retrospective review of 2，154 cases over 22 years［J］. Neurol Sci，2013，34（6）：911-917.

［2］Feng G，Zhao X，Zhang J，et al. Clinical features of patients with Myasthenia gravis from the Henan province，China［J］. Muscle Nerve，2016，53（5）：711-716.

［3］Chen JS，Tian DC，Zhang C，et al. Incidence，mortality，and economic burden of myasthenia gravis in China：A nationwide population-based study［J］. The Lancet regional health. Western Pacific，2020，5：100063.

［4］Lai CH，Tseng HF. Nationwide population-based epidemiological study of myasthenia gravis in taiwan［J］. Neuroepidemiology，2010，35（1）：66-71.

［5］Wei F，Li Y，Mo R，et al. Hospital and healthcare insurance system record-based epidemiological study of myasthenia gravis in southern and northern China［J］. Neurological Sci，2020，41（5）：1211-1223.

［6］游鼎元，徐德忠. 59万人口重症肌无力流行病学调查报告［J］. 中国神经精神疾病杂志，1988（04）：231-232.

［7］Liu CC，Wang Q，Qiu ZD，et al. Analysis of mortality and related factors in 2195 adult myasthenia gravis patients in a 10-year follow-up study［J］. Neurol India，2017，65（3）：518-524.

［8］Osserman KE，KornfeldP，Cohen E，et al. Studies in myasthenia gravis：review of two hundred eighty-two cases at the Mount Sinai Hospital，New York City［J］. Arch Intern Med，1958，102（1）：72-81.

［9］Jaretzki AR，Barohn RJ，Ernstoff RM，et al. Myasthenia gravis：recommendations for clinical research standards. Task Force of the Medical Scientific Advisory Board of the Myasthenia Gravis Foundation of America［J］. Ann Thorac Surg，2000，70（1）：327-334.

［10］朱晨. 眼肌型重症肌无力患者发生眼外肌以外肌群受累的相关因素研究［J］. 中国实用神经疾病杂志，2016，19（01）：21-22.

［11］魏统国，杨玉先，石玉良，等. 眼肌型重症肌无力向全身型重症肌无力转化患者的临床特征分析［J］. 临床医学工程，2016，23（08）：1061-1062.

［12］Ding JQ，Zhao SJ，Ren KX，et al. Prediction of generalization of ocular myasthenia gravis under immunosuppressive therapy in Northwest China［J］. BMC Neurol，2020，20（1）：238.

［13］Guo RJ，Gao T，Ruan Z，et al. Risk Factors for Generalization in Patients with Ocular Myasthenia Gravis：A Multicenter Retrospective Cohort Study［J］. Neurol Ther，2022，11（1）：73-86.

［14］Li HH，Ruan Z，Gao F，et al. Thymectomy and Risk of Generalization in Patients with Ocular Myasthenia Gravis：A Multicenter Retrospective Cohort Study［J］. Neurotherapeutics，2021，18（4）：2449-2457.

［15］Yu H，Li HF，Skeie GO，et al. Autoantibody profile and clinical characteristics in a cohort of Chinese adult myasthenia gravis patients［J］. J Neuroimmunol，2016，298（9）：51-57.

［16］Chong Y，Li WH，Song J，et al. Cell-Based Versus Enzyme-Linked Immunosorbent Assay for the Detection of Acetylcholine Receptor Antibodies in Chinese Juvenile Myasthenia Gravis［J］. Pediatr Neurol，2019，98（9）：74-79.

［17］Zhang ZW，Guan YJ，Han JL，et al. Regional Features of MuSK Antibody-Positive Myasthenia Gravis in Northeast China［J］. Front Neurol，2020，11：516211.

［18］范欣，杨丽，杨春生，等. 肌肉特异性受体酪氨酸激酶抗体阳性重症肌无力［J］. 中华神经科杂志，2010，43（11）：770-773.

［19］沈发秀，李尊波，雷霖，等. MuSK抗体阳性重症肌无力10例临床分析［J］. 中国神经精神疾病杂志，2020，46（1）：24-28.

［20］闫翀，朱雯华，林洁，等. 中国南方地区20例肌肉特异性酪氨酸激酶抗体阳性重症肌无力患者临床特点分析［J］. 中国临床神经科学，2020，28（1）：41-47.

［21］鲁亚茹，欧昶毅，邱力，等. 我国华南地区MuSK抗体阳性重症肌无力患者的临床特点［J］. 中国神经免疫学和神经病学杂志，2020，27（1）：15-19.

［22］谭颖，朱立，黄杨钰，等. 骨骼肌特异性酪氨酸激酶抗体滴度与重症肌无力疾病严重程度和预后的关联［J］. 中华医学杂志，2021，101（31）：2433-2437.

［23］Hong Y，Zisimopoulou P，Trakas N，et al. Multiple antibody detection in 'seronegative' myasthenia gravis patients［J］. Eur J neurol，2017，24（6）：844-850.

［24］Li Y，Zhang YF，Cai G，et al. Anti-LRP4 autoantibodies in Chinese patients with myasthenia gravis［J］. Muscle Nerve，2017，56（5）：938-942.

［25］Li M，Han J，Zhang Y，et al. Clinical analysis of Chinese anti-low-density-lipoprotein-receptor-associated protein 4 antibodies in patients with myasthenia gravis［J］. Eur J Neurol，2019，26（10）：1296-1384.

［26］雷霖，李尊波，沈发秀，等. 成人抗低密度脂蛋白受体相关蛋白4抗体阳性重症肌无力患者的临床特点分析［J］. 中

华神经科杂志，2021，54（2）：85-91.

［27］Domeier PP，SchellS L，Rahman ZS. Spontaneous germinal centers and autoimmunity［J］. Autoimmunity，2017，50（1）：4-18.

［28］Yu S，Li F，Chen B，et al. Eight-year follow-up of patients with myasthenia gravis after thymectomy［J］. Acta Neurol Scand，2015，131（2）：94-101.

［29］袁东风，谷志涛，梁光辉，等. 胸腺瘤合并重症肌无力患者预后的临床研究［J］. 中国肺癌杂志，2018，21（1）：1-7.

［30］庞天宝，黄朋伟，崔新征，等. 胸腺切除治疗重症肌无力的效果及影响因素分析［J］. 中华医学杂志，2019，99（41）：3232-3236.

［31］杨松，还道，闫翀，等. 非瘤性重症肌无力患者胸腺切除的疗效分析［J］. 中华医学杂志，2020，100（29）：2297-2302.

［32］Chen JX，Shang WJ，Chen Y，et al. Thymomatous myasthenia gravis：10-year experience of a single center［J］. Acta Neurol Scand，2021，143（1）：96-102.

［33］中国免疫学会神经免疫分会. 中国重症肌无力诊断和治疗指南（2020版）［J］. 中国神经免疫学和神经病学杂志，2021，28（1）：1-12.

［34］欧昶毅，冉昊，邱力，等. 127例次重症肌无力患者危象前状态相关因素的分析［J］. 中华医学杂志，2017，97（37）：2884-2889.

［35］Lv ZG，Zhong HH，Huan X，et al. Predictive Score for In-Hospital Mortality of Myasthenic Crisis：A Retrospective Chinese Cohort Study［J］. Euro Neurol，2019，81（5-6）：287-293.

［36］HuangYY，Tan Y，Shi JY，et al. Patients With Myasthenia Gravis With Acute Onset of Dyspnea：Predictors of Progression to Myasthenic Crisis and Prognosis［J］. Front Neurol，2021，12：767961.

［37］刘欣欣，王佳伟，景筠. 口咽肌群受累的重症肌无力患者住院期间发生肌无力危象的相关因素分析［J］. 中华医学杂志，2021，101（31）：2438-2442.

［38］Li Y，Wang HY，Chen P，et al. Clinical outcome and predictive factors of postoperative myasthenic crisis in 173 thymomatous myasthenia gravis patients［J］. Inter J Neurosci，2018，128（2）：103-109.

［39］Huang Y，Su L，Zhang Y，et al. Risk Factors for Postoperative Myasthenic Crisis After Thymectomy in Patients With Myasthenia Gravis［J］. J Surg Rese，2021，262（6）：1-5.

［40］Du AQ，Li X，An YZ，et al. Risk factors of prolonged ventilation after thymectomy in thymoma myasthenia gravis patients［J］. J Cardiothorac Surg，2021，16（1）：275.

［41］管宇宙，崔丽英. 重症肌无力合并自身免疫病的临床研究［J］. 中国神经免疫学和神经病学杂志，2012，19（06）：433-435.

［42］Shi JQ，Huan X，Zhou L，et al. Comorbid Autoimmune Diseases in Patients With Myasthenia Gravis：A Retrospective Cross-Sectional Study of a Chinese Cohort［J］. Front Neurol，2021，12：790941.

［43］王莉莉，张运，贺茂林，等. 伴其他自身免疫性疾病的重症肌无力临床特点分析［J］. 中国现代神经疾病杂志，2014，14（10）：873-877.

［44］陈斌，赵利娜，侯江涛，等. 35例伴其他自身免疫性疾病的重症肌无力临床特点［J］. 中国神经精神疾病杂志，2015，41（07）：385-388.

［45］谭长涛. 26例伴其他自身免疫性疾病重症肌无力的临床特点［J］. 中国医药指南，2018，16（32）：80.

［46］Lei L，Fan ZR，Su SY，et al. Involvement of Ocular Muscles in Patients With Myasthenia Gravis With Nonocular Onset［J］. J Neuro-ophthalmol，2021，10，1097/WNO.0000 0000 0000/325.

［47］卜碧涛，杨明山，徐金枝. 长期使用泼尼松治疗重症肌无力有效性及安全性的前瞻性研究［J］. 中华神经科杂志，2000，33（1）：28-31.

［48］Zhang C，Bu BT，Yang H，et al. Immunotherapy choice and maintenance for generalized myasthenia gravis in China［J］. CNS Neurosci Ther，2020，26（12）：1241-1254.

［49］Yang ZX，Xu KL，Xiong H，et al. Clinical characteristics and therapeutic evaluation of childhood myasthenia gravis［J］. Expe Ther Med，2015，9（4）：1363-1368.

［50］Wang HY，Su Z，Luo CM，et al. The effect of steroid treatment and thymectomy on bone age and height development in juvenile myasthenia gravis［J］. Neurological Sci，2013，34（12）：2173-2180.

［51］Lee CY，Lam CL，Pang SY，et al. Clinical outcome of generalized myasthenia gravis in Hong Kong Chinese［J］. J Neuroimmunol，2015，15（289）：177-181.

［52］李平，李双英，张巧莲．硫唑嘌呤治疗晚发性重症肌无力的疗效［J］．实用医学杂志，2016，32（10）：1725-1726.

［53］孙静洁，王琪．小剂量激素联合免疫抑制剂在Ⅰ、Ⅱ型重症肌无力患者中的疗效观察及对细胞免疫水平的影响研究［J］．中国免疫学杂志，2019，35（21）：2628-2632.

［54］Zhang ZY，Wang MP，Xu LE，et al．Cancer occurrence following azathioprine treatment in myasthenia gravis patients：A systematic review and meta-analysis［J］．J Clin Neurosci，2021，88（6）：70-74.

［55］顾文菊．MMF联合免疫球蛋白对MG患者CD4～＋T细胞亚群及细胞因子的影响［J］．西南国防医药，2017，27（11）：1153-1156.

［56］Zhou L，Liu WB，Li W，et al．Tacrolimus in the treatment of myasthenia gravis in patients with an inadequate response to glucocorticoid therapy：randomized，double-blind，placebo-controlled study conducted in China［J］．Ther Adv Neurol Diso，2017，10（9）：315-325.

［57］Fan ZR，Li ZB，Shen FX，et al．Favorable Effects of Tacrolimus Monotherapy on Myasthenia Gravis Patients［J］．Front Neurol，2020，11：594152.

［58］Yang SM，Yi L，Meng HY，et al．IL-2 gene polymorphisms affect tacrolimus response in myasthenia gravis［J］．Euro J Clin Pharmacol，2019，75（6）：795-800.

［59］Liu J，Guo YP，Zheng J，et al．Population Pharmacokinetic Analysis of Tacrolimus in Adult Chinese Patients with Myasthenia Gravis：A Prospective Study［J］．Eur J Drug Metab Ph，2020，45（4）：453-466.

［60］Wu H，Wang ZY，Xi JY，et al．Therapeutic and Immunoregulatory Effects of Tacrolimus in Patients with Refractory Generalized Myasthenia Gravis［J］．Euro Neurol，2020，83（5）：500-507.

［61］Fan ZR，Zheng DQ，Wen XM，et al．CYP3A5*3 polymorphism and age affect tacrolimus blood trough concentration in myasthenia gravis patients［J］．J Neuroimmunol，2021，355：577571.

［62］Su SY，Liu Q，Zhang XP，et al．VNTR2/VNTR3 genotype in the FCGRT gene is associated with reduced effectiveness of intravenous immunoglobulin in patients with myasthenia gravis［J］．Ther Adv Neurol Diso，2021，14：1756286420986747.

［63］Jing SS，Song Y，Song J，et al．Responsiveness to low-dose rituximab in refractory generalized myasthenia gravis［J］．J Neuroimmunol，2017，311（10）：14-21.

［64］Lu J，Zhong HH，Jing SS，et al．Low-dose rituximab every 6 months for the treatment of acetylcholine receptor-positive refractory generalized myasthenia gravis［J］．Muscle Nerve，2020，61（3）：311-315.

［65］Li HN，Huang ZN，Jia DM，et al．Low-dose rituximab treatment for new-onset generalized myasthenia gravis［J］．J Neuroimmunol，2021，354（5）：577528.

［66］Zhou YF，Yan C，Gu XY，et al．Short-term effect of low-dose rituximab on myasthenia gravis with muscle-specific tyrosine kinase antibody［J］．Muscle Nerve 2021，63（6）：824-830.

［67］Yang XQ，Liu L，Yang WY，et al．Efficacy and Safety of the TCM Qi-Supplementing Therapy in Patients with Myasthenia Gravis：A Systematic Review and Meta-Analysis［J］．Evid Based Complement Alternat Med，2017，2017：6512572.

［68］Li JD，Qi GY，Liu YL．Effect of Buzhong Yiqi decoction on anti-acetylcholine receptor antibody and clinical status in juvenile ocular myasthenia gravis［J］．Medicine，2021，100（44）：e27688.

［69］Peng YY，Jiang F，Zhou R，et al．Clinical Evaluation of the Efficacy and Safety of Co-Administration of Wuzhi Capsule and Tacrolimus in Adult Chinese Patients with Myasthenia Gravis［J］．Neuropsychiatr Dis Treat，2021，17：2281-2289.

［70］Xiaoyue，S.and L．Yanbin．Myasthenia gravis：The pharmacological basis of traditional Chinese medicine for its clinical application［J］．Biofactors，2022，48（1）：228-328.

［71］Lin TY，Zhang XY，Fang PQ，et al．Out-of-pocket expenses for myasthenia gravis patients in China：a study on patients insured by basic medical insurance in China，2013-2015［J］．Orphanet J Rare Dis，2020，15（1）：13.

第八部分　创伤性颅脑损伤

创伤性颅脑损伤（traumatic brain injury，TBI）是由撞击、打击、挤压、震动或穿透头部等外力，导致颅骨骨折或颅内结构，如脑血管、脑组织、脑神经等损伤，从而导致神经功能障碍的一类疾病。

8.1　流行病学

TBI是一个需要迫切关注的世界性难题，在我国占创伤人数的10%～20%。2018年全国人口普查数据显示，中国人口已达13.95亿，约占世界人口的18.37%。目前我国人口已经超过14亿。中国TBI患者的总人数远超其他国家，给患者、家庭和整个社会造成了巨大负担。TBI与社会经济发展水平、生产活动和生活方式明显相关，我国改革开放以来，经济高速发展，但仍然存在地区经济发展不均衡的情况，因此TBI的流行病学也存在不均衡性。

8.1.1　患病率和发病率

1983—1985年，我国对全国多个省市的TBI患病率进行了调查[1, 2]。城市地区比较了长沙、成都、广州、哈尔滨、上海和银川六城市的TBI患病率。其中，长沙的患病率最高（1100.7/10万），上海最低（537.1/10万）；农村及少数民族地区，除了重庆（64.53/10万）、贵州（1007.7/10万）和广东（1039.72/10万）外，其他地区TBI患病率为（116.22～893.66）/10万。我国在20世纪80年代进行的几项大规模调查显示，TBI的每年每10万人中发生55.4～64.0例，相当于中国每年新增77.28万～89.28万例TBI病例[1-3]。2013年一项基于人口的大型TBI流行病学调查结果显示，中国大陆31个省、自治区、直辖市的583 870名全年龄段受访者中有2673人曾发生过TBI，加权患病率为442.4/10万（95% CI: 342.2～542.6），且TBI的患病率随着年龄的增长而增加[4]。

8.1.2　致伤原因

TBI的致伤原因包括交通伤、打击伤、坠落伤、跌倒伤和火器伤等。道路交通事故是TBI的主要原因。2020年一项对来自中国22个省52家医院的13 138例患者的数据分析[5]显示，TBI受伤的主要原因是道路交通事故，共有6548例患者（占50%），其次是意外跌倒，共4363例，占33%，其他原因导致的损伤共1714例（占13%）。在意外跌倒的伤者中，平地跌倒的有2321例（占18%），高空摔伤的有2042例（占16%）。不同省市摔伤原因各不相同（图8-1-1）。2001—2017年，中国的25项回顾性临床研究中报道了152 870例急性TBI的统计结果，其中最常见的致伤原因是道路交通伤，共发生80 809例（占52.9%），其次是坠落和跌倒伤，共有44 130例（占28.9%），打击伤共11 974例（占7.8%），其他原因共有15 957例（占10.4%）[5-7]。道路交通事故主要发生于18～65岁的患者，随着年龄的增长，因道路交通事故导致TBI的概率降低，但是平地跌倒导致TBI的概率增加。道路交通事故导致的TBI患者通常病情较重，通常有56%的患者需要收住重症监护室，只有47%的TBI患者收住普通病房。此外，高空坠落导致的TBI的

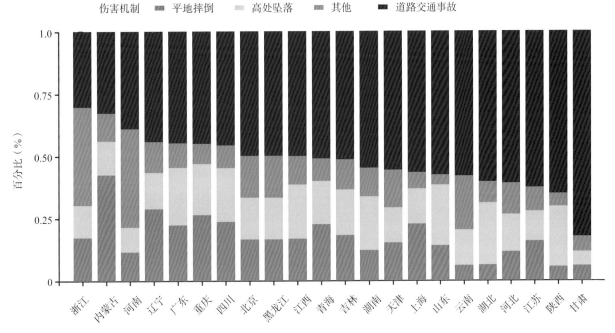

伤害机制 ■ 平地摔倒 ■ 高处坠落 ■ 其他 ■ 道路交通事故

图8-1-1 中国不同城市TBI致伤原因分布图

严重程度要明显重于平地跌倒的TBI。华山医院神经外科创伤中心一项针对1243例老年TBI患者的研究显示[8]，老年人TBI主要原因为摔伤，占38.94%，而受伤地点以家中最多，占44.65%，其次是公共场所。

天津医科大学总医院神经外科纳入TBI数据库的共2368例患者，发现其中1424例患者系因交通事故受伤，位居第一位。该研究将道路交通伤分为不同类型，包括汽车伤、摩托车伤、电动自行车伤、自行车伤、步行伤和其他（少见的或不明原因的致伤原因）[9]。其中汽车伤占全部交通伤的59.34%，电动自行车伤占17.35%，自行车伤占9.76%，而摩托车伤仅占4.56%。中国道路交通事故导致的TBI高发生率与汽车数量的增长相吻合。中国的汽车数量从2000年的6000万辆增长到2016年的2.95亿辆，增长了近5倍。在同一时期，与交通有关的死亡和受伤人数从8.3万人增至38.8万人，增加了367%。2011年中国对醉酒驾驶进行了立法，规定所有被发现酒精浓度超过法定上限（血液中酒精浓度≥80mg/100ml）的司机可被判处拘役。此后，与酒精相关的交通事故迅速下降，2001—2015年，受伤人数下降了64.2%（从508 308降至181 528）。2004—2015年，与交通相关的死亡率也下降了44.3%（从97 456降至54 279）（图8-1-2）[3]。特别是在2011年以后，与交通有关的死亡和受伤人数的下降，至少部分与中国实施《中华人民共和国道路交通安全法》，规定酒后驾车处罚标准有关[3]。

20世纪90年代，摩托车作为当时主要的代步工具，其相关的TBI数量约占全部交通伤的50%[10]。随着经济水平的发展，摩托车相关交通伤发生率逐渐减少，电动自行车逐渐作为日常主要的代步工具，而与其相关的交通伤发生率也逐年增加[3,6]。中国电动自行车的数量在过去10年内增长显著，从2008年的1.01亿辆增长到2016年的2.26亿辆，增长了124%。截至2016年，因电动自行车导致死亡和受伤的数量分别是2008年的2.74倍和2.40倍（图8-1-3）[3]。

2007年，一项对中国11家医院的调查显示，在23 816例TBI住院患者中有2254例［占10%；其中1890例（83.89%）为男性和364例（16.11%）为女性］是由暴力造成的[11]。暴力相关TBI患者以青壮年为主（≤20岁356例，占15.80%；21～40岁1216例，占53.95%；41～60岁576例，占25.55%；>60岁106例，占4.70%）。与暴力相关的TBI主要由钝器［1260例（55.90%）］、尖锐或切割工具［271例（12.02%）］、枪击［10例（<1%）］和其他原因［713例（31.63%）］引起，而拳击伤并不常见。

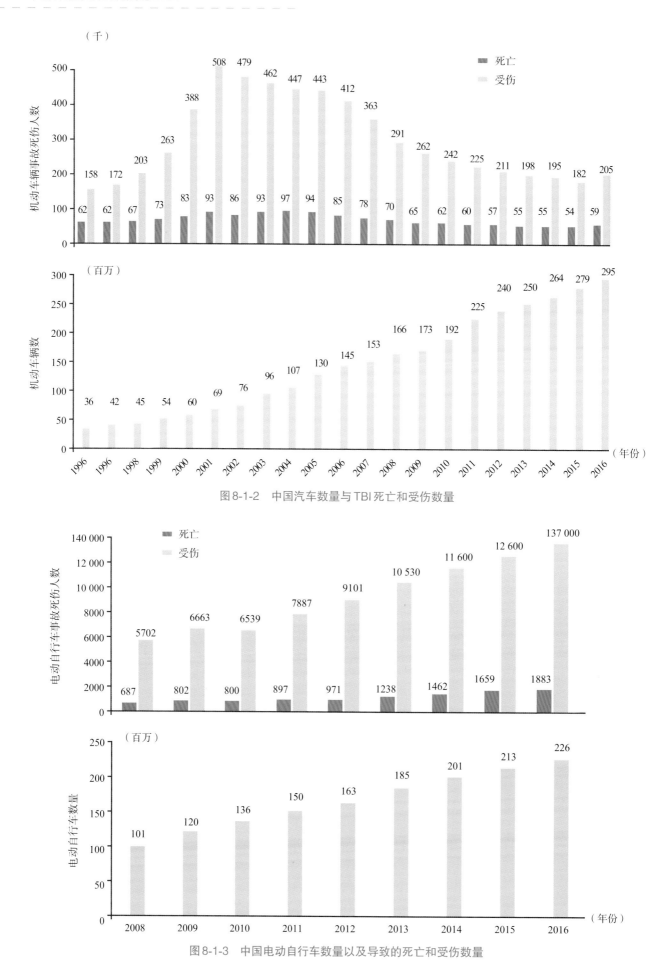

图 8-1-2　中国汽车数量与 TBI 死亡和受伤数量

图 8-1-3　中国电动自行车数量以及导致的死亡和受伤数量

8.1.3　疾病分布

8.1.3.1　性别

TBI的发生率与性别有关。中国不同省、市性别基数不同，TBI男女比例亦不同。2020年一项对来自中国22个省52家医院的13 138例患者的数据分析显示[5]，大多数TBI患者为男性［9782（74%）］。"中华创伤数据库"统计了2001—2007年338 083例TBI患者，其中男性254 994例，女性83 089例，男性为女性的3.07倍[12]。深圳市1994—2003年35家医院的急性TBI住院患者抽样调查显示[13]，随机抽取的10 607例TBI住院患者中，男女比例为2.79∶1。2008—2017年北京市红十字急救中心收集的3327例因交通事故死亡的统计数据中[14]，发现男性有2553例（76.74%），女性774例（23.26%）。但是，天津市的一项2011—2016年的统计数据研究表明，60岁及以上TBI的发生率男女比例出现反转，为1∶2.09[9]。急性TBI患者的预后与性别无关[15]。2012年一项基于中国外伤数据库的研究中，7145例急性TBI男、女性患者死亡率分别为7.48%、7.22%，不良预后分别为16.05%、17.23%（P＞0.05）。其中有1626例为严重TBI患者，男性死亡率为19.68%，女性死亡率为20.72%，不良预后发生率男性为46.96%，女性为48.85%（P＞0.05）（图8-1-4）。

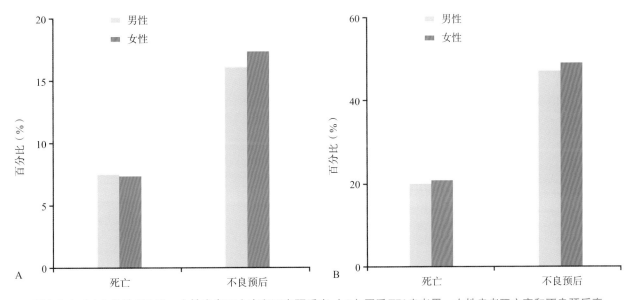

图8-1-4　（A）急性TBI男、女性患者死亡率和不良预后率；（B）严重TBI患者男、女性患者死亡率和不良预后率

8.1.3.2　年龄

TBI的发生率和死亡率与年龄密切相关。2020年一项对来自中国22个省52家医院的13 138例患者的数据分析显示[5]，TBI患者的中位年龄为48岁（IQR 33 ～ 61）。不同年龄段，TBI的发生原因也不相同。道路交通事故好发于18 ～ 65岁的人群，随着年龄的增长，道路交通事故的发生率逐渐下降，但是平地跌倒的发生率逐渐增加。暴力或试图自杀导致的TBI多发生在18 ～ 30岁年龄段（图8-1-5）。张溢华等[12]对我国包含338 083例TBI患者的数据库资料进行分析发现，11 ～ 60岁的TBI人数占85.4%，其中31 ～ 40岁最多，占24.28%。有研究显示年龄越高则TBI死亡率越高。Cheng等[16]研究显示，从5岁开始，我国TBI随着年龄增长，死亡率逐渐增高，75岁及以上老年人的死亡率最高。国家统计局发布的中国统计年鉴2020年版报告，截至2019年底，中国65岁及以上老年人有17 603万人，占全国人口12.6%。高龄人口跌倒发生率从20世纪90年代的10%左右逐渐增长到近30%，其中老年人占比明显增加[10, 12, 17]。

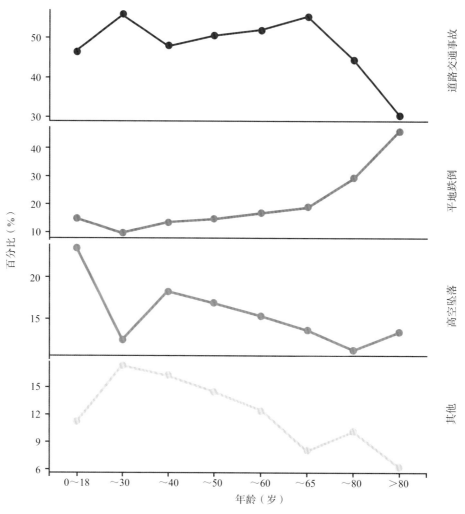

图8-1-5　导致TBI原因在不同年龄段的分布图

8.1.3.3　文化程度

2014年一项对西安市TBI住院患者的流行病学调查显示[18]，收治入院的2025例TBI患者中，文盲77例（3.80%），小学385例（19.01%），初中675例（33.33%），高中473例（23.36%），大专及以上295例（14.57%），不详31例（1.53%）。文化程度为小学及以下的患者占23.41%，文化程度为初中及以上的患者占76.59%。我国统计局公布的第七次人口调查数据显示，我国文盲率已经不足3%。因此，文化程度较低者TBI占比较少，可能与我国义务教育普及率提高、文化教育水平在提升有关。

8.1.3.4　时间分布

2020年统计的2014—2017年13 138例TBI患者的数据提示[5]，TBI多发生在早9时～晚23时，高峰期为早10时。患者发生TBI的时间点与到达医院急诊就医时间点的趋势基本相同（图8-1-6）。道路交通事故在一天24小时均可发生，但相对来说，白天的发生率低于晚上，而平地跌倒和高空坠落伤多发生在9～19时这个区间，并逐渐升高（图8-1-7）。

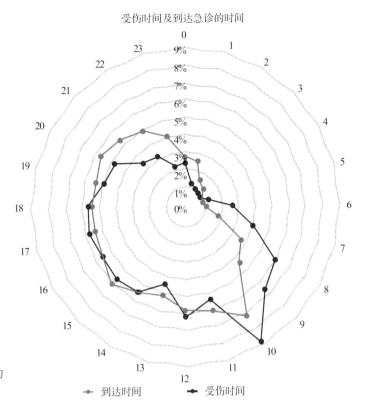

图8-1-6 患者发生TBI的时间与到达医院急诊的时间趋势基本相同

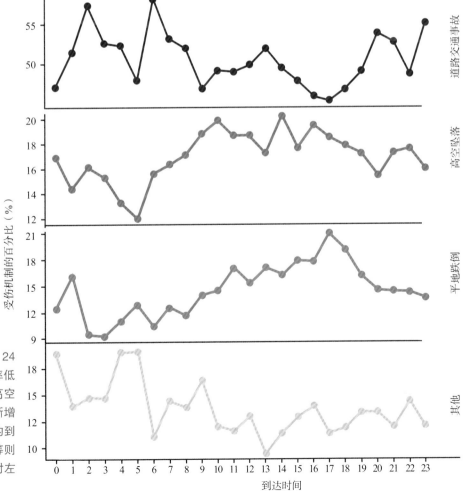

图8-1-7 交通事故致TBI 24小时均有发生，但是白天发生率低于夜间的发生率。平地跌倒和高空坠落伤致TBI从白天到夜间逐渐增多。平地跌倒和高空坠落伤平均到达医院时间稍晚，而交通事故等则高达55%以上病例可望在6小时左右到达医院

8.1.3.5 地点分布

2020年一项对来自中国22个省52家医院的13 138例患者的数据提示[5]：55%的TBI发生在街道和高速公路上，导致的颅脑损伤程度较重，22%的TBI发生在家中，导致的颅脑损伤较轻。

8.1.3.6 严重程度

根据格拉斯哥昏迷评分（glasgow coma score，GCS）、意识状态及记忆丧失持续时间，可将TBI按损伤程度分为轻、中、重度三型，部分文章中会增加第四型——特重型。如果TBI患者同时存在身体其他部位的损伤，还可以采用简明损伤评分和创伤严重程度评分（injury severity scale，ISS）来评估全身的创伤情况。

2020年发表的一项对来自中国22个省52家医院的13 138例患者的数据分析[5]：TBI患者的GCS中位数为13分，21%的患者为重度TBI（GCS 3～8），其中42%的患者入住ICU，容易出现瞳孔变化和低氧血症；22%的患者为中度TBI（GCS 9～12），入住普通病房和ICU的患者数量基本平衡；56%的患者为轻度TBI（GCS 13～15），其中70%的患者入住普通病房。

2004—2017年的11项研究显示，在74 815例TBI患者中，轻型患者46 325例，占61.9%；中型患者13 792例，占18.4%；重型患者14 698例，占19.7%[3]。部分研究按照TBI四型统计了10 790例患者，轻型患者7538例，占69.86%；中型1456例，占13.49%；重型1070例，占9.92%；特重型726例，占6.73%[3, 19]。张溢华等[12]对33万多例TBI患者采用损伤严重度评分（ISS评分）系统进行统计，ISS≤15分为轻、中度损伤，有295 627例，占87.44%；ISS＞15分为重度损伤，有42 456例，占12.56%。可见，轻型TBI的发生率较高，但需要预防病情恶化。重型TBI发生率较低，但患者损伤重，预后差，是TBI诊治的重点和难点。目前各地级市创建急诊创伤中心，使急性TBI患者能够得到及时的救治，同时神经外科ICU的建设也日趋受到重视，近年有了较大发展，有助于提高重症TBI患者的救治成功率。

8.1.3.7 损伤类型

在一项2368例TBI患者的统计中，有783例诊断为颅骨骨折，占33.07%；其他依次为718例脑挫裂伤伴脑实质出血，占30.32%；439例硬膜下血肿，占18.54%；214例硬膜外血肿，占9.04%；外伤性蛛网膜下腔出血186例，占7.85%。其他损伤诊断还包括脑室出血、颅内积气、弥漫性轴索损伤、头皮下血肿、头皮裂伤等，其中硬膜下和硬膜外血肿比例为2.05∶1[9]。此外，有28%的患者伴有颅外损伤[5]。多数脑挫裂伤伴脑实质出血患者还同时伴颅骨骨折、急性硬膜下血肿及外伤性蛛网膜下腔出血，少见单纯的脑挫裂伤伴脑实质内血肿。硬膜外血肿或硬膜下血肿也经常合并相近部位的颅骨骨折。

8.2 治疗

8.2.1 概况

我国2020年的一项统计数据显示[5]：在13 627例TBI患者中，有2656例患者行紧急气管插管，其中6%的TBI患者在院前即行紧急插管，94%的患者在急诊室行气管插管。28%的患者行颅内压监测，6%的患者行脑室外引流，17%的患者行去骨瓣减压术（表8-2-1）。颅内压监测、脑室外引流和去骨瓣减压可以降低严重颅脑损伤和瞳孔对光反射消失患者的死亡率，但是对于瞳孔对光反射正常的患者，不降低其死亡率（图8-2-1）。2018年天津市的一项研究[9]共纳入2368例TBI患者，其中有783例（33.07%）患者接受了手术治疗，开颅血肿清除术（包括去骨瓣减压手术）693例（88.51%），单纯去骨瓣减压术418例（60.32%）。实施颅内压监测的患者，其好转率要高于未实施颅内压监测的患者，实施手术的患者好转率高于未做手术的患者[9]。2004年北京天坛医院一组3700例TBI病患治疗结果分析得出：重型颅脑损伤死亡率为46%，中型12%，轻型0%，所有死亡病例死亡率分布及其临床特点有明显的阶段性，并提出了新的分期以及各阶段的治疗重点。高颅压脑疝患者的紧急手术可使死亡率降至32%，而非手术组为97%[20]。充分认识颅脑损伤后各阶段的临床特点非常重要，及时、正确的治疗方案（包括紧急手术和颅内压重症监护）是降低死亡率的关键。

表8-2-1　TBI患者的治疗措施的分布特征

变量	总体*（$n = 13\,138$）	入院（$n = 8317$）	ICU（$n = 4747$）
转诊			
首诊	9249（70%）	6144（74%）	3053（64%）
二次转诊	3882（30%）	2173（26%）	1691（36%）
未知	7（0.0%）	0（0.0%）	3（0.1%）
紧急插管	2656（20%）	855（10%）	1791（38%）
院前插管	154（1.2%）	25（0.3%）	129（2.7%）
急诊科插管	2502（19%）	830（10%）	1662（35%）
ICP 监测	1509（11%）	172（2.1%）	1334（28%）
重症患者的 ICP 监测	780（28%）	55（7.1%）	725（36%）
脑室外引流	774（5.9%）	83（10%）	690（15%）
重症患者的脑室外引流	368（13%）	23（3.0%）	345（17%）
血肿开颅手术	2679（20%）	662（8.0%）	2015（42%）
重症患者血肿开颅手术	1399（50%）	253（33%）	1145（57%）
颅骨修补手术	2170（17%）	416（5.0%）	1751（37%）
重症患者颅骨修补手术	1354（48%）	199（26%）	1153（57%）
颅外手术	208（1.6%）	79（0.9%）	127（2.7%）

颅外手术：肢体固定、开胸、开腹和腹膜外盆腔填塞。*74例患者缺乏分层信息

8.2.2　创伤性脑损伤患者脑功能监测

关于TBI患者颅内压监测的有效性，世界范围内仍存在争议。2015年在一项纳入了中国22家医院1443例TBI患者的多中心研究中[21]，有838例患者（58.1%）放置了颅内压（intracranial pressure，ICP）监测，发现其可以降低入院时GCS为3～5分患者的6个月死亡率；也可以降低GCS评分24小时内明显下降患者的6个月死亡率（从入院9～12分进行性下降至3～8分）；还可以降低预期6个月死亡率超过60%患者的死亡率。北京天坛医院数据提示：实施颅内压重症监护可使死亡率降至36%，而非ICP监护组死亡率为47%[20]。因此，对严重的TBI患者进行颅内压监测可能是有益的。2015年一项前瞻性观察性临床试验对122例急性TBI患者进行了研究[22]，比较使用脑室外引流器（EVD）或脑实质内监测仪（IPM）监测颅内压的效果。结果显示采用EVD监测的患者损伤后6个月生存率明显高于采用IPM监测的患者（图8-2-2）。相关操作并发症的发生率两组没有统计学差异。基于这些发现，在TBI患者中常规放置EVD可能是有益的。

脑组织氧分压和脑组织温度也用于TBI患者的监测。2014年一项研究表明[23]，在112例重症TBI患者

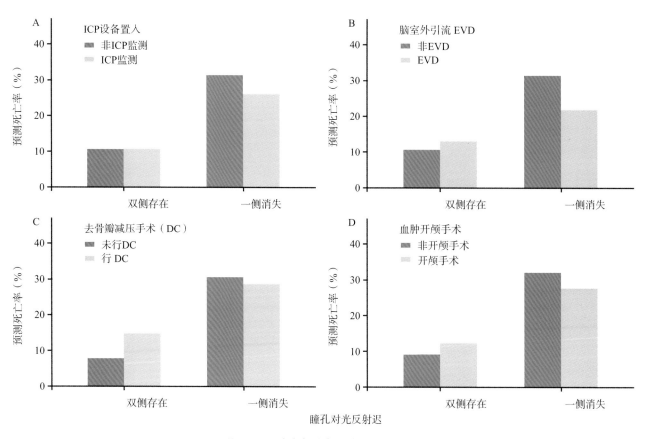

图 8-2-1　有创操作与患者预测死亡率

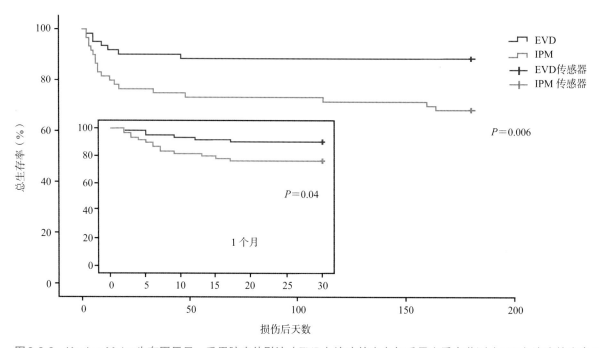

图 8-2-2　Kaplan-Meier 生存图显示，采用脑室外引流（EVD）治疗的患者与采用实质内监测（IPM）治疗的患者6个月累积生存率（ $P = 0.006$ ）。插图显示1个月时的累积生存率（ $P = 0.04$ ）

中，60例患者的颅内压、脑灌注压和脑组织氧分压是判断预后的有用指标。2019年一项多中心、前瞻性、观察性研究测量了51例急性TBI患者的脑组织温度，发现术后峰值温度超过39℃与入院时损伤程度高、预后差[24]。因此，脑组织温度可能是预测TBI患者预后的一个重要指标。

8.2.3　去骨瓣减压治疗顽固性颅内高压

顽固性颅内高压是指当采用包括过度通气、甘露醇、呋塞米和巴比妥酸盐等常规措施不能使增高的ICP最大值下降50%以上者，即诊断为顽固性颅内高压。其由严重TBI导致大量脑挫伤、脑内或硬膜下血肿和脑水肿所引起，与不良的临床预后相关。TBI的外科治疗已达成国际共识，然而，如何对顽固性颅内高压进行手术减压仍有争议。我国2005年一项多中心、随机对照试验[25]和2009年一项单中心随机对照试验[26]比较了大骨瓣减压术（定义为12cm×15cm）与常规去骨瓣减压术（定义为6cm×8cm）对额颞挫伤、脑内或硬脑膜下血肿或脑水肿导致的难治性颅内高压的严重TBI患者的治疗效果。两项随机对照试验均显示，与接受常规小骨瓣减压术的患者相比，接受大骨瓣减压术的患者预后有显著改善。这些结果提示，对于伴有难治性颅内高压的严重TBI患者，应采用大骨瓣减压术（≥12cm×15cm或直径15cm）。此外，中国神经外科医师学会还推荐单侧或双侧额冠状切口行大骨瓣减压术治疗重型TBI合并难治性颅内高压患者，并形成专家技术共识[27]。

去骨瓣减压手术在缓解TBI导致难治性颅内高压的同时，也会引起严重的并发症，比如硬膜下积液、由于颅骨缺损合并脑移位导致头皮凹陷、手术减压后短期内出现脑积水。我国2016年以前，通常在去骨瓣减压术后至少6个月后进行颅骨修补手术。2007年一项回顾性研究比较了在去骨瓣减压术后5～8周接受早期颅骨修补术的患者和在去骨瓣减压术后至少12周接受晚期颅骨修补术患者的预后[28]，发现早期接受手术患者的格拉斯哥预后评分和Karnofsky表现评分在统计学上优于晚期手术患者[29]。此外，接受早期颅骨成形术的患者与接受晚期颅骨成形术的患者相比，脑血流灌注也有改善[30]。国内外均有进行早期颅骨修补的临床研究，但目前支持去骨瓣减压术后早期行颅骨修补术的安全性和有效性的证据仍然不确定。

8.2.4　低温治疗

应用低温治疗中枢神经系统创伤导致的组织损伤由来已久，但治疗的获益尚未得到肯定。除了对神经元的保护作用外，低温更广为人知的作用是降低颅内压。不过低温也有风险，包括凝血障碍和免疫功能抑制，深度低温甚至有额外的心律失常和死亡风险。20世纪90年代以来，中国、欧洲、日本、美国等国家应用轻至中度低温治疗重型TBI患者已经超过1000例。然而，轻度至中度低温是否能改善重型TBI患者的预后仍有争议。在中国进行的随机对照试验比较了长时程（＞5天）轻度低温和正常体温对严重TBI患者预后的影响[31-34]。这些研究发现，重型TBI后的治疗性低温可显著降低颅内压，改善脑组织氧合，改善患者预后。2021年发表的一项前瞻性、多中心、随机、对照临床试验纳入302例患者，研究成人TBI患者低温治疗的安全性和有效性[35]。在14家医院随访6个月，低温组156例，常温组146例。将两组患者分为预后良好和预后不良两组。两组患者预后无明显差异（OR＝1.55，95% CI：0.91～2.64，P＝0.105），死亡率无明显差异（P＝0.111）。然而，低体温组的良好预后的比例相对高于正常体温组，死亡率常温组高于低温组（图8-2-3）。在低温组中，58.7%的患者预后良好，而正常体温组为48.1%。低温组死亡率为13.77%，常温组死亡率为21.80%。对于初始颅内压≥30 mmHg的患者，低温治疗组与正常组比较，最后预后较好的比例分别为60.82%和42.71%（OR＝1.861，95% CI：1.031～3.361，P＝0.039）。此外，长时程低温不会增加并发症的发生率（表8-2-2）[35]。目前倾向于认为，在监护条件良好的NICU中实施低温治疗对改善重型TBI的总体预后有利；而在条件不佳的NICU实施低温治疗，可能增加重型TBI的并发症导致预后变差。迄今为止，多项关于低温治疗重型TBI的多中心临床医学研究均未能获得明确的低温改善重型TBI预后的确凿证据，可能与加入研究的医学中心良莠不齐、部分中心并没有规范的神经重症诊疗能力有关。

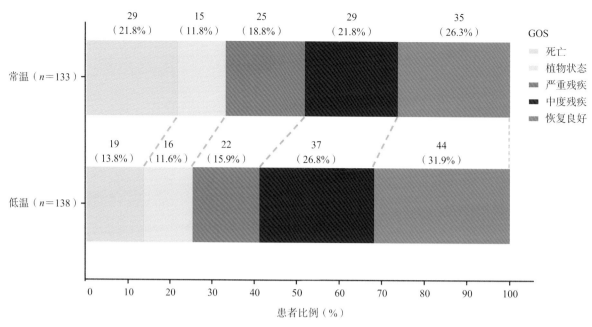

图 8-2-3　6个月后低温组和常温组患者预后情况

表 8-2-2　低温组和常温组 6 天内并发症的发生率

	常温 （n = 146）	低温 （n = 156）	P 值
肺炎	45（30.82%）	44（28.21%）	0.62
低钾血症	39（26.71%）	53（33.97%）	0.172
胃肠道出血	6（4.11%）	2（1.28%）	0.162
凝血障碍	4（2.74%）	0（0.00%）	..
颅内感染	0（0.00%）	0（0.00%）	..

数据表示为数字（%）。随机分组后前 6 天的并发症。低钾血症是指血清钾水平≤3.0 mmol/L

8.2.5　右侧正中神经刺激

10% ～ 15% 的严重 TBI 患者处于昏迷或植物状态，一项单中心随机对照试验对 437 例严重 TBI 昏迷患者进行了右侧正中神经刺激治疗的研究[36]，结果显示接受右侧正中神经刺激治疗的患者 GCS 明显增加，与未接受正中神经刺激治疗的患者相比，这些患者恢复意识的比例更高，植物状态的比例更低。2017 年亚洲 26 个中心的一项随机对照研究目前正在评估右正中神经刺激治疗创伤性昏迷患者 7 ～ 14 天后的疗效（NCT02645578）[37]。该研究的目的是评估早期右正中神经刺激治疗干预对 TBI 昏迷患者促醒和改善预后的有效性，并确定患者可能对治疗有反应的特征。

8.3　相关并发症

8.3.1　颅脑创伤后癫痫

颅脑创伤后癫痫（post-traumatic epilepsy，PTE）是继 TBI 后，由神经元损伤、变性、胶质细胞增生等，引起神经回路、神经网络、神经元异常、同步化电活动，导致患者癫痫发作的一类疾病，是TBI后需要进行诊断评估、预防或进行治疗的临床疾病。2020年中国西部三家医院的一项纳入2135例TBI患者的研究表明[38]，PTE的1年发生率为6.2%，8年发生率为10.6%。发生PTE的患者中男性更常见，占82.7%。发生PTE的患者颅脑损伤程度更加严重，其中严重TBI患者占61.9%。发生PTE的患者存在神经功能障碍的占55.8%，伴有意识丧失的占74.3%。在2135例TBI患者中，有7.7%的患者诊断为创伤后癫痫发作，1.5%的患者诊断为即刻创伤后癫痫发作（<24小时），5.8%的患者诊断为早期创伤后癫痫发作（≤1周），0.4%诊断为晚期创伤后癫痫发作（>1周），10.6%的患者诊断为PTE。PTE患者中6.2%的患者癫痫发作发生在TBI的1年时间以内，5年上升至9.7%，8年上升至10.6%。在PTE患者中，1.7%的患者为轻型TBI，2.3%为中型TBI，6.6%为重型TBI。

PTE患者头颅CT扫描通常有异常表现。2020年中国西部三家医院的一项纳入2135例TBI患者的研究表明[38]，43.5%的患者存在硬膜下血肿，35%的患者存在硬膜外血肿，30.1%的患者存在脑内血肿。28.4%的患者存在蛛网膜下腔出血，10.7%的患者存在弥漫性轴索损伤，19.4%的患者并发额颞叶的挫伤，25.9%的患者并发其他部位的挫伤，6.9%的患者被认定为开放性的TBI，38.3%的患者存在颅骨线形骨折，8.9%的患者存在凹陷性骨折。PTE的危险因素包括：男性（HR=1.6，95% CI：1.1～2.2，$P=0.009$）、早期创伤后癫痫发作（HR=2.9，95% CI：2.2～4.1，$P<0.001$）、TBI的严重程度（中度TBI：HR=3.0，95% CI：1.8～5.0，$P=0.001$；严重TBI：HR=4.3，95% CI：2.3～7.6，$P<0.029$）、意识丧失超过30分钟（30分钟～24小时：HR=1.8，95% CI：1.02～3.1，$P=0.041$；>24 h：HR=2.4，95% CI：1.4～2.4，$P=0.001$）、硬膜下血肿（HR=1.9，95% CI：1.4～2.5，$P<0.001$）、脑挫伤（额颞叶：HR=2.7，95% CI：1.9～3.9，$P<0.001$；其他脑区：HR=1.5，95% CI：1.01～2.3，$P=0.042$）和开颅手术（HR=1.7，95% CI：1.3～2.3，$P<0.001$）。发生PTE的患者住院时间会延长。

8.3.2　进展性硬膜外血肿

进展性硬膜外血肿（Progressive epidural hematoma，PEDH）是指重复头颅CT扫描时出现新的硬膜外血肿或与最初CT比较，发现硬膜外血肿大小增加。头颅CT扫描常会发现TBI患者发生PEDH。2012年上海一项412例TBI患者的研究中[39]显示，9.2%的患者在损伤后24小时内进行了两次CT扫描，大部分病例在TBI后3天内发生PEDH。低血压（OR=0.38，95% CI：0.17～0.84）、距离第一次CT扫描的时间（OR=0.42，95% CI：0.19～0.83）、凝血功能障碍（OR=0.36，95% CI：0.15～0.85）、去骨瓣减压（OR=0.46，95% CI：0.21～0.97）是发生PEDH的独立危险因素。

8.3.3　慢性硬膜下血肿

2018年一项多中心随机对照试验，比较阿托伐他汀和安慰剂治疗慢性硬膜下血肿的结果[40]。纳入标准包括18～90岁的患者，经CT扫描诊断为单侧或双侧幕上慢性硬膜下血肿，未进行慢性硬膜下血肿手术，6个月前未接受他汀类药物治疗。其中98例患者服用阿托伐他汀，98例患者服用安慰剂。治疗后8周，阿托伐他汀组的血肿体积减少量比安慰剂组多12.55ml（95% CI：0.9～23.9，$P=0.003$）。阿托伐他汀组有45例（45.9%）患者神经功能明显改善，安慰剂组有28例（28.6%）患者神经功能明显改善（OR=1.957，95% CI：1.07～3.58；$P=0.03$）（图8-3-1）。2020年来自天津医科大学总医院的一项随机对照研究证实[41]，阿托伐他汀钙联合小剂量地塞米松短期应用治疗慢性硬膜下血肿相比于单用阿托伐他汀钙治疗，其疗效更佳，促进血肿吸收效率更高，其发挥作用机制可能与二药联合使用对CD4/CD8 T细胞抑制率提高有关。因此，基于阿托伐他汀可能是一种安全有效的非手术治疗慢性硬膜下血肿的方法，这项发现可能改变未来慢性硬膜下血肿的一线方案。

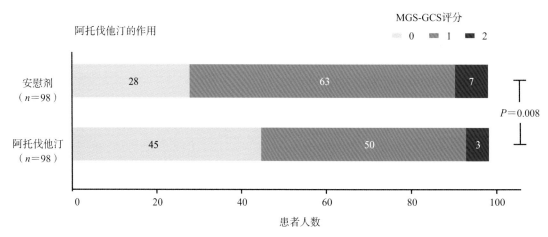

图8-3-1　慢性硬膜下血肿患者应用阿托伐他汀和安慰剂后，MGS-GCS评分（Markwalder分级评分/格拉斯哥昏迷评分），阿托伐他汀组优于安慰剂组

8.3.4　创伤性颅脑损伤后脑积水

根据病因，脑积水可分为原发性和继发性两类，其中继发于颅脑创伤的脑积水称为创伤性颅脑损伤后脑积水。创伤后脑积水发病率0.7%～86%[42]，典型表现为痴呆、尿失禁、走路不稳。目前比较公认的诊断标准包括以下三点：①脑积水发生于颅脑创伤后12个月以内；②头颅CT提示脑室增大（排除脑萎缩）；③临床上表现为神经功能的进行性退化或者无显著临床进展。创伤性颅脑损伤后脑积水是颅脑创伤最常见的并发症之一，创伤后昏迷持续1周以上者，继发脑积水可高达90%[43]。颅脑创伤后的脑积水按发生的时间可分为急性型和慢性型。急性脑积水通常发生在脑创伤后2周之内，最快在伤后3天即可出现。慢性脑积水则多在创伤后3～6周形成，亦有迟至数月或半年才发生者。急性脑积水应当通过脑室外引流或分流手术积极处理，绝大多数可有理想的治疗效果[43]。

8.4　预后

随着我国TBI诊治水平的提高，TBI患者的预后有了很大的改善。2017年的一项研究表明我国的TBI死亡率从2008年的17.06/10万下降到2013年的12.99/10万[16]。2020年一项包含13 138例患者的数据分析提示[5]：13 138例TBI患者总共有637（5%）例患者死亡，其中包括552（20%）例严重TBI患者。30天生存率为94.5%，90天生存率为91.4%（图8-4-1）。死亡的主要原因是原发性损伤（占64%），其次是继发性损伤（占24%）。5%的患者死于并发症，4%的患者死于全身损伤。死亡原因不同，生存时间也不相同（图8-4-2）。不同城市不同中心TBI患者的死亡率也各不相同。上海的一项研究表明[44, 45]，患者年龄、瞳孔对光反射、运动GCS评分、CT特征及ICP等与患者预后密切相关，并据此建立中重度脑外伤患者预后预测工具。老年（OR＝1.066，95% CI：1.045～1.087，$P<0.001$）、较低的GCS评分（OR＝0.737，95% CI：0.660～0.824，$P<0.001$）、高D-二聚体（OR＝1.005，95% CI：1.001～1.009，$P=0.015$）、凝血功能障碍（OR＝2.965，95% CI：1.808～4.864，$P<0.001$）、低血压（OR＝3.862，95% CI：2.176～6.855，$P<0.001$）、基底池完全消失（OR＝3.766，95% CI：2.255～6.290，$P<0.001$）是1年死亡率的预测因素[46]。2020年一项从北京市红十字急救中心收集的3327例因交通事故死亡的统计数据[14]表明，患者从受伤到死亡的平均时间为（36.90±89.57）小时；46.7%的伤者在受伤后10分钟内死亡；9.02%的患者在10分钟～1小时死亡；30.33%的患者在1小时至3天死亡；13.95%的患者在3～30天死亡。

目前对于TBI患者的预后评估通常采用格拉斯哥预后评分（glasgow outcome score，GOS）。2004—2017年，综合国内多项研究数据显示[7]，40 150例TBI患者在出院时有34 453例预后良好（GOS 4～5分），占85.8%；预后不良共2027例（GOS 2～3分），占5%；死亡共3671例（GOS 1分），占9.2%。仅从

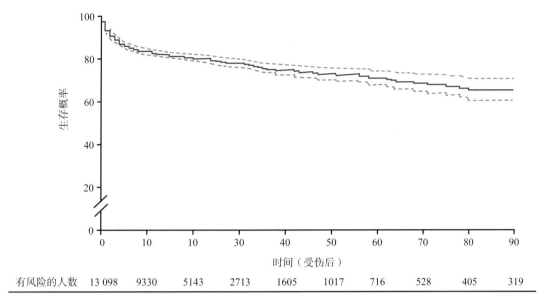

图 8-4-1 TBI 患者 30 天生存率为 94.5% 和 90 天生存率为 91.4%

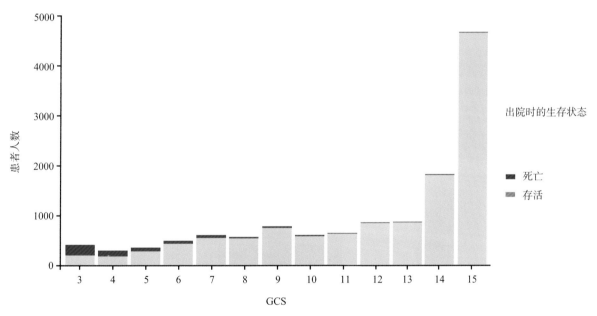

图 8-4-2 不同的 GCS 评分的 TBI 患者出院时的生存状态分布

住院患者的统计数据来看，2001—2007 年 338 083 例 TBI 患者的死亡例数为 10 756 例，占 3.18%[12]。另外一项研究表明，2008—2012 年国内 47 家医院共 11 937 例 TBI 住院患者中，重型 TBI 有 2776 例，占 23%。在重型患者中，有 1476 例患者（53%）中 GOS 为 2～3 分，其中死亡 756 例，占 27%[47]。我国参与的欧盟 CENTER-TBI 国际项目中[48]，39 家医院登记的 11 770 例急性 TBI 患者数据显示，二级医院和三级医院的死亡率差异显著，分别为 7.31% 和 2.75%。

在 2020 年的一项对 13 138 例患者的单因素分析中，确定了主要结局（如住院死亡率）的潜在预测因素，多变量混合效应 Cox 回归分析显示，高龄、低 GCS 评分、高 ISS、瞳孔对光反射缺失、缺氧、系统性低血压、基底池变窄、中线移位超过 5mm、地理海拔高度超过 500m 和人均 GDP 较低与 TBI 患者预后不良有关（表 8-4-1，图 8-4-3）[5]。

表 8-4-1　多变量混合效应 Cox 回归分析预测 TBI 预后的影响因素

变量	生存（$n=12\,501$）	死者（$n=637$）	P 值*
年龄［中位数，（IQR）］	48（32～61）	54（44～68）	＜0.000 1
男性	9286（74%）	496（78%）	0.048
损伤特征			
道路交通事故	6168（49%）	380（60%）	
意外摔伤	4186（33%）	177（28%）	
平地摔伤	2248（18%）	73（11%）	＜0.000 1
高空坠落	1938（16%）	104（16%）	
其他（例如暴力、自杀）	1655（13%）	59（9.3%）	
未知	492（3.9%）	21（3.3%）	
GCS 总分	14（10～15）	4（3～7）	＜0.000 1
ISS 分数［中值，（IQR）］			
轻度至中度（1～8）	884（7.1%）	2（0.3%）	＜0.000 1
严重（9～15）	4354（35%）	33（5.2%）	
重度（16～24）	4146（33%）	156（24%）	
极重（25～75）	3117（25%）	446（70%）	
瞳孔对光反射			
一侧或双侧反射消失	982（7.9%）	383（60%）	＜0.000 1
系统性低血压	212（1.7%）	67（11%）	＜0.000 1
缺氧	1058（8.5%）	199（31%）	＜0.000 1
基底池受压	2970（24%）	468（73%）	＜0.000 1
中线移位			
无移位	7679（61%）	109（17%）	
移位 0～4mm	3406（27%）	172（27%）	＜0.000 1
移位≥5mm	1133（9.1%）	345（54%）	
未知	283（2.3%）	11（1%～7%）	
tSAH	8244（66%）	572（90%）	＜0.000 1
颅内病变	9879（79%）	621（97%）	＜0.000 1
海拔高度（m）			
≤100	8370（67%）	385（60%）	
＞100≤500	2414（19%）	165（26%）	＜0.000 1
＞500	1717（14%）	87（14%）	
人均 GDP			
＜10 000	6014（48%）	353（55%）	
10 000～15 000	2176（17%）	64（10%）	＜0.000 1
＞15 000	4311（34%）	220（35%）	

　　所有 13 138 例患者的潜在死亡预测因素包括年龄、性别、临床严重程度、放射学结果、生命体征和医院相关变量，包括海拔和经济水平

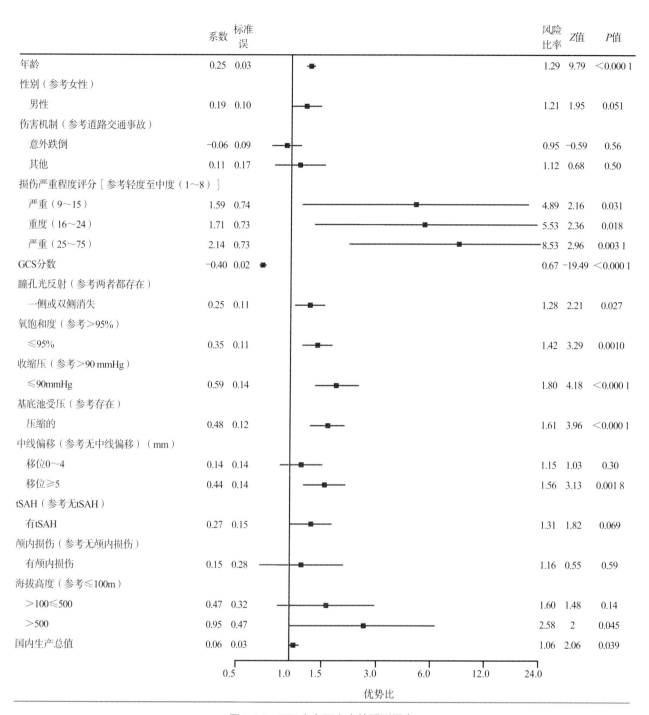

	系数	标准误		风险比率	Z值	P值
年龄	0.25	0.03		1.29	9.79	<0.000 1
性别（参考女性）						
男性	0.19	0.10		1.21	1.95	0.051
伤害机制（参考道路交通事故）						
意外跌倒	-0.06	0.09		0.95	-0.59	0.56
其他	0.11	0.17		1.12	0.68	0.50
损伤严重程度评分［参考轻度至中度（1～8）］						
严重（9～15）	1.59	0.74		4.89	2.16	0.031
重度（16～24）	1.71	0.73		5.53	2.36	0.018
严重（25～75）	2.14	0.73		8.53	2.96	0.003 1
GCS分数	-0.40	0.02		0.67	-19.49	<0.000 1
瞳孔光反射（参考两者都存在）						
一侧或双侧消失	0.25	0.11		1.28	2.21	0.027
氧饱和度（参考>95%）						
≤95%	0.35	0.11		1.42	3.29	0.0010
收缩压（参考>90 mmHg）						
≤90mmHg	0.59	0.14		1.80	4.18	<0.000 1
基底池受压（参考存在）						
压缩的	0.48	0.12		1.61	3.96	<0.000 1
中线偏移（参考无中线偏移）（mm）						
移位0～4	0.14	0.14		1.15	1.03	0.30
移位≥5	0.44	0.14		1.56	3.13	0.001 8
tSAH（参考无tSAH）						
有tSAH	0.27	0.15		1.31	1.82	0.069
颅内损伤（参考无颅内损伤）						
有颅内损伤	0.15	0.28		1.16	0.55	0.59
海拔高度（参考≤100m）						
>100≤500	0.47	0.32		1.60	1.48	0.14
>500	0.95	0.47		2.58	2	0.045
国内生产总值	0.06	0.03		1.06	2.06	0.039

图 8-4-3　TBI患者死亡率的预测因素

8.5　创伤性颅脑损伤相关临床研究

　　CENTER-TBI项目是一项前瞻性的国际合作项目，该项目收集的注册数据（中国12 844例，欧洲国家21 968例），旨在对TBI患者进行特征分析和疗效研究。在过去的3年里，中国政府每年提供数十项资金支持前瞻性TBI临床研究项目，包括国际合作项目。根据PubMed的搜索，自20世纪80年代以来，中国在国际同行评议期刊上发表的TBI研究论文数量从30年前的0增加到2010年以来的每年数十篇（图8-5-1）。根据SinoMed（中国生物医学文献服务系统）的数据，仅在2018年，就有202篇关于TBI的中国论文在英文期刊上发表（其中大部分为同行评议的），而在中文期刊上仍有125篇论文发表。2018年11月12日，我们在临床试验网站和中国临床试验注册中心上能够检索到56项由中国神经外科医师或神经学家进行的TBI随机对照试验（表8-5-1）。

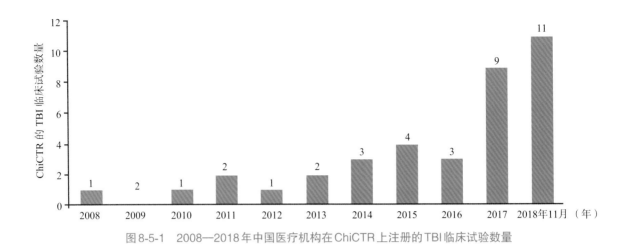

图8-5-1　2008—2018年中国医疗机构在ChiCTR上注册的TBI临床试验数量

表8-5-1　中国注册的TBI临床试验列表

在中国临床试验注册中心、注册的中国TBI临床研究

编号	检索词	注册号	研究题目	研究类型	注册日期
1	brain/cerebral injury/ trauma	ChiCTR1800018993	Effect of cerebral protective drugs on cognitive function in patients with traumatic brain injury during general anesthesia	interventional	2018/10/20
2	brain/cerebral injury/ trauma	ChiCTR1800018911	Brain functional network on the motor recovery after traumatic brain injury	relative factors research	2018/10/16
3	brain/cerebral injury/ trauma	ChiCTR1800018868	Relationship between plasma high density lipoprotein and deep venous thrombosis in ICU patients after craniocerebral trauma	relative factors research	2018/10/14
4	brain/cerebral injury/ trauma	ChiCTR1800018251	Dynamic changes in growth factors levels over a 7-day period predict the functional outcomes of traumatic brain injury	relative factors research	2018/9/7
5	brain/cerebral injury/ trauma	ChiCTR1800016909	A Randomized, Multicenter and Controlled Study to Evaluate the Efficacy of Controlled Decompression technique for Severe Traumatic Brain Injury（2 phase）	research	2018/7/2
6	brain/cerebral injury/ trauma	ChiCTR1800016777	Clinical feasibility and safety of single and double guidewires guided sequentially bedside blind intubation of nasojejunal tube in patients with severe brain injury	interventional	2018/6/23
7	brain/cerebral injury/ trauma	ChiCTR1800016434	Compare the effect of dexmedetomidine and midazolam in patients with brain injury	interventional	2018/6/1
8	brain/cerebral injury/ trauma	ChiCTR1800015515	The influence of intermittent limb ischemia perconditioning on the outcome of severe traumatic brain injury patients before decompression craniotomy.	interventional	2018/4/4
9	brain/cerebral injury/ trauma	ChiCTR-INR-17013901	The efct of low-dose, early FFP transfusion on early complications and long-term outcomes of patients with severe trauma brain injury	interventional	2017/12/13
10	brain/cerebral injury/ trauma	ChiCTR-IOR-17013575	The effects of nimodipine on postoperative cognitive dysfunction in patients with traumatic brain injury undergoing non craniocerebral surgery	interventional	2017/11/28
11	brain/cerebral injury/ trauma	ChiCTR-INR-17012910	The study of goal-directed fluid therapy during traumatic brain injury	interventional	2017/10/9
12	brain/cerebral injury/ trauma	ChiCTR-INR-17012612	The application and basic research of target CPP management in severe traumatic brain injury	interventional	2017/9/7
13	brain/cerebral injury/ trauma	ChiCTR-TRC-10000835	A prospetctive randomised trial of early enteral nutrition combined with synbiotics in patients with severe head injury	interventional	2010/3/31
14	brain/cerebral injury/ trauma	ChiCTR-OCN-15006094	Research progress on early limb function interventions for children with severe traumatic brain injury	interventional	2015/3/14
15	brain/cerebral injury/ trauma	ChiCTR-OCH-14004473	Nomogram for predicting patient survival after withdrawal of life-sustaining treatment in patients with devastating neurological injury	observational	2014/4/2

续表

编号	检索词	注册号	研究题目	研究类型	注册日期
16	brain/cerebral injury/ trauma	ChiCTR-TRC-14004212	The metabolic mechanism of therapeutic hypothermia and the effects of innovative endpoint based on rest metabolic ratio on outcomes	interventional	2014/1/24
17	brain/cerebral injury/ trauma	ChiCTR-TRC-14004209	Effect on calorie adherence and clinical outcomes of traumatic brain injury with different nutrition strategies：A randomized control trial for 180 patients	interventional	2014/1/24
18	brain/cerebralinjury/ trauma	ChiCTR-TRC-08000174	A multicenter, randomized double blinding, large scale, placebo controlled, prospective clinical study of progesterone for acute craniocerebral injury	interventional	2008/5/30
19	brain/cerebral injury/ trauma	ChiCTR-1800016699	Study on rTMS to treat PTST post traumatic brain injury	correlative factor	2018/6/18
20	brain/cerebral injury/ trauma	ChiCTR1800015070	The mechanism of H3K4me1/2 and other protein and gene index in traumatic brain injury	N.A.	2018/3/6
21	brain/cerebral injury/ trauma	ChiCTR1800014414	Reconstruction of lower extremity motor function in stroke and traumatic brain injury with contralateral lumbosacral nerve transfer	interventional	2018/1/12
22	brain/cerebral injury/ trauma	ChiCTR-INR-17014177	Efficiency of Butylphthalide on the Prognosis of Patients with Traumatic Brain Injury	interventional	2017/12/27
23	brain/cerebral injury/ trauma	ChiCTR-INR-17011674	Efficacy of electro-acupuncture treatment in improving the consciousness of patients with traumatic brain injury	interventional	2017/6/16
24	brain/cerebral injury/ trauma	ChiCTR-ROC-17011342	The correlation between invasive intracranial pressure monitoring and cerebral blood oxygen saturation in children with traumatic brain injury	correlative factor	2017/5/9
25	brain/cerebral injury/ trauma	ChiCTR-IOR-17011313	The effect of intravenous anesthesia and inhalation anesthesia on neuroinflammation reaction in traumatic brain injury patients	interventional	2017/5/6
26	brain/cerebral injury/ trauma	ChiCTR-IOR-16010091	Magnetic resonance imaging study of hyperbaric oxygen treatment on cognitive dysfunction after traumatic brain injury	interventional	2016/12/5
27	brain/cerebral injury/ trauma	ChiCTR-OOC-16008574	Study on the cognitive function and biomarkers of post Traumatic Brain Injury	observational	2016/5/31
28	brain/cerebral injury/ trauma	ChiCTR-TNRC-11001528	Efficacy of Umbilical cord Mesenchymal stem cells transplantation in the treatment of brain trauma sequela patients	observational	2011/7/7
29	brain/cerebral injury/ trauma	ChiCTR-TCC-13004002	Randomized, Single-blind, Controlled Study to Evaluate the Efficacy of Controlled	interventional	2013/12/14
30	brain/cerebral injury/ trauma	ChiCTR-TRC-13003557	Decompression during Severe Traumatic Brain Injury Craniotomy	interventional	2013/9/3
31	brain/cerebral injury/ trauma	ChiCTR-ENC-12002306	Gut microflora study of traumatic brain injury and cerebral vascular accident patients	epidemiologic	2012/5/11
32	brain/cerebral injury/ trauma	ChiCTR-IPR-17010565	Effects of dexmedetomidine on traumatic brain injury	interventional	2017/2/7
33	brain/cerebral injury/ trauma	ChiCTR-OPC-16007687	Personalized Prophylactic Antiepileptic Treatment by Valproate in Patients with Moderate or Severe Traumatic Brain Injury	observational	2016/1/1
34	brain/cerebral injury/ trauma	ChiCTR-ⅡR-15007514	Induced Normal Temperature in severe Traumatic Brain Injury	interventional	2015/11/21
35	brain/cerebral injury/ trauma	ChiCTR-OPC-15006983	Research on age-related therapeutic thresholds of intracranial pressure and cerebral perfusion pressure after severe traumatic brain injury in children	observational	2015/8/29
36	brain/cerebral injury/ trauma	ChiCTR-RPC-15006770	The mechanisms and Intervention of organ and system dysfunction after severe brain injury	correlative factor	2015/7/19
37	brain/cerebral injury/ trauma	ChiCTR-TRC-11001226	Study on clinical evaluation of treating severe traumatic brain injury by pricking blood on twelve hand well points and combined nasal coixenolide with mild hypothermia	interventional	2011/1/5

以上研究均与外伤性脑损伤密切相关

在Clinicaltrials.gov上注册的中国TBI临床研究

编号	检索词	注册号	研究题目	状态	研究类型	位置	出版物
1	Brain Injuries ＋ China	NCT02645552	Pre-hospital Administration of Tranexamic Acid for Moderate and Severe Traumatic Brain Injury	unknown	interventional	Department of Neurosurgery, Ren Ji Hospital, School of Medicine, Shanghai Jiao Tong University, Shanghai, Shanghai, China	none
2	Brain Injuries ＋ China	NCT02767817	Injectable Collagen Scaffold TM Combined With MSCs Transplantation for Brain Injury	recruiting	interventional	Affiliated Hospital of Logistics Universtiy of CAPF, Tianjin, China	none

编号	检索词	注册号	研究题目	状态	研究类型	位置	出版物
3	Brain Injuries + China	NCT02229643	Serum Neuroglobin and Nogo-A Concentrations in Acute Traumatic Brain Injury	completed	observational	Shanghai Sixth People's Hospital, Shanghai,China	none
4	Brain Injuries + China	NCT01212679	Effects of Intranasal Nerve Growth Factor for Traumatic Brain Injury	completed	interventional	Department of Neurology, Jinling Hospital,Nanjing University School of Medicine, Nanjing, Jiangsu, China	none
5	Brain Injuries + China	NCT01886222	Randomized Controlled Trial of Long-term Mild Hypothermia for Severe Traumatic Brain Injury	recruiting	interventional	Department of Neurosurgery, Ren Ji Hospital,School of Medicine, Shanghai Jiao Tong University, Shanghai, Shanghai, China	none
6	Brain Injuries + China	NCT03212482	Patient-ventilator Asynchrony in Patients With Brain Injury	recruiting	observational	Jian-Xin Zhou, Beijing,Beijing,China	none
7	Brain Injuries + China	NCT03027011	Remote Ischemic Preconditioning on Brain Injury in Carotid Endarterectomy	recruiting	interventional	The ffiliated Hospital of Xuzhou Medical University, Xuzhou, Jiangsu, China	none
8	Brain Injuries + China	NCT02071407	A Clinical Trial of the Effect of Midazolam on the Cerebral Metabolism and Inflammatory Response in Patients With Moderate and Severe Traumatic Brain Injury	unknown	interventional	Subei People's Hospital of Jiangsu Province, Yangzhou, Jiangsu, China	none
9	Brain Injuries + China	NCT02027987	Traumatic Neuroprotection and Epilepsy Prevention of Valproate Acid	unknown	interventional	Institute of Neurosurgery, Xijing Hospital,Fourth Military Medical University, X'an City,Shaanxi, China	none
10	Brain Injuries + China	NCT02863237	Predictors of Weaning Outcomes for Brain Injured Patients	recruiting	observational	ICU, Beijing Tiantan Hospital, Capital Medical University, Beijing, Bejing, China	none
11	Brain Injuries + China	NCT02161055	Intensive Versus Nonintensive Insulin Therapy for Hyperglycemia After Traumatic Brain Injury	unknown	interventional	Lianyungang Oriental Hospital, Lianyungang,Jiangsu, ChinaThe First People's Hospital of Lianyungang, Lianyungang, Jiangsu, China	none
12	Brain Injuries + China	NCT00562146	Rate of Postpyloric Migration of Spiral Nasojejunal Tubes in Brain Injured Patients	completed	observational	ICU, Beijing Tiantan Hospital, Capital Medical University, Beiig,Beijing, China	none
13	Brain Injuries + China	NCT02517073	Practice of Mechanical Ventilation in Patients With Severe Brain Injury in China	completed	observational	ICU, Bejing Tiantan Hospital, Capital Medical University, Bejjing, Beijing, China	Chin Med J（EngI）.2016 PMID：27411450
14	Brain Injuries + China	NCT02874027	The Clinical Research on the Relationship Between Depression and Gut Microbiota in TBI Patients	unknown	observational	General Hospital of Ningxia Medical University Yinchuan, Ningxia, China	none
15	Brain Injuries + China	NCT03368326	Use of Critical-Care Pain Observation Tool and Bispectral Index for Detection of Pain in Brain Injured Patients	completed	observational	Intensive care unit, Beijing Tiantan Hospital, Capital Medical University, Beiing, Beijing, China	Medicine（Baltimore ）2018 PMID：29851854
16	Brain Injuries + China	NCT03068143	Postoperative Temperature Monitoring In Brain Trauma	completed	observational	Department of Neurosurgery, Renji Hospital, School of Medicine, Shanghai Jiao Tong University, Shanghai, Shanghai, China	Neurotrauma.2018 PMID：30215286
17	Brain Injuries + China	NCT02240394	TCD Detection of Ophthalmic Artery Blood Flow Velocity Prediction Feasibility Study of Intracranial Pressure	unknown	observational	NCU, ShangHai, Shanghai, China	none
18	Brain Injuries + China	NCT 02849028	The Clinical Research on the Relationship Between Circadian Rhythm and Gut Microbiota in TBI Patients	unknown	observational	General Hospital of Ningxia Medical University Yinchuan, Ningxia, China	none
19	Brain Injuries + China	NCT 02027857	Comparison of the Application in Traumatic Brain Edema Between EIT and Non-invasive ICP Monitoring	unknown	interventional	Department of Neurosurgery, Xijjing Hospital,Fourth Military Medical University, Xi'an City,Shaanxi, China	none

以上所有研究来自于采用检索词"Brain injury + China"检索出来的44项研究，均与TBI密切相关

8.6 面临的挑战和机遇

尽管我国TBI的救治取得了一定进展，但在TBI监护领域仍然存在挑战[3,49-51]（图8-6-1）。体现在：①在中国大多数城市，救护交通转运时间延长较为常见。尽管一些三级大型医院有直升机起降点，但只有极少数严重TBI患者被直升机或医疗飞机送往医院，这种紧急治疗的延误往往导致严重TBI患者失去救治"黄金时间"，特别是那些需要紧急外科干预以清除颅内大血肿或进行去骨瓣减压术以减少难治性颅内高压的患者。此外，TBI的院前救治仍不理想，中国迫切需要适当的院前TBI管理培训[51]。②我国颅脑创伤缺乏临床流行病学证据，严重影响了国家相关卫生政策的制定。我国仅在20世纪80年代初有过一次流行病学调查，至今已有30多年。③颅脑创伤救治缺乏规范化治疗，循证医学是运用最新、最有力的科研信息，指导临床医师采用最适宜的诊断方法、最精确的预后估计和最安全有效的治疗方法来对患者进行治疗。虽然过去20年间我国先后出版了《急性颅脑创伤手术指南》《中国颅脑创伤病人脑保护药物治疗指南》《颅脑创伤临床救治指南》等，为颅脑创伤救治提供了很好的帮助。但至今仍没有一项是经过严格设计的多中心、大样本的随机对照试验得出的 I 级证据。在中国，由于大多数医院缺乏神经外科重症监护病房，大多数严重TBI患者仍在综合重症监护病房接受治疗，没有专业神经外科医师参与监测与治疗。训练有素的神经外科医师数量相对不足，患者获得专科治疗的机会有限，尤其是在中国西部地区及大城市郊区[50]。全国共有1.5万名神经外科医师，而他们需要治疗每年100多万例TBI患者。此外，循证管理在中国的实施还处于初级阶段，使用未经证实有明确效果的治疗方法仍然很普遍，许多神经外科医师仍然依靠个人经验治疗TBI患者。颅内压监测手术或其他脑功能监测导管的费用问题阻碍了临床医师对重型TBI患者的精准监测和干预，也影响了我国TBI患者的治疗水平与国际同步化[3]。④颅脑创伤者康复治疗未广泛纳入早期救治体系，以往通常对颅脑创伤的救治是采取"三步走模式"，即院前（120/999）→院内救治→康复治疗的各自独立的救治模式，缺乏对颅脑创伤救治的全过程，多学科，整体化救治，应当积极推进"颅脑损伤单元"的建设。⑤基础科研创新能力需要加强，颅脑创伤后重则死亡，轻则伤残。其伤后的病理生理机制十分复杂，治疗十分棘手。患者的转归要经历急性期、过渡期和恢复期三个阶段，各时期患者内在的病理过程和临床表现也不一样。损伤后神经血管单元的病理及功能变化、创伤半暗带的转归、神经元间的网络连接、新药的创制、神经组织的重塑及功能重建等，都是未来的研究目标。⑥一些新技术，新材料的自主创新和研发能力不足，比如TBI监测最常用的ICP设备，由于微芯片的桎梏，"卡"住了国产设备的研发，至今仍然为国外所占领。此外还有脑积水分流装置，多参数脑组织监测仪等。

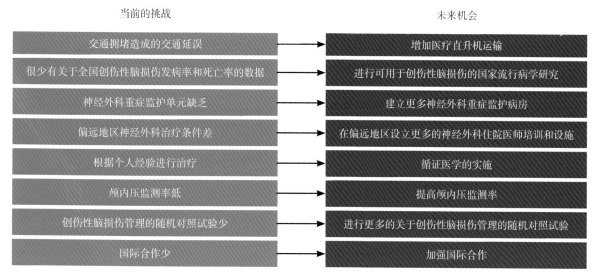

图8-6-1 中国在提高TBI患者救治和改善预后方面所面临的挑战和机遇

近年来，国家已为改善医疗设施包括TBI医疗设施提供大量资金支持[52]。2018年7月，国家卫生健康委员会发布文件，要求所有一级、二级医院设立创伤科，为包括TBI在内的所有创伤患者服务。越来越多的三级大型医院现设立了医疗直升机降落点，以利于在交通拥堵的城市快速运送TBI患者。在治疗急性TBI患者的医院设立了神经外科重症监护室，以确保经验丰富的神经外科医师能够及时开展必要的治疗。中国医学院校每年培养神经外科住院医师约500人，能够满足全国特别是西部地区的临床需求[50]。此外，在中国十多个大城市开展3～4年的神经外科专科培训，保证了高水平神经外科医师队伍不断壮大。随着国际交往的增加，中国神经外科医师通过访学、交流和合作交流的方式，提高了TBI基础理论知识和临床技能，提高了中国TBI研究在国际上的知名度和地位[3]。

8.7　小结

中国目前在TBI的预防和救治方面（如建立更多的神经外科重症监护病房、增加脑功能监测设备的可用性、脑成像技术的发展及建立基于证据的指南）取得了很大的进展，有助于改善中国TBI的治疗。然而，在实现全国TBI救治的规范化方面仍有诸多方面亟待改进，例如可开展年轻神经外科医师培训项目，改善偏远地区的医疗设施等。中国大量的TBI患者和许多高水平的救治中心为随机对照试验和比较有效性研究提供了可能，应不断积累循证医学证据，指导临床实践。国内中心应进一步加强国内合作，同时积极推进国际交流。通过上述努力，尽最大可能改善TBI患者的预后和生活质量。

8.8　指南共识

创伤性颅脑损伤相关指南及专家共识见表8-8-1。

表8-8-1　创伤性颅脑损伤相关指南及专家共识

年份	名称
2020	颅脑创伤后加重继发性脑损伤的危险因素防治专家共识
2020	成人多发伤合并严重脑损伤最初24h的监测与处理指南
2020	创伤性脑损伤患者气道雾化吸入治疗中国专家共识
2020	中国成人重型颅脑损伤大骨瓣开颅手术标准技术专家共识
2020	颅脑创伤患者脑监测技术中国专家共识
2019	颅脑创伤患者肠内营养管理流程中国专家共识（2019）
2019	颅脑创伤患者脑脊液管理中国专家共识
2019	成人急危重症脑损伤患者目标温度管理临床实践专家共识
2018	颅脑创伤后应激性溃疡防治中国专家共识
2017	中国重型颅脑创伤早期康复管理专家共识（2017）
2017	颅脑创伤后癫痫防治中国专家共识
2015	颅脑创伤长期昏迷诊治中国专家共识
2015	颅脑创伤去骨瓣减压术中国专家共识
2015	中国颅脑创伤外科手术指南
2014	重症脑损伤患者镇痛镇静治疗专家共识
2011	中国颅脑创伤颅内压监测专家共识

参 考 文 献

［1］Yang Y，Li S，Chung X，et al. The epidemiology of craniocerebral injury in 6 cities of China［J］. Chin J Neurosurg，1987（3）：25-28.

［2］Zhu G，Song J，Zhang D，et al. The epidemiology of head injury in rural and minority areas of China［J］. Chin J Neurosurg，1989（5）：44-47.

［3］Jiang JY，Gao GY，Feng JF，et al. Traumatic brain injury in China［J］. Lancet Neurol，2019，18（3）：286-295.

［4］Sun DL，Jiang B，Ru XJ，et al. Prevalence and Altered Causes of Traumatic Brain Injury in China：A Nationwide Survey in 2013［J］. Neuroepidemiology，2020，54（2）：106-113.

［5］Gao GY，Wu X，Feng JF，et al. Clinical characteristics and outcomes in patients with traumatic brain injury in China：a prospective，multicentre，longitudinal，observational study［J］. Lancet Neurol，2020，19（8）：670-677.

［6］蒋丰泽. 河南省颅脑创伤流行病学调查初步分析［D/OL］. 河南：郑州大学，2018.

［7］邹隽风，黄贤键，吴楚伟，等. 中国颅脑创伤流行病学中存在的部分问题探讨［J］. 中华神经创伤外科电子杂志，2021，7（1）：59-61.

［8］章昊苏，吴雪海，胡锦，等. 老年脑损伤住院患者流行病学调查及对策分析［J］. 中华急诊医学杂志，2016，25（6）：779-783.

［9］王鹏，刘津贤，高闯，等. 2368例创伤性脑损伤患者临床特点分析［J］. 中华创伤杂志，2018，34（10）：906-910.

［10］李冰，李宗敏，郭建欣，等. 6496例颅脑损伤的流行病学特征［J］. 中华神经外科杂志，2005，21（4）：197-199.

［11］Jiang JY，Feng H，Fu Z，et al. Violent head trauma in China：report of 2254 cases［J］. Surg Neurol，2007，68 Suppl 2：S2-S5；discussion S5.

［12］张溢华，邱俊，王昊，等. 338083例颅脑损伤流行病学特点分析［J］. 创伤外科杂志，2016，18（6）：328-330.

［13］黄小平，陈建良，江捍平，等. 深圳市1994—2003年颅脑损伤住院病例流行病学特征分析［J］. 中国现代医学杂志，2007，17（9）：1088-1091.

［14］Wang TB，Wang YH，Xu TM，et al. Epidemiological and clinical characteristics of 3327 cases of traffic trauma deaths in Beijing from 2008 to 2017：a retrospective analysis［J］. Medicine（Baltimore），2020，99（1）：e18567.

［15］Chinese Head Trauma Study C. Chinese Head Trauma Data Bank：Effect of Gender on the Outcome of Patients With Acute Traumatic Brain Injury［J］. J Neurotrauma，2021，38（8）：1164-1167.

［16］Cheng PX，Yin P，Ning PS，et al. Trends in traumatic brain injury mortality in China，2006-2013：A population-based longitudinal study［J］. PLoS Med，2017，14（7）：e1002332.

［17］黄贤键，吴楚伟，邹隽风，等. 创伤性脑损伤后脑积水发生的危险因素分析［J］. 中华创伤杂志，2019，35（3）：216-220.

［18］马锦华，高静，王珊珊，等. 西安市2025例颅脑损伤住院患者临床及流行病学特点［J］. 创伤外科杂志，2017，19（6）：411-416.

［19］袁淮涛，管健，张文，等. 珠三角地区基层医院1898例颅脑损伤患者的流行病学调查研究［J］. 中国中西医结合急救杂志，2014，21（4）：303-306.

［20］刘佰运，张玉琪，张文. 急性颅脑损伤治疗结果分析［J］. 中国急救医学，2004，24（6）：391-393.

［21］Yuan Q，Wu X，Yu J，et al. Effects and Clinical Characteristics of Intracranial Pressure Monitoring-Targeted Management for Subsets of Traumatic Brain Injury：An Observational Multicenter Study［J］. Crit Care Med，2015，43（7）：1405-1414.

［22］Liu H，Wang WM，Cheng F，et al. External Ventricular Drains versus Intraparenchymal Intracranial Pressure Monitors in Traumatic Brain Injury：A Prospective Observational Study［J］. World Neurosurg，2015，83（5）：794-800.

［23］Zhang Q，Meng Z，Ling H，et al. Effect of brain tissue oxygen pressure，intracranial pressure and cerebral perfusion pressure on prognosis in patients with severe traumatic brain injury［J］. Chinese Journal of Practical Nervous Diseases，2014（11）：33-35.

［24］Weng WJ，Yang C，Huang XJ，et al. Effects of Brain Temperature on the Outcome of Patients with Traumatic Brain Injury：A Prospective Observational Study［J］. J Neurotrauma，2019，36（7）：1168-1174.

［25］Jiang JY，Xu W，Li WP，et al. Efficacy of standard trauma craniectomy for refractory intracranial hypertension with severe traumatic brain injury：a multicenter，prospective，randomized controlled study［J］. J Neurotrauma，2005，22（6）：623-628.

［26］Qiu WS，Guo CC，Shen H，et al. Effects of unilateral decompressive craniectomy on patients with unilateral acute post-traumatic brain swelling after severe traumatic brain injury［J］. Crit Care，2009，13（6）：R185.

［27］刘佰运，侯立军，张赛，等. 中国成人重型颅脑损伤大骨瓣开颅手术标准技术专家共识［J］. 中华神经创伤外科电子杂志，2020，6（2）：68-75.

［28］Wen L，Yang XF，Liu WG，et al. Cranioplasty of large cranial defect at an early stage after decompressive craniectomy performed for severe head trauma［J］. J Craniofac Surg，2007，18（3）：526-532.

［29］Zhu HF，Ji CF，Shen ZM，et al. Early Cranioplasty Benefits Patients with Obvious Bilateral Frontotemporal Bone Window Collapse After Decompressive Craniectomy［J］. World Neurosurg，2018，113：198-203.

［30］Wen L，Lou HY，Xu J，et al. The impact of cranioplasty on cerebral blood perfusion in patients treated with decompressive craniectomy for severe traumatic brain injury［J］. Brain Inj，2015，29（13-14）：1654-1660.

［31］Jiang J，Yu M，Zhu C. Effect of long-term mild hypothermia therapy in patients with severe traumatic brain injury：1-year follow-up review of 87 cases［J］. J Neurosurg，2000，93（4）：546-549.

［32］Zhi DS，Zhang S，Lin X. Study on therapeutic mechanism and clinical effect of mild hypothermia in patients with severe head injury［J］. Surg Neurol，2003，59（5）：381-385.

［33］Zhi DS，Zhang S，Zhou LG. Continuous monitoring of brain tissue oxygen pressure in patients with severe head injury during moderate hypothermia［J］. Surg Neurol，1999，52（4）：393-396.

［34］Qiu WS，Shen H，Zhang Y，et al. Noninvasive selective brain cooling by head and neck cooling is protective in severe traumatic brain injury［J］. J Clin Neurosci，2006，13（10）：995-1000.

［35］Hui JY，Feng JF，Tu Y，et al. Safety and efficacy of long-term mild hypothermia for severe traumatic brain injury with refractory intracranial hypertension（LTH-1）：A multicenter randomized controlled trial［J］. EClinical Medicine，2021，32：100732.

［36］Lei J，Wang L，Gao GY，et al. Right Median Nerve Electrical Stimulation for Acute Traumatic Coma Patients［J］. J Neurotrauma，2015，32（20）：1584-1589.

［37］Wu X，Zhang C，Feng JF，et al. Right median nerve electrical stimulation for acute traumatic coma（the Asia Coma Electrical Stimulation trial）：study protocol for a randomised controlled trial［J］. Trials，2017，18（1）：311.

［38］Wang XP，Zhong J，Lei T，et al. Epidemiology of traumatic brain injury-associated epilepsy in western China：An analysis of multicenter data［J］. Epilepsy Res，2020，164：106354.

［39］Chen H，Guo Y，Chen SW，et al. Progressive epidural hematoma in patients with head trauma：incidence，outcome，and risk factors［J］. Emerg Med Int，2012，2012：134905.

［40］Jiang RC，Zhao SG，Wang RZ，et al. Safety and Efficacy of Atorvastatin for Chronic Subdural Hematoma in Chinese Patients：A Randomized ClinicalTrial［J］. JAMA Neurol，2018，75（11）：1338-1346.

［41］Wang D，Gao C，Xu X，et al. Treatment of chronic subdural hematoma with atorvastatin combined with low-dose dexamethasone：phase Ⅱ randomized proof-of-concept clinical trial［J］. J Neurosurg，2020，31：1-9.

［42］胡安明，王宇，孙炜. 神经外科康复单元脑外伤后脑积水发生危险因素分析［J］. 中国康复理论与实践，2020，26（9）：1083-1088.

［43］杨小锋，詹仁雅. 外伤性脑积水的概念和流行病学［J］. 中华创伤杂志，2013，29（2）：97-99.

［44］Yuan F，Ding J，Chen H，et al. Predicting outcomes after traumatic brain injury：the development and validation of prognostic models based on admission characteristics［J］. J Trauma Acute Care Surg，2012，73（1）：137-145.

［45］袁方，田恒力. 正确认识与评价颅脑创伤的伤情和预后［J］. 上海医学，2017，40（11）：642-645.

［46］Cui WX，Ge SN，Shi YW，et al. Death after discharge：prognostic model of 1-year mortality in traumatic brain injury patients undergoing decompressive craniectomy［J］. Chin Neurosurg J，2021，7（1）：24.

［47］惠纪元，龚如，梁玉敏，等. 中国颅脑创伤数据库：短期预后因素分析［J］. 中华神经外科杂志，2014，30（1）：56-58.

［48］江基尧. 颅脑创伤：规范与创新［J］. 中华神经创伤外科电子杂志，2019，5（2）：65-67.

［49］刘佰运，张皓. 颅脑损伤单元的探索与实践［J］. 中华神经外科杂志，2017，33（03）：230-233.

［50］张玉琪，薛超强，毛颖，等. 中国神经外科医师队伍的现状和发展［J］. 中国医师协会神经外科医师分会第六届全国

代表大会，2011.

［51］Kou K，Hou XY，Sun JD，et al. Current pre-hospital traumatic brain injury management in China［J］. World J Emerg Med，2014，5（4）：245-254.

［52］Lin SQ，Cai K. The Analysis on allocation status and problem of the large medical equipment［J］. China Medical Equipment，2016（13）：121-123.

第九部分　中枢神经系统肿瘤

中枢神经系统（central nervous system，CNS）肿瘤指起源于中枢神经系统内的组织或结构的一组良恶性疾病，病变主要位于颅内或椎管内，占全身肿瘤的1%～2%[1]。包括良性肿瘤和恶性肿瘤两类：良性肿瘤生长缓慢且大部分具有完整包膜，对周围脑神经组织的影响主要以推挤和压迫作用为主；恶性肿瘤起源于神经元细胞及胶质细胞，以浸润性生长为特点，可浸润正常脑组织、软硬脑膜甚至颅骨等[2]，具有较高的致残率和致死率[3]。根据世界癌症报告（GLOBOCAN2012）数据，我国中枢神经系统肿瘤的年发病率5.24/10万，死亡率3.77/10万。《中国癌症发病与死亡（2008—2012年）》等几项国内大规模神经系统肿瘤发病率统计的结果提示，全国肿瘤登记地区脑及神经系统肿瘤年发病率（4.1～7.4）/10万[4,5]。近年来，国内确诊病例呈持续上升趋势。因此，深入分析中枢神经系统肿瘤在中国的现状，对重大疾病防治相关决策的制定和效果评价具有极其重要的指导意义，有利于卫生医疗资源的合理配置。

9.1　流行病学

9.1.1　发病率

9.1.1.1　整体情况

2018年报道，全球范围内有约1930万例癌症新发病例及990万例癌症死亡病例，其中脑及神经系统肿瘤发病率1.6%，死亡率2.5%[1]。在我国，中枢神经系统肿瘤的发病率为（4.11～6.74）/10万，发病率位于全身肿瘤第11位，死亡率位于全身肿瘤第9位[5]。2008年《中国肿瘤登记地区脑及神经系统肿瘤发病与死亡分析》结果提示我国神经系统肿瘤年患病例数在全世界排在第1位[6]。《2011中国脑和神经系统肿瘤发病和死亡分析》结果提示：2011年全国肿瘤登记地区脑肿瘤新发例数为87 220例，发病率6.47/10万，中标率5.24/10万，世标率5.14/10万，均高于世界平均水平[7]。因此，中枢神经系统肿瘤已经成为危害我国居民健康的主要疾病之一。

9.1.1.2　基于病理分型

江苏省人民医院一项神经系统肿瘤流行病学研究提示，依照WHO2016年新分类标准分型，我国神经系统肿瘤基于病理分类主要以脑膜瘤（28.05%）、鞍区肿瘤（25.98%）、弥漫性星形细胞和少突胶质细胞肿瘤（18.52%）、椎管内神经肿瘤（13.33%）和间质/非脑膜上皮性肿瘤（6.35%）为主[8]。

（1）脑胶质瘤（glioma）

据统计，脑胶质瘤发病率约占全部原发性中枢神经系统肿瘤的31.1%[9, 10]，是目前我国最常见的原发中枢神经系统肿瘤，具有较高的致死、致残率。

（2）脑膜瘤（meningioma）

人群发病率约为2/10万。研究显示，脑膜瘤占颅内肿瘤的22.79%。女性多于男性，约2∶1。发病高峰45岁，儿童少见，16岁以下发病率不足1.3%[11]。我国一项2018年的统计结果提示脑膜瘤占中枢神经系统肿瘤19.2%～28.05%，其中女性发病人数约为男性的2.76倍[8]。

（3）垂体腺瘤（pituitary adenoma）

占CNS肿瘤的10%～15%，是垂体前叶细胞（腺垂体细胞）来源的颅内良性肿瘤，但在尸检中的发现率为20%～30%，人群发病率为（10～12）/10万[12]。我国2018年一项统计结果提示，鞍区肿瘤占全部中枢神经系统肿瘤的25%，而垂体瘤为鞍区肿瘤中的最主要病种，约占90%[8]。

（4）脑转移瘤（brain metastases，BM）

是成人最常见的脑肿瘤类型。脑转移发生在25%～35%的全身恶性肿瘤。肺癌、乳腺癌和皮肤癌（黑色素瘤）最常发生脑转移瘤，占67%～80%，以肺癌脑转移最多（48%），其病理类型以小细胞癌及腺癌居多，其次是黑色素瘤、乳腺肿瘤（15%）、泌尿生殖道和消化道肿瘤。但以上病理类型在儿童的颅内转移瘤中少见，儿童中以神经母细胞瘤、肉瘤、肾母细胞瘤、黑色素瘤和生殖细胞肿瘤较为多见[13]。我国一项对同仁医院611例儿童全身恶性肿瘤颅内转移结果提示：CNS转移的神经母细胞瘤15例（5.9%，15/264）、肝母细胞瘤13例（4.8%，13/274）、肾母细胞瘤2例（3.2%，2/63）、肾透明细胞肉瘤3例（3/10）[14]。

因此，结合全球数据及我国情况，对神经系统肿瘤的防控重点将集中在脑膜瘤、神经上皮肿瘤（胶质瘤为主）、鞍区肿瘤（垂体瘤为主）、转移瘤等高发病率疾病领域。

9.1.1.3　性别特征

我国中枢神经系统肿瘤的发病率与性别有一定关系，几项全国范围内的大规模统计研究均显示，男性的神经系统肿瘤整体发病率高于女性。2008—2012年全国肿瘤登记地区数据提示，脑和神经系统肿瘤年发病率9.45/10万，女性2.88/10万[6]。2015年中国癌症报告提示，中枢神经系统肿瘤发病人数为101万人，其中男性53.2万人，占比52.7%，女性49.3万人，占比47.3%，男性患者发病率高于女性患者（表9-1-1）[15]。另一项基于2011年我国脑肿瘤发病率统计提示，男性新发脑肿瘤例数为43 289例，发病率6.27/10万；女性发病例数43 931例，发病率6.69/10万，稍高于男性。几项研究结果存在一定差异，应来自于统计方式及登记情况[7]，但具体肿瘤病理分型中，几项研究均提示脑膜瘤的发病率，女性显著高于男性[8]。

表9-1-1　中国中枢神经系统肿瘤的发病率和死亡率

地点	ICD-10	发生率			死亡率		
		总计	男性	女性	总计	男性	女性
膀胱	C67	80.5	62.1	18.4	32.9	25.1	7.8
大脑，中枢神经系统	C70-C72	101.6	52.3	49.3	61.0	35.8	25.2
甲状腺	C73	90.0	22.2	67.9	6.8	2.5	4.3

9.1.1.4　年龄特征

中国脑和神经系统肿瘤的发病率随着年龄增长而上升，国内几项流行病学调查以年龄阶段10年为一个梯度进行调查，发现75～85岁或>85岁组的脑及神经系统肿瘤发病率最高，2011年的统计调研结果提示>85岁年龄组的发病率略有回落（图9-1-1，图9-1-2）。其中髓母细胞瘤好发低年龄儿童，胶质瘤好发中青年，脑转移好发中老年[6, 7, 16]。

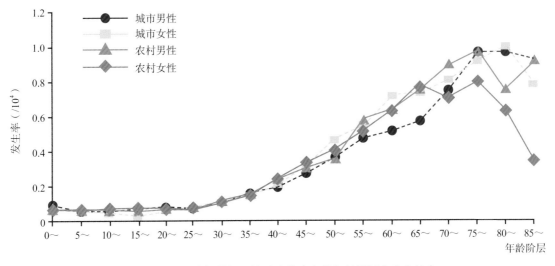

图 9-1-1　中国中枢神经系统肿瘤发病率的年龄及城乡分布特点

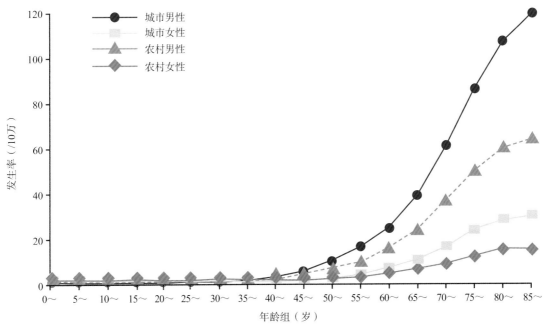

图 9-1-2　中国中枢神经系统肿瘤发病率的年龄和性别因素

9.1.1.5　地域分布

（1）城乡分布

城市地区脑及神经系统肿瘤年发病率为 7.59/10 万（男性 11.57/10 万，女性 3.52/10 万），高于农村地区的 4.07/10 万（男性 6.20/10 万，女性 1.86/10 万），城乡地区发病的中标率分别为 4.60/10 万和 2.78/10 万。2008—2012 年城市男性脑及神经系统肿瘤新发病例占全部癌症发生的 3.56%，女性占 1.28%，而农村地区分别为 2.08% 和 0.87%[6]。2011 年城市地区脑肿瘤年发病率为 6.53/10 万，其中男性 6.09/10 万，女性 7.00/10 万；农村发病率为 6.41/10 万，其中男性 6.46/10 万，女性 6.36/10 万，城市稍高于农村。经调整年龄结构后，农村稍高于城市；城市男性脑肿瘤新发病例占全部的 2.16%，女性占 2.92%，而农村分别为 2.36% 和 3.16%。2015 年的中国癌症报告提示，脑肿瘤共诊断 10.16 万人，其中城市 5.58 万人，农村 4.57 万人。城镇略高于农村，与就医诊断条件、检出率因素有关（表 9-1-2）[15]。

表 9-1-2 中国神经系统肿瘤发病率的城乡因素

年龄阶层（岁）	所有领域			城市地区			农村地区		
	二者	男性	女性	二者	男性	女性	二者	男性	女性
所有	6.47	6.27	6.69	6.53	6.09	7.00	6.41	6.46	6.36
<1	1.41	1.73	1.04	1.90	2.40	1.33	1.00	1.17	0.80
1～4	1.86	1.89	1.83	1.87	1.89	1.85	1.86	1.89	1.82
5～9	1.65	1.79	1.49	1.61	1.79	1.40	1.69	1.78	1.58
10～14	1.66	1.75	1.54	1.51	1.80	1.18	1.78	1.72	1.86
15～19	1.49	1.82	1.11	1.10	1.48	0.67	1.79	2.08	1.46
20～24	1.88	1.95	1.80	1.79	1.89	1.67	1.94	1.99	1.88
25～29	2.01	2.24	1.77	2.00	2.25	1.74	2.03	2.22	1.81
30～34	2.70	2.75	2.65	2.58	2.52	2.63	2.87	3.06	2.68
35～39	3.63	3.64	3.61	3.63	3.58	3.68	3.62	3.72	3.51
40～44	5.52	5.42	5.62	5.14	5.01	5.29	5.97	5.92	6.02
45～49	7.65	7.24	8.09	7.36	6.83	7.94	8.00	7.75	8.26
50～54	9.97	8.96	11.02	10.37	9.16	11.67	9.43	8.71	10.18
55～59	13.25	13.24	13.26	12.79	11.96	1 3.64	13.76	14.66	12.85
60～64	15.66	14.34	17.00	15.46	12.91	18.03	15.86	15.79	15.94
65～69	17.68	16.55	18.80	16.36	14.32	18.33	18.99	18.71	19.27
70～74	19.81	20.69	18.96	19.58	18.94	20.17	20.06	22.50	17.58
75～79	22.90	24.32	21.65	23.58	24.30	22.94	22.15	24.35	20.22
80～84	20.92	21.65	20.34	24.45	24.10	24.75	17.11	18.83	15.85
≥85	17.41	23.07	14.10	20.89	23.12	19.50	13.62	23.02	8.54

（2）地区分布

据统计，2015年中国北部地区脑肿瘤发病人数为1.1万例，东北地区8500例，东部地区2.96万例，中部地区2.06万例，南部地区1.08万例，西南地区1.28万例，西北地区8300例。总体来看，发病人数与人口基数分布一致，以东部和中部地区最多（表9-1-3）[15]。

9.1.1.6 职业分布

2018年一项来自江苏省人民医院的统计性研究，分析了中枢神经系统肿瘤发病的职业分布：农民（占比40.35%）、自由职业（占比16.79%）和工人（占比11.08%）居前3位（图9-1-3）[8]。

9.1.2 死亡率

全国登记地区脑及神经系统肿瘤年死亡率为2.48/10万，占全部恶性肿瘤死亡总数的1.39%，神经系统肿瘤在各种恶性肿瘤死亡原因中排列第12位。我国2011年统计，因脑肿瘤死亡病例数50 777例，死亡率3.77/10万，中标率2.95/10万，世标率2.94/10万，位居全部恶性肿瘤死亡率的第8位[7]。其中，男性脑肿瘤死亡28 543例，年死亡率4.13/10万，女性死亡22 234例，年死亡率3.39/10万。男性死亡率是女性的1.22倍。从整体趋势来看，各个地区脑及神经系统肿瘤年龄别死亡率均随年龄增长而上升。其中，东部、

表 9-1-3 中国神经系统肿瘤发病率的地域因素

	所有区域			城市地区			农村地区			华北			东北			华东			华中地区			华南			西南			西北		
	总数	男性	女性	总数	男性	女性	总数	男性	女性	总数	男性	女性	总数	男性	女性	总数	男性	女性	总数	男性	女性	总数	男性	女性	总数	男性	女性	总数	男性	女性
ASR*	201.1	234.9	168.7	191.5	215.9	168.9	213.6	259.6	168.5	213.2	240.3	187.0	189.2	208.4	169.8	193.7	224.1	165.8	185.5	208.3	164.7	202.4	242.1	165.2	226.7	281.4	170.9	207.9	253.9	158.5
预计新增病例（数千） 所有癌症	4291.6	2512.1	1779.5	2305.8	1302.4	1003.4	1985.8	1209.7	776.2	528.1	298.3	229.8	359.8	199.6	160.2	1280.2	735.3	544.8	666.8	374.9	291.9	427.3	254.3	173.0	744.8	469.7	275.2	284.5	179.9	104.6
肺	733.3	509.3	224.0	445.0	306.0	139.0	288.3	203.3	85.0	79.5	52.3	27.2	83.7	54.2	29.5	218.6	150.6	68.0	115.7	82.9	32.8	80.5	55.4	25.1	117.8	87.4	30.4	37.5	26.4	11.1
食管	477.9	320.8	157.2	113.8	87.4	26.5	364.1	233.4	130.7	85.2	55.3	30.0	9.8	8.6	1.2	122.8	84.2	38.6	70.7	44.1	26.6	10.8	9.0	1.8	143.2	93.6	49.5	35.4	26.0	9.5
胃	679.1	477.7	201.4	235.2	164.7	70.4	444.0	313.0	130.9	97.7	71.9	25.8	36.1	26.2	9.9	179.5	124.5	54.9	91.1	62.2	28.9	24.3	16.9	7.3	174.7	118.2	56.5	75.7	57.8	17.9
直肠	376.3	215.7	160.6	263.2	150.8	112.4	113.2	64.9	48.2	38.8	22.1	16.7	41.5	24.5	16.9	125.6	70.5	55.1	58.5	32.7	25.8	50.8	28.8	22.0	42.9	26.5	16.4	18.3	10.6	7.7
肝脏	466.1	343.7	122.3	205.2	156.8	48.4	260.9	187.0	73.9	42.4	30.1	12.3	36.4	27.4	9.1	126.8	94.1	32.7	70.5	51.5	19.0	68.8	55.8	13.1	92.6	64.6	28.0	28.4	20.3	8.2
胸部			268.6			189.5			79.0			37.2			33.2			83.9			46.7			30.9			23.2			13.4
宫颈			98.9			53.2			45.7			16.7			10.5			27.6			17.4			8.1			11.3			7.3
甲状腺	90.0	22.2	67.9	72.1	18.1	54.0	17.9	4.1	13.9	9.8	2.3	7.5	10.7	2.5	8.2	40.2	10.2	30.0	14.3	3.1	11.2	9.0	2.2	6.9	3.1	1.1	2.0	2.8	0.7	2.1
脑	101.6	52.3	49.3	55.8	26.8	29.0	45.7	25.5	20.3	11.0	5.4	5.5	8.5	4.0	4.5	29.6	14.6	15.0	20.6	9.6	11.0	10.8	5.2	5.6	12.8	8.8	4.0	8.3	4.6	3.7
胰腺	90.1	52.2	37.9	59.5	34.2	25.4	30.5	18.0	12.5	9.2	5.4	3.8	10.3	6.2	4.1	38.1	21.5	16.6	11.4	6.6	4.8	6.0	3.6	2.4	8.5	4.7	3.8	6.6	4.2	2.4

ASR. 年龄标化率

* 所有癌症的年龄标化发病率均基于 Segi 标准人群

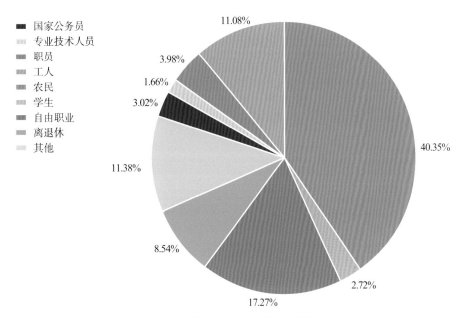

图 9-1-3 中枢神经系统肿瘤发病率的职业分布

中部及西部地区整体均在85岁以上年龄组达到最高，死亡率分别为61.94/10万、33.10/10万和45.11/10万。从性别来看，各地区男性和女性年龄别死亡率均为85岁及以上年龄组最高，其中东部地区男性和女性分别为113.66/10万和28.88/10万，西部地区分别为82.19/10万和18.39/10万，中部地区分别为60.85/10万和16.29/10万（表9-1-4，表9-1-5）[6]。

表9-1-4 中枢神经系统肿瘤城乡地区死亡率统计（/10万）

年龄（岁）	合计			城市地区			农村地区		
	男性	女性	合计	男性	女性	合计	男性	女性	合计
＜1	0.04	0.00	0.02	0.00	0.00	0.00	0.07	0.00	0.04
1～4	0.05	0.00	0.03	0.08	0.00	0.04	0.02	0.00	0.01
5～9	0.00	0.00	0.00	0.00	0.00	0.00	0.00	0.00	0.00
10～14	0.00	0.01	0.01	0.00	0.03	0.01	0.00	0.00	0.00
15～19	0.00	0.00	0.00	0.00	0.00	0.00	0.01	0.00	0.01
20～24	0.01	0.00	0.01	0.01	0.00	0.00	0.03	0.00	0.01
25～29	0.04	0.00	0.02	0.03	0.00	0.01	0.06	0.00	0.03
30～34	0.06	0.03	0.05	0.06	0.03	0.04	0.06	0.03	0.05
35～39	0.15	0.05	0.10	0.12	0.05	0.08	0.19	0.06	0.13
40～44	0.30	0.13	0.22	0.25	0.09	0.17	0.37	0.20	0.29
45～49	0.63	0.23	0.43	0.62	0.25	0.44	0.64	0.19	0.42
50～54	1.55	0.37	0.97	1.57	0.37	0.98	1.53	0.37	0.96
55～59	2.87	0.72	1.8	2.76	0.76	1.76	3.05	0.66	1.87
60～64	4.70	1.15	2.93	4.84	1.16	2.99	4.49	1.14	2.83
65～69	9.45	2.64	6.01	9.44	2.81	6.06	9.46	2.38	5.95
70～74	18.95	5.15	11.82	20.25	6.02	12.8	16.84	3.64	10.16
75～79	36.1	10.27	22.33	39.93	11.94	25.01	28.93	7.14	17.31
80～84	64.38	16.68	37.82	73.37	19.43	43.68	46.52	11.63	26.66
≥85	104.32	26.46	56.78	123.8	32.51	68.56	63.8	14.73	33.3
合计	3.71	1.21	2.48	4.32	1.47	2.91	2.78	0.81	1.81

表9-1-5　中枢神经系统肿瘤分区死亡率统计（/10万）

年龄（岁）	东部地区			中部地区			西部地区		
	男性	女性	合计	男性	女性	合计	男性	女性	合计
＜1	0.00	0.00	0.00	0.13	0.00	0.07	0.00	0.00	0.00
1～4	0.08	0.00	0.04	0.00	0.00	0.00	0.00	0.00	0.00
5～9	0.00	0.00	0.00	0.00	0.00	0.00	0.00	0.00	0.00
10～14	0.00	0.01	0.00	0.00	0.00	0.00	0.00	0.07	0.03
15～19	0.00	0.00	0.00	0.02	0.00	0.01	0.00	0.00	0.00
20～24	0.02	0.00	0.01	0.02	0.00	0.01	0.00	0.00	0.00
25～29	0.04	0.00	0.02	0.05	0.00	0.03	0.00	0.00	0.00
30～34	0.05	0.02	0.04	0.06	0.04	0.05	0.18	0.05	0.12
35～39	0.13	0.04	0.09	0.17	0.09	0.13	0.18	0.04	0.11
40～44	0.25	0.13	0.19	0.39	0.14	0.27	0.48	0.12	0.3
45～49	0.56	0.21	0.39	0.74	0.26	0.50	0.96	0.27	0.62
50～54	1.52	0.37	0.96	1.83	0.31	1.08	1.21	0.49	0.86
55～59	2.70	0.71	1.70	3.17	0.78	1.99	3.75	0.74	2.24
60～64	4.78	1.06	2.92	4.46	1.25	2.88	4.51	1.82	3.16
65～69	9.76	2.51	6.09	8.89	3.19	6.04	7.97	2.57	5.24
70～74	19.68	5.36	12.24	16.41	4.55	10.36	18.22	4.60	11.23
75～79	37.71	10.68	23.28	32.54	9.16	20.11	26.44	8.24	16.85
80～84	68.13	17.86	40.06	53.16	12.72	30.64	45.97	11.58	27.49
≥85	113.66	28.88	61.94	60.85	16.29	33.1	82.19	18.39	45.11
合计	4.20	1.37	2.80	2.62	0.86	1.76	2.46	0.78	1.64

在中枢神经系统肿瘤中，恶性的胶质母细胞瘤占脑肿瘤的35%～60%，单纯手术生存期很难超过2年。由于颅腔为封闭骨性结构，容积固定，脑肿瘤的出现则会使颅腔内压力增加，出现头痛、呕吐、视物模糊、抽搐、昏迷等症状，严重影响患者的生存质量。此外，我国脑肿瘤属于世界高发病率国家，农村地区发病率有明显上升趋势，应加强脑肿瘤的相关预防与控制工作。

9.2　发病及死亡趋势预测

对脑和神经系统肿瘤的发病和死亡趋势的评估具有临床和公共卫生价值，将为疾病防控及治疗政策的制定提供参考，此外还有助于诊断方法改进和发现新的危险因素。发达国家近20年来脑和神经系统肿瘤发病率呈普遍下降趋势，而我国的发病率在过去几十年时间内呈持续上升趋势[16]。研究机构预测[16]，到2030年，我国中枢神经系统肿瘤的发病例数及死亡例数将会各增加3万例左右。2030年发病数将超过10万例，死亡数将超过7万例（表9-2-1）。因此对于神经系统肿瘤的防治工作应加大力度。

表9-2-1　中枢神经系统肿瘤2030年发病例数预测

年份	发病例数			死亡例数		
	男性	女性	合计	男性	女性	合计
2008	33 244	33 210	66 454	25 253	20 320	45 573
2010	34 742	34 596	69 338	26 481	21 255	47 736
2015	38 448	38 282	76 730	29 697	23 883	53 580
2020	41 894	42 242	84 136	32 993	26 942	59 935
2025	45 248	46 176	91 424	36 305	30 089	66 394
2030	48 585	49 549	98 134	39 633	32 976	72 609

9.3　危险因素及预测模型

9.3.1　危险因素

中枢神经系统肿瘤病因不明。我国东北地区一项研究提示，终身大量饮酒的男性人群脑肿瘤发病率升高，且既往颅脑疾病或需要医疗救治的外伤具有较高的胶质瘤发病率[17]。另一项对我国北部脑膜瘤患者患病危险因素分析结果提示，在女性患者中，吸烟会增加脑膜瘤的患病风险，同时，脑膜瘤的患病因素与接触锡、镉和电场射线等相关[18]。我国江苏省另一项研究提示，脑膜瘤发病率与长期工作在工业辐射区的室外人群，易接触危险因素有关[8]。此外，周良辅院士团队对手机使用及胶质瘤发病率关系做了荟萃分析，长期使用手机与低级别胶质瘤患病率相关，但与高级别胶质瘤发病率并无相关性[19]。

9.3.2　风险预测模型

9.3.2.1　临床预测模型在脑胶质瘤疾病中应用的研究进展

相对于预后模型，临床诊断模型的报道较少，但是其在临床运用中的潜在价值却很高。国内一项基于胶质母细胞瘤（glioblastoma multiforme，GBM）基因型预测预后的研究提示，IDH、1p/19q亚型是评价脑胶质瘤预后重要标志物，通过建立传统的磁共振成像（MRI）列线图，结合MRI特征和临床特征，对较低级别的胶质瘤患者IDH、1p/19q亚型进行术前基因型预测，有效指导治疗方案[20]。

脑胶质瘤预后模型目前被广泛应用，包括放射组学因素构建脑胶质瘤预后模型、自噬相关基因构建脑胶质瘤预后模型、DNA甲基化构建脑胶质瘤预后模、非编码RNA构建脑胶质瘤预后模型和其他因素构建的脑胶质瘤预后模型等。国内另一项脑胶质瘤风险模型研究通过收集289例患者资料进行lasso回归分析显示，年龄、性别、肿瘤类别、肿瘤分级、化疗、放疗、IDH突变状态、1p/19q共缺失情况是胶质瘤重要的预后因素。基于以上因素构建的Nomogram模型训练集及验证集的C-index分别为0.790±0.012和0.794±0.014，内外部验证的1、3、5年ROC曲线AUC值分别为0.855、0.870、0.850和0.833、0.877、0.886，校正曲线观察值与预测值之间有良好的一致性，该模型显示出较好的预测能力及较高的准确度[21]。

我国另外一项对The Cancer Genome Atlas（TCGA）数据库国人中653个胶质瘤的RNA测序数据做单因素生存分析的研究提示。通过筛选与WHO Ⅳ级胶质母细胞瘤患者预后相关的基因。热图结果提示，这些患者的保护性基因的表达量明显低于非肿瘤患者，而危险性基因的表达量则明显高于其他患者。在研究模型所涉及的40个基因中，只有少数几个被发现与肿瘤患者的预后相关，风险分数的风险比和权重均高于年龄，这说明风险分数对预后的影响要比年龄更重要[18]。

9.3.2.2　非小细胞肺癌术后患者脑转移风险预测列线图的构建

非小细胞肺癌占肺癌的70%，容易发生颅内转移，对高危肺癌脑转移患者应进行分析和识别。我国一项636例非小细胞肺癌（non small-cell lung cancer，NSCLC）患者研究中，术后发生脑转移94例。logistic回归分析结果显示，吸烟史（OR = 1.783，95% CI：1.037 ~ 3.066）、非腺癌病理类型（OR = 0.453，95%CI：0.275 ~ 0.744）、T分期（OR = 2.047，95%CI：1.511 ~ 2.774）和N分期（OR = 1.588，95% CI：1.154 ~ 2.184）是脑转移发生的危险因素。列线图的一致系数为0.73（0.71 ~ 0.82），平均错误率为0.012，该模型具备优越的稳定性[22]。

9.3.2.3　脑膜瘤临床信息与Ki-67相关性研究及意义

Ki-67是脑膜瘤预后的重要指标。温州医科大学附属第一医院的一项研究提示，在脑膜瘤中，女性患者、较大体积肿瘤、瘤周水肿、T_2WI肿瘤与脑皮质信号强度比、中性粒细胞百分比、淋巴细胞百分比、中性粒细胞淋巴细胞比值等因素是Ki-67高表达的危险因素（$P < 0.05$）。肿瘤大小、瘤周水肿、中性粒细胞绝对值/淋巴细胞绝对值（NLR）是Ki-67高表达的独立危险因素（$P < 0.05$）。将上述独立危险因素行多重线性回归分析，建立模型：Ki-67数值 = -0.427 + 1.754×X1 + 2.665×X2 + 0.544×X3。已验证纳入模型的各因素之间相互独立（Durbin-Watson检验值为1.636），回归模型具有统计学意义（F = 12.279，$P < 0.001$，调整 R^2 = 0.237）。

9.4　临床试验及当前治疗措施

9.4.1　临床试验

中枢神经系统肿瘤的临床试验主要集中在神经上皮性肿瘤及垂体腺瘤等恶性或具有内分泌功能的肿瘤中，目前我国在 *www.clinical trials.gov* 网站上针对脑胶质瘤注册的临床试验多达150余项。我们列举部分针对不同机制的，且由我国发起或全球范围内与我国密切相关的临床试验如下。

（1）MET抑制剂伯瑞替尼治疗复发高级别胶质瘤

江涛团队针对我国复发胶质母细胞瘤患者，利用MET抑制剂伯瑞替尼（PLB-1001）治疗高级别脑胶质瘤的Ⅰ期临床试验。试验结果显示，PLB-1001具有良好的药代动力学和药效学，初步显示了积极的药物疗效，未发现剂量限制性毒性，并最终确定了该药物的Ⅱ期临床试验推荐剂量（NCT02978261）[23]。

（2）国人CAR-T细胞治疗复发高级别胶质瘤

我国学者针对脑胶质瘤CAR-T细胞治疗进行了临床试验。包括：首都医科大学宣武医院团队首次针对EphA2-靶点的细胞治疗脑胶质母细胞瘤（NCT03423992），在入组患者中取得较好疗效，生存期达86 ~ 181天[24]；西京医院团队针对CD147治疗复发胶质母细胞瘤（NCT04045847）以及浙江大学第二医院针对B7-H3靶点CAR-T治疗临床试验（NCT04077866）等。

（3）抑肽酶安罗替尼（anlotinib）治疗复发胶质母细胞瘤

抑肽酶治疗对复发胶质母细胞瘤（WHO Ⅳ）的临床试验。我国一项病例报道提示，复发胶质母细胞瘤患者使用安罗替尼（anlotinib）2个月后出现部分反应（PR），具有潜在的临床价值（NCT04004975）[25]。

（4）溶瘤病毒治疗高级别脑胶质瘤

天坛医院神经外科团队率先针对国人进行新型溶瘤病毒ON-01及其增效剂ONF治疗颅内恶性脑胶质瘤

（ChiCTR1900022570），探索治疗高级别脑胶质瘤的新方法。目前临床试验正在进行中。

（5）EGFR/HER2靶向治疗难治性库欣病

北京协和医院及宣武医院团队联合发起的EGFR/HER2靶向抑制剂lapatinib治疗难治性库欣病单中心临床研究，目前正在进行中。

（6）尼妥珠单抗治疗儿童弥漫内生型桥脑胶质瘤（DIPG）

针对EGFR靶点的大分子抗体靶向药物。由上海新华医院和北京天坛医院联合牵头的"同步放化疗治疗新诊断DIPG的多中心研究"目前已在国人开展。

（7）垂体瘤的全球范围内临床试验结果证实，pasireotide（SOM230，帕瑞肽）可有效治疗垂体腺瘤引起ACTH异常分泌征（图9-4-1）[26]。

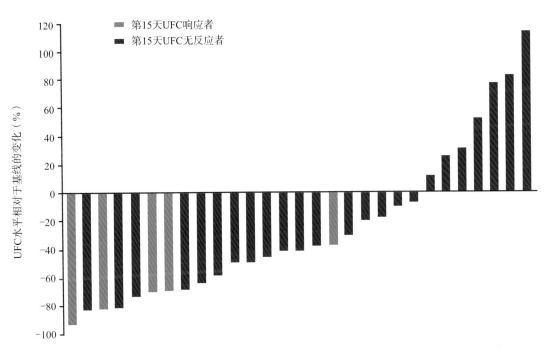

图9-4-1　SOM230有效减少Cushing症患者尿游离皮质醇（urinary free cortisol，UFC）

9.4.2　治疗措施

中枢神经系统肿瘤由于颅内压迫、恶性病变性质，具有一定的致残、致死率，给患者及其家庭带来极大痛苦。治疗方案通常包括手术治疗及非手术治疗，手术治疗的原则是在保证安全及重要功能完整性的前提下，尽可能最大范围切除肿瘤[27]。包括常规手术、微创手术、姑息性手术及立体定向活检术。非手术治疗主要指综合治疗，包括药物治疗、放化疗、个体化免疫及靶向治疗、记忆及病毒治疗和电场治疗等。

9.4.2.1　手术治疗

手术治疗分为完全切除、次全切除及部分切除。手术可获取精准病理诊断，同时缓解由肿瘤压迫引起的高颅内压，降低肿瘤负荷，为辅助治疗提供条件。研究表明，手术治疗是有效提高神经系统肿瘤生存期、缓解症状的首要治疗方法。目前手术切除已经被应用于胶质瘤、脑膜瘤、听神经瘤、垂体瘤等的中枢神经系统良性肿瘤及低级别胶质瘤[28]。

肿瘤切除程度是高级别胶质瘤的独立预后因素之一。新疆医科大学一项对我国384例高级别胶质瘤的预后分析结果提示，肿瘤未全切（RR = 2.101，$P < 0.001$）是影响高级别胶质瘤总体生存率的独立危险因素[29]。进一步研究显示，只有切除78%以上的肿瘤，才可以显示生存获益，并且随着切除体积增加而增加获益[30]。此外，手术治疗还包括微创手术[31]、姑息性手术[32]和立体定向活检技术[33]，可明确颅内病

变的性质和病理分型，起到为放、化疗及综合治疗提供治疗指导的作用。

9.4.2.2 综合治疗

9.4.2.2.1 药物治疗

神经系统肿瘤的并发症及手术相关并发症需对症药物治疗，如抗癫痫、脱水降颅内压、预防中枢应激反应带来的溃疡抑酸药等，我们重点探讨药物对肿瘤本身的治疗情况。

在神经系统肿瘤中，目前我国针对垂体腺瘤等内分泌肿瘤，可采用药物治疗手段。中国垂体瘤治疗协作组意见[34]：溴隐亭、卡麦角林等多巴胺激动剂是垂体泌乳素细胞腺瘤患者的首选治疗；奥曲肽微球注射剂、长效兰瑞肽、兰瑞肽缓释水凝胶及生长抑素类似物可直接抑制生长激素的合成和生长激素类垂体瘤的生长。垂体促肾上腺皮质激素细胞腺瘤：应用垂体抑制ACTH分泌的药物，如帕瑞肽。垂体无功能腺瘤：治疗药物包括多巴胺受体激动剂和生长激素受体拮抗剂培维索孟等。

9.4.2.2.2 放、化疗

放、化疗是中枢神经系统肿瘤的重要治疗方法。对于恶性脑胶质瘤，目前国内外相关指南建议对恶性胶质瘤采用手术和放疗和（或）化疗的综合治疗方式。首先，手术推荐在保留神经功能的基础上，最大程度地安全切除肿瘤，放疗推荐分次外照射，化疗推荐替莫唑胺（TMZ）治疗[35]。放、化疗是延长患者生存时间、改善神经症状、提高生活质量的优选手段。此外，我国已有国人研究数据提示：替莫唑胺同步全脑放疗（WBI）治疗脑转移瘤，尤其非小细胞肺癌可获得较好疗效[36]。西安交通大学利用替莫唑胺对复发非典型性脑膜瘤的治疗，取得一定疗效，具有潜在临床价值[37]。北京协和医院神经外科正在开展全国多中心临床研究，观察TMZ对难治性垂体腺瘤的疗效，并探讨影响替莫唑胺对难治性垂体腺瘤效果的分子标志物。化疗药物中，除替莫唑胺外，如洛莫司汀、伊立替康（CTP‐11）、BCNU［1,3‐双（2‐氯乙基）‐1‐亚硝基脲，Ⅰ］和CCNU［1‐（2‐氯乙基）‐3‐环己基‐1‐亚硝基脲，Ⅱ］以及紫杉醇等药物也被推荐在高级别胶质瘤中使用，但其疗效均低于TMZ。

中枢神经系统放射治疗一般用于恶性中枢神经系统肿瘤（高级别胶质瘤、颅内转移瘤、恶性脑膜瘤等）。对于高级别胶质瘤、术后仅接受放疗的生存获益并不理想，而联合TMZ化疗明显改善放疗的效果[38]。对于恶性脑膜瘤（WHO Ⅲ级）治疗目前尚无标准化的方案，手术切除后辅以外照射放疗或立体定向放射外科治疗仍为主要治疗方案，手术切除辅助放疗可有效降低复发率[39]。

9.4.2.2.3 伽马刀治疗

我国四川一项对伽马刀治疗颅内转移瘤978例临床分析提示，伽马刀治疗脑转移瘤疗效好，安全，能有效提高患者的生活质量，延长生存期[40]。对脑胶质瘤伽马刀治疗目前有待商榷，可作为患者一种选择，不良反应轻，能够有效改善患者的生活质量，延长生存期，尤其是对于手术风险高、不愿意手术以及术后残留或复发的患者不失为一种较好的治疗方法[41]。福建省一项单中心研究提示：伽马刀联合替莫唑胺序贯疗法治疗脑胶质瘤的近期疗效确切，可有效抑制肿瘤细胞增殖，降低复发率，且安全性较高[42]。

9.4.2.2.4 个体化分子靶向治疗

此外根据NCCN2021中枢神经系统指南提示，毛细胞型星形细胞瘤（PA）、多形性黄色星形细胞瘤（PXA）及神经节胶质细胞瘤患者，如果携带BRAF V600E突变，辅助治疗可考虑BRAF和MEK抑制剂：达拉非尼/曲美替尼[43]，维罗非尼/考比替尼[44]。室管膜下巨细胞星形细胞瘤SEGA，推荐mTOR抑制剂：依维莫司等[45]。携带NTRK fusion复发或疾病进展的患者，推荐NTRK抑制剂：拉罗替尼、恩曲替尼[46, 47]。高级别胶质瘤最显著的一个病理特征为血管生成，肿瘤以及其周围相关组织中的VEGF（血管生长因子）处于高水平的状态，因此使用贝伐单抗具有潜在治疗价值[48, 49]。首都医科大学附属北京天坛医院牵头的靶向于PTPRZ1‐MET融合基因治疗IDH突变型GBM（继发性GBM、sGBM）的药物——伯瑞替尼的产生，这是中国第一个从大数据模拟、靶点验证到高通量筛选中研究得到的潜在治疗药物，也是国际上第一个针对sGBM特异亚型的靶向小分子化合物。目前该研究已在国内多中心开展Ⅱ期随机对照临床试验[50]（图9‐4‐2）。

靶向药物提示

信号通路	基因	突变	突变频率	功能状态	临床提示
PI3K通路	PIK3CA	p.H1047Yp. W1051*	1.33/4.79% 1.33/6.86%	Normal/activating Normal/unknown	"激活突变"或"扩增"提示PI3K通路活化,进一步提示下游mTOR抑制剂(如依维莫司、西罗莫司、替西罗莫司等)潜在敏感
PI3K通路	NF2	splice site c.1558_1574＋ 25del	2.00/28.42%	Normal/unknown	"失活突变"或"缺失"提示PI3K通路活化,进一步提示下游mTOR抑制剂(如依维莫司、西罗莫司、替西罗莫司等)潜在敏感
PI3K通路	FBXW7	p.G459R	1.29/7.01%	Normal/unknown	"失活突变"或"缺失"提示mTOR/Notch1/CyclinE1/MYC蛋白表达紊乱,进一步提示mTOR抑制剂(如依维莫司、西罗莫司、替西罗莫司等)潜在敏感且可能预后较差
CDK周期通路	RB1	p.A74fs	1.30/45.00%	Normal/inactivating-predicted	"失活突变"或"缺失"提示上游CDK2/4/6通路活化或G1细胞周期活化,进一步提示细胞周期增殖干预的潜在有效性(CDK4/6抑制剂或周期依赖性化疗方案)
BRCAness通路	BRCA1	p.E1038G	1.84/8.67%	Normal/unknown	"失活突变"或"缺失"提示PARP1抑制剂(如奥拉帕尼、尼拉帕尼、rucaparib)潜在敏感
经典RTK通路	IGF1R	p.K927R	2.01/18.52%	Normal/unknown	"激活突变"或"扩增"提示IGF1R抑制剂潜在敏感,目前该靶向抑制剂处于临床试验阶段

免疫药物提示

信号通路	基因	突变	突变频率	功能状态	临床提示
免疫分型相关指标	rTMB		301;8.51/Mb; ORR:22.43%	TMB-H	"TMB-H(肿瘤突变负荷高)"提示免疫分型潜在获益
免疫分型相关指标	BRCA1	p.E1038G	1.84/6.67%	Normal/unknown	"失活突变"或"缺失"提示免疫分型潜在获益

图9-4-2 个体化分子靶向治疗

我国目前使用的神经系统肿瘤的分子靶向治疗药物包括贝伐单抗(BEV)、针对瘤抗表皮生长因子受体(EGFR)的尼妥珠单抗及Rindopepimut肽疫苗等均被中国脑胶质瘤协作组建议使用。此外,依维莫司(针对不能手术的结节性硬化症相关室管膜下巨细胞星型细胞瘤的患者)在我国已纳入医保使用[51]。

9.4.2.2.5 电场治疗

对于胶质母细胞瘤(WHO Ⅳ级)已经被"胶质母细胞瘤的肿瘤电场治疗专家共识"推荐,并且应用于临床。脑胶质瘤EF14临床试验(2017),为目前全球范围内最权威的胶质母细胞瘤临床试验之一。实验结果在全球范围内参考使用,在新诊断WHO Ⅳ级胶质母细胞瘤患者中进行的一项Ⅲ期临床试验(EF-14)中,电场治疗(TTFields)合并替莫唑胺联合治疗组的中位无进展生存期为6.7个月,而TMZ单用组的中位(progression-Free-Survival,PFS)仅有4.0个月;总生存期分别为20.9个月和16.0个月($P < 0.01$)。加用TTFields治疗,可以使患者的无进展生存期和总生存期获益(图9-4-3)[52]。

9.4.2.2.6 其他疗法

对于恶性胶质瘤,免疫治疗、基因治疗和溶瘤病毒是目前具有潜力的探索性治疗方法[53],在我国范围内已经初步得到使用,目前首次针对EphA2靶向的CAR-T疗法在我国复发胶质瘤患者中试验使用,并取得较好临床效果[24]。其他可选择的免疫疗法包括免疫节点抑制剂纳武单抗(opdivo),可瑞达(keytruda)。

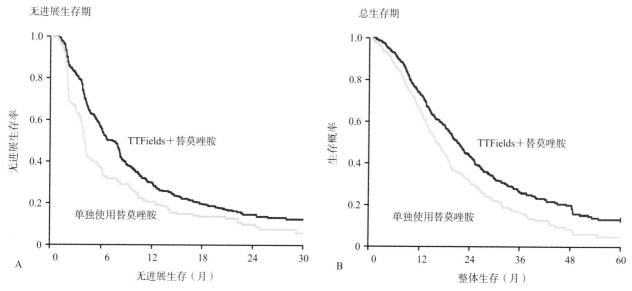

图9-4-3 电场治疗合并替莫唑胺对脑胶质瘤总生存期及无进展生存期影响

A.肿瘤治疗区域（TTFields）加替莫唑胺组随机分组的中位无进展生存期为6.7个月，而治疗组为4.0个月替莫唑胺单药组（HR＝0.63，95%CI：0.52～0.76，P＜0.001）。B.TTFields加替莫唑胺组的随机化中位生存率为209与单独替莫唑胺组的16.0个月相比（HR＝0.63，95%CI：0.53～0.76，P＜0.001）。两组的中位随访时间为44个月（范围25～91个月）

9.4.2.3 多学科诊疗模式

多学科协作（multidisciplinary team，MDT）模式是倡导多学科合作，实现以患者为中心的治疗模式。神经系统肿瘤的MDT是由神经外科、神经内科、放疗科、放射科、病理科等科室以及一些其他相关科室人员组成的工作组，通过会议形式提出最佳诊治方案，并由相关学科进行，从而为患者提供最佳、最合理、最经济的诊疗方案。神经系统肿瘤中首先应用MDT的是脑胶质瘤及颅内转移瘤。

9.5.2.3.1 我国脑胶质瘤MDT开展现状

首都医科大学附属北京天坛医院李文斌教授2021年对我国目前脑胶质瘤MDT建设情况做了如下阐述[54]：2004年，天坛医院在王忠诚院士的倡导和组织下成立了脑胶质瘤诊疗中心，负责人是江涛教授，是国内最早的"脑胶质瘤MDT"团队；随后在2010年左右，包括中山大学肿瘤防治中心、复旦大学附属华山医院、四川大学华西医院、天津医科大学总医院、首都医科大学宣武医院等一批神经外科中心成立了脑胶质瘤诊疗中心。目前我国已有超过100家大型神经外科开展脑胶质瘤MDT诊疗模式，国家卫生健康委员会组织编写的《脑胶质瘤诊疗规范（2018版）》提出MDT已成为脑胶质瘤专业规范，未来需要对所有具有脑胶质瘤诊疗能力的中心推展及建设。

9.4.2.3.2 其他中枢神经肿瘤MDT

多学科诊疗模式可有效提高颅内转移瘤患者疗效。武警上海总医院一项研究提示，多学科治疗组与非多学科治疗组的颅内转移肿瘤局部控制率分别为90.9%与85.5%（P＝0.704），中位总生存期分别为15.3个月与11.8个月（P＝0.031），提示多学科治疗模式可能有效改善患者预后，延长脑转移瘤患者的生存期[55]。2型神经纤维瘤病（NF2）等神经系统肿瘤也被推荐进行多学科协作诊疗策略，并且已发布相关中国专家共识[56]。

9.5 护理及社区防治情况

9.5.1 护理

神经系统肿瘤术后致残率较高，由于肿瘤占位破坏情况及手术影响，神经功能缺失可能性大。尤其是生长在功能区或包裹脑神经的肿瘤。一旦疾病的破坏作用及手术切除原因造成神经功能丧失，将会给患者术后身心带来一定影响。此外，也会导致患者与医护人员的配合度下降，若患者在术中出现应激反应，从生理水平上说，会影响到医护人员对于生命体征的监测，从而产生误导性判断，影响手术效果。因此身心水平上的护理，也是挑战之一[57]。

9.5.1.1　针对心理问题的护理

我国一项针对脑胶质瘤护理相关研究提示，以下几方面的护理内容有助于缓解患者的心理紧张，使焦虑和抑郁评分明显降低[58]：①提高患者疾病认识，缓解患者紧张、不安等情绪；②护理人员主动与患者沟通，帮助患者尽早熟悉医院环境；③术前护理人员指导患者禁食并向患者讲解大致手术过程，治疗后可能出现的并发症；④术中对患者隐私进行适当保护，保持较舒适体位，给予患者精神关怀，缓解其紧张情绪，严密监测患者的血压、心率等指标；⑤护理人员术后指导并监督患者进行功能训练，关注患者情绪变化，并对不良负面情绪进行适当心理疏导。

9.5.1.2　针对神经功能缺失及并发症预防的护理

胶质瘤患者可造成各种神经功能缺失：海南医学院第二附属医院将制订的"八步流程联合四轨交叉质控"规范化的护理方案用于脑胶质瘤患者术后护理，结果提示可减少护理不良事件和并发症发生，缓解患者不良情绪，改善癌因性疲乏并提升生活质量[59]。桥小脑区肿瘤术后最常见的并发症是面神经损伤，表现为病侧表情肌完全瘫痪：额纹消失，不能皱额、蹙眉、闭眼、口角下垂，进食时咳嗽，食物滞留于齿颊之间，影响容貌及日常生活。我国一项针对面神经损伤护理的研究结果表明，术后体位、营养支持、心理护理、面肌功能康复训练、高压氧、预防眼部并发症及理疗等，可有效减少并发症，促进康复，提高患者对治疗的信心[60]。首都医科大学附属北京天坛医院护理团队自创的面肌操可促进听神经鞘瘤术后患者面瘫的恢复，并能改善患者的焦虑情绪[61]。

9.5.2　社区防治情况

我国目前对肿瘤科普知识宣传严重缺乏，很多肿瘤性疾病在早期不能得到准确诊疗，延误最佳治疗时机，导致目前恶性肿瘤患者的死亡率直线上升。2010年北京市恶性肿瘤新增病例38 411例，仅三十余年，增长了143.53%。"预防"是社区"六位一体"功能的重要组成部分，社区的预防工作和早诊工作落实，能切实减少晚期癌症患者的数量和死亡率[62]。

我国目前神经系统肿瘤主要为在院治疗，社区的防治集中在筛查、健康教育及康复管理三个重要步骤。

（1）筛查

神经系统肿瘤虽然无临床分期，但早期发现有助于在肿瘤未造成严重压迫及神经系统损伤的情况下进行及时救治。目前，我国尚缺乏对神经系统肿瘤的社区防治项目，常规体检缺少颅脑MRI等对中枢神经系统肿瘤的必要诊断内容。

（2）健康教育

健康教育的目的是预防，预防是以病因预防为主。主要是通过定期检查以及远离有害物质来防止脑肿瘤疾病的发生，如远离有害物质、减少手机等一些具有辐射性用品的使用。

（3）康复管理

患者术后康复回到社区，社区医师可以参与指导药物、饮食、功能锻炼，特别是心理辅导。良好的术后康复管理可以提高患者的生存率和最大限度地避免病情复发。

当下我国社区中枢神经系统肿瘤防治工作存在着不少难点，而"经费和人才"的问题是制约工作开展的最大因素。因此，积极开展中枢神经系统肿瘤防治知识的健康教育，在高危人群中推进疾病早诊断早治疗工作，优化城乡临床诊治资源配置，从而减少人群中疾病的发生，最大限度地减轻疾病造成的社会负担是我国中枢神经系统肿瘤综合防治工作的重要任务与目标。

9.6　指南共识

近年来国内专家总结了已有的神经系统肿瘤相关研究成果，制定并发布了一系列神经系统肿瘤诊治的临床指南和专家共识。分主要病种列举，主要指南名称如表9-6-1。

表9-6-1　中国中枢神经系统肿瘤诊治指南列表

年份	名称
2021	胶质母细胞瘤的肿瘤电场治疗专家共识
2021	脑膜癌病诊断专家共识
2021	肺癌脑转移中国治疗指南（2021年版）
2020	中国中枢神经系统胶质瘤免疫和靶向治疗专家共识（第二版）
2020	中国结直肠癌脑转移多学科综合治疗专家共识（2020版）
2019	中国复发性垂体腺瘤诊治专家共识
2019	中国难治性垂体腺瘤诊治专家共识
2019	脊柱转移瘤外科治疗指南
2018	胶质瘤多学科诊治（MDT）中国专家共识
2018	唤醒状态下切除脑功能区胶质瘤手术技术指南（2018版）
2017	胶质瘤放疗中国专家共识（2017）
2017	中国肺癌脑转移诊治专家共识（2017年版）
2017	儿童髓母细胞瘤多学科诊疗专家共识（CCCG-MB-2017）
2017	脑干胶质瘤综合诊疗中国专家共识
2016	听神经瘤多学科协作诊疗中国专家共识
2016	颅咽管瘤治疗专家共识（2016）
2015	中国中枢神经系统胶质瘤诊断与治疗指南
2015	中国垂体腺瘤外科治疗专家共识
2015	儿童神经母细胞瘤诊疗专家共识
2014	中国脑胶质瘤分子诊疗指南

参 考 文 献

［1］Bray F，Ferlay J，Soerjomataram I，et al. Global cancer statistics 2018：GLOBOCAN estimates of incidence and mortality worldwide for 36 cancers in 185 countries［J］. CA Cancer J Clin，2018，68（6）：394-424.

［2］Louis DN，Perry A，Wesseling P，et al. The 2021 WHO Classification of Tumors of the Central Nervous System：a summary. Neuro Oncol，2021，23（8）：1231-1251.

［3］申楠茜，张佳璇，甘桐嘉，等. 2021年WHO中枢神经系统肿瘤分类概述［J］. 放射学实践，2021，36（07）：818-831.

［4］孙可欣，郑荣寿，张思维，等. 2015年中国分地区恶性肿瘤发病和死亡分析［J］. 中国肿瘤，2019，28（01）：1-11.

［5］全国肿瘤登记中心. 2012中国肿瘤登记年报［J］. 上海医药，2013，34（04）：7.

［6］查震球，刘志荣，郑荣寿，等. 2008—2012年中国肿瘤登记地区脑及神经系统肿瘤发病与死亡分析［J］. 中华疾病控

制杂志，2018，22（11）：1101-1105.

[7] 丛明华，宋晨鑫，郑荣寿，等. 2011年中国脑和神经系统肿瘤发病和死亡分析［J］. 中国肿瘤，2015，24（05）：349-353.

[8] 陆坤，顾培元，魏栋，等. 中枢神经系统肿瘤的临床调查与分析［J］. 临床神经外科杂志，2018，15（04）：296-300.

[9] Ostrom QT，Gittleman H，Liao P，et al. CBTRUS Statistical Report：Primary brain and other central nervous system tumors diagnosed in the United States in 2010-2014. Neuro Oncol，2017，19（suppl_5）：v1-v88.

[10] Jiang T，Nao Y，Ma WB，et al. CGCG clinical practice guidelines for the management of adult diffuse gliomas. Cancer Lett，2016，375（2）：263-273.

[11] Wiemels J，Wrensch M，Claus EB. Epidemiology and etiology of meningioma［J］. J Neurooncol，2010，99（3）：307-314.

[12] 中国垂体瘤协作组. 中国垂体腺瘤外科治疗专家共识［J］. 中华医学杂志，2015，95（05）：324-329.

[13] Suh JH，Kotecha R，Chao ST，et al. Current approaches to the management of brain metastases［J］. Nat Rev Clin Oncol，2020，17（5）：279-299.

[14] 胡慧敏，张伟令，黄东生，等. 儿童恶性实体瘤发生中枢神经系统转移的临床分析［J］. 中华神经科杂志，2020（05）：348-355.

[15] Chen WQ，Zheng RS，Baade PD，et al. Cancer statistics in China，2015. CA Cancer J Clin，2016，66（2）：115-132.

[16] 柯居中，郑莹，卢伟. 中国2008年脑和神经系统肿瘤发病、死亡和患病情况的估计及预测［J］. 中华流行病学杂志，2012（10），1060-1063.

[17] Hu J，Johnson KC，Mao Y，et al. Risk factors for glioma in adults：a case-control study in northeast China［J］. Cancer Detect Prev，1998，22（2）：100-108.

[18] Hu J，Little J，Xu T，et al. Risk factors for meningioma in adults：a case-control study in northeast China［J］. Int J Cancer，1999，83（3）：299-304.

[19] 龚秀，吴劲松，毛颖，等. 手机使用与胶质瘤发病率关系的荟萃分析［J］. 中华医学杂志，2014，94（39）：3102-3106.

[20] Wang Q，Zhang JS，Li FY，et al. Diagnostic performance of clinical properties and conventional magnetic resonance imaging for determining the IDH1 mutation status in glioblastoma：a retrospective study. PeerJ，2019，21：e7154.

[21] 郭张超，夏祥国，陈礼刚，等. 基于CGGA数据库的胶质瘤临床预测模型的构建与验证［J］. 临床肿瘤学杂志，2020，25（06）：538-543.

[22] 崔方博，曹向明，李敏，等. 非小细胞肺癌术后患者脑转移风险预测列线图的构建［J］. 医学研究生学报，2017，30（08）：849-853.

[23] Hu HM，Mu QH，Bao ZS，et al. Mutational Landscape of Secondary Glioblastoma Guides MET-Targeted Trial in Brain Tumor［J］. Cell，2018，175（6）：1665-1678. e18.

[24] Lin QT，Ba T，Ho JY，et al. First-in-Human Trial of EphA2-Redirected CAR T-Cells in Patients With Recurrent Glioblastoma：A Preliminary Report of Three Cases at the Starting Dose［J］. Front Oncol，2021，11：694941.

[25] Wang Y，Liang DD，Chen JM，et al. Targeted Therapy with Anlotinib for a Patient with an Oncogenic FGFR3-TACC3 Fusion and Recurrent Glioblastoma［J］. Oncologist，2021，26（3）：173-177.

[26] Boscaro M，Ludlam WH，Atkinson B，et al. Treatment of pituitary-dependent Cushing's disease with the multireceptor ligand somatostatin analog pasireotide（SOM230）：a multicenter，phase Ⅱ trial［J］. J Clin Endocrinol Metab，2009，94（1）：115-122.

[27] Wang P，Luo C，Hong PJ，et al. The Role of Surgery in IDH-Wild-Type Lower-Grade Gliomas：Threshold at a High Extent of Resection Should be Pursued［J］. Neurosurgery，2021，88（6）：1136-1144.

[28] Wang WF，Yang LH，Han L，et al.，Efficacy of transsphenoidal surgery for pituitary tumor：A protocol for systematic review［J］. Medicine（Baltimore），2019，98（6）：e14434.

[29] 朱国华，麦麦提力·米吉提，等. 高级别胶质瘤的预后影响因素分析［J］. 临床神经外科杂志，2019，16（05）：430-433，438.

[30] Sanai N，Polley MY，McDermott MW，et al. An extent of resection threshold for newly diagnosed glioblastomas［J］. J Neurosurg，2011，115（1）：3-8.

[31] Zhang R，Fang YF，Wu DM，et al. Comparison of the Efficacy of Minimally Invasive and Open Surgery on Children with Neuroblastoma：A Meta-Analysis［J］. J Laparoendosc Adv Surg Tech A，2021，31（7）：829-838.

[32] Woo PYM，Zhuang JTF，Ho JMK，et al. Intraventricular urokinase to treat a blocked ventriculoperitoneal shunt in a glioblastoma patient with leptomeningeal spread［J］. Acta Neurochir（Wien），2018，160（5）：1073-1077.

［33］Jin T，Ren Y，Zhang H，et al. Application of MRS-and ASL-guided navigation for biopsy of intracranial tumors［J］. Acta Radiol，2019，60（3）：374-381.

［34］包新杰；姜燊种；郭晓鹏，等. 垂体腺瘤诊治的最新进展［J］. 中国科学：生命科学，2021，51（08）：979-987.

［35］Jin T，Ren Y，Zhang H，et al. Radiotherapy plus concomitant and adjuvant temozolomide for glioblastoma［J］. N Engl J Med，2005，352（10）：987-996.

［36］王晓宏. 替莫唑胺联合放疗对非小细胞肺癌脑转移瘤患者生存期的影响［J］. 中国合理用药探索，2020，17（10）：39-42.

［37］吕健，王举波，权瑜，等. 复发非典型性脑膜瘤的治疗（附3例报告）［J］. 中国临床神经外科杂志，2018，23（10）：682-684.

［38］刘宝辉，孙前，袁凡恩，等. 高级别胶质瘤的治疗进展［J］. 中国临床神经外科杂志，2021，26（05）：380-384.

［39］刘宙，赵学明. 恶性脑膜瘤的诊断和治疗研究进展［J］. 中国医师进修杂志，2019（05）：463-466.

［40］吴高峰，雷进，吴娜娜，等. 伽玛刀治疗颅内转移瘤978例临床分析［J］. 四川医学，2016，37（05）：542-544.

［41］王怀碧，赖宗浪，汪宇宏. 伽玛刀治疗脑胶质瘤106例临床疗效观察［J］. 海军医学杂志，2016，37（05）：467-468.

［42］黄俊龙，高振文，董桂江. 伽玛刀联合替莫唑胺序贯疗法治疗脑胶质瘤的临床疗效及其复发情况研究［J］. 临床合理用药杂志，2021，14（30）：58-60.

［43］Brown NF，Carter T，Kitchen N，et al.Dabrafenib and trametinib in BRAFV600E mutated glioma［J］. CNS Oncol，2017，6（4）：291-296.

［44］Hyman DM，Puzanov I，Subbiah V，et al.Vemurafenib in Multiple Nonmelanoma Cancers with BRAF V600 Mutations［J］. N Engl J Med，2015，373（8）：726-736.

［45］Bissler JJ，Kingswood JC，Radzikowska E，et al. Everolimus for angiomyolipoma associated with tuberous sclerosis complex or sporadic lymphangioleiomyomatosis（EXIST-2）：a multicentre，randomised，double-blind，placebo-controlled trial［J］. Lancet，2013，381（9869）：817-824.

［46］Hong DS，DuBois SG，Kummar S，et al. Larotrectinib in patients with TRK fusion-positive solid tumours：a pooled analysis of three phase 1/2 clinical trials［J］. Lancet Oncol，2020，21（4）：531-540.

［47］Fangusaro J，Onar-Thomas A，Young Poussaint T，et al. Selumetinib in paediatric patients with BRAF-aberrant or neurofibromatosis type 1-associated recurrent，refractory，or progressive low-grade glioma：a multicentre，phase 2 trial［J］. Lancet Oncol，2019，20（7）：1011-1022.

［48］王朝翔，王震宇，倪兰春. 分子靶向药物治疗脑胶质瘤的研究［J］. 当代医学，2019，25（22）：190-192.

［49］刘秋华，范学政. 分子靶向药物治疗脑胶质瘤的研究进展［J］. 山东医药，2017，57（17）：106-109.

［50］Hu HM，Mu QH，Bao ZS，et al. Mutational Landscape of Secondary Glioblastoma Guides MET-Targeted Trial in Brain Tumor［J］. Cell，2018，175（6）：1665-1678.

［51］中国中枢神经系统胶质瘤免疫和靶向治疗专家共识（第二版）［J］. 中华医学杂志. 2020，100（43）：3388-3396.

［52］Stupp R，Taillibert S，Kanner A，et al. Effect of Tumor-Treating Fields Plus Maintenance Temozolomide vs Maintenance Temozolomide Alone on Survival in Patients With Glioblastoma：A Randomized Clinical Trial［J］. JAMA，2017，318（23）：2306-2316.

［53］Xu SC，Tang L，Li XZ，et al. Immunotherapy for glioma：Current management and future application［J］. Cancer Lett，2020，476：1-12.

［54］李文斌，康勋. MDT在我国脑胶质瘤诊疗方面的开展情况［J］. 中华医学信息导报，2020，35（22）：5.

［55］王猛，李勇，梁康宁，等. 脑转移瘤患者多学科治疗模式的预后分析［J］. 中华转移性肿瘤杂志，2020，03（01）：20-24.

［56］中国抗癌协会神经肿瘤专业委员会. 2型神经纤维瘤病神经系统肿瘤多学科协作诊疗策略中国专家共识［J］. 中华神经外科杂志，2021，37（07）：663-668.

［57］邱游. 系统规范化护理对脑胶质瘤手术患者疗效及应激反应的影响［J］. 智慧健康，2020，5（15）：178-179.

［58］毕波. 系统规范化护理对脑胶质瘤手术患者干预效果及应激反应的影响［J］. 中国民康医学，2017，29（07）：71-73.

［59］谢晓虹. 八步流程联合四轨交叉质控在脑胶质瘤手术患者术后护理中的应用［J］. 中华现代护理杂志，2020（10）：1354-1358.

［60］楼香桂. 听神经瘤术后面瘫的康复护理［J］. 护理研究，2008（32）：2971.

［61］李雪玲，李京连，付小雪，等. 自创面肌操在听神经鞘瘤术后患者面瘫护理中的应用［J］. 中华现代护理杂志，2019（30）：3873-3876.

［62］武亚莉，张雨，周洁，等. 防治肿瘤：社区将成为新的主战场［J］. 中国社区医师，2011，27（45）：3.

第十部分　脊柱退行性疾病

　　脊柱退行性疾病是指随着个体年龄增长，其脊柱自然老化、退化的生理及病理过程，后纵韧带、前纵韧带、椎间盘等退变、脱水引起的各种骨质增生、黄韧带肥厚、椎间盘突出等一系列疾病统称为脊柱退行性疾病，以颈椎病、腰椎病最为常见。我国总患病人数保守估计可达3亿。2021年人口普查显示，我国60岁及以上人口2.64亿，较前次普查上升5.44%。随着人口老龄化现象的加剧，智能手机、电子设备的普及，生活及劳动方式的改变，脊柱退行性疾病的患病人数有明显的上升和年轻化趋势。我国成年人群颈椎病的患病率约为13%，在城市、郊区和农村人群中存在差异，其危险因素主要包括高龄、轻体力劳动、睡眠时间不足及个体发育因素。腰椎退行性疾病缺乏我国的流行病学数据，预期成年人群中总患病率超过10%，其危险因素主要包括高龄、肥胖、久坐、外伤及个体发育因素。社区防治工作在我国普遍缺乏，少数区域试行健康教育、病友互助及"综合医院－康复医院－社区"三级康复服务体系，值得推广。我国每年因脊柱退行性疾病住院治疗的人数保守估计2万～3万，治疗方式以手术为主，总费用预期15亿～20亿元。

10.1　颈椎病

10.1.1　定义

　　颈椎病是指颈椎椎间盘退行性改变及其继发的相邻结构病理改变累及周围组织结构（神经、血管等）并出现与影像学改变相应的临床表现的疾病。

10.1.2　流行病学

10.1.2.1　患病率

　　中国人群中以社区为基础的颈椎病患病率及其相关因素的报道较少。2018年，Lv等[1]对中国6个社区进行了基于社区的横断面调查研究，共调查了3859名成年社区成员，颈椎病的总体患病率为13.76%，但在城市、郊区和农村人群中存在差异（分别为13.07%、15.97%和12.25%）（图10-1-1）。不同年龄组的患病率呈倒U形分布趋势，发病率最高的年龄组为45～60岁（图10-1-2）。此外，女性患病率高于男性（分别为16.51%、10.49%）（图10-1-3）。

　　2011年，章仁杰[2]等报道了一项安徽医科大学第一附属医院的横断面研究，共纳入616例脊髓型颈椎病（degenerative cervical myelopathy，DCM）患者，按照就诊时间分组后发现，DCM患者逐年增加，且年轻患者亦有逐年增加的趋势（表10-1-1）。

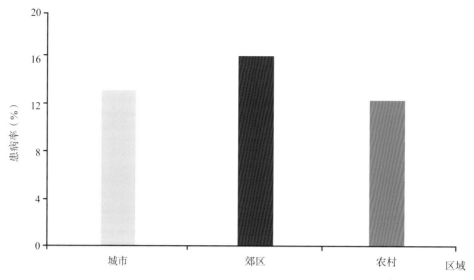

图 10-1-1　城市、郊区和农村人群中颈椎病的患病率存在差异[1]

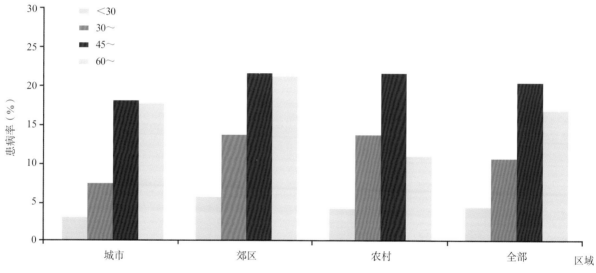

图 10-1-2　不同区域人群中颈椎病患者的年龄分布特征[1]

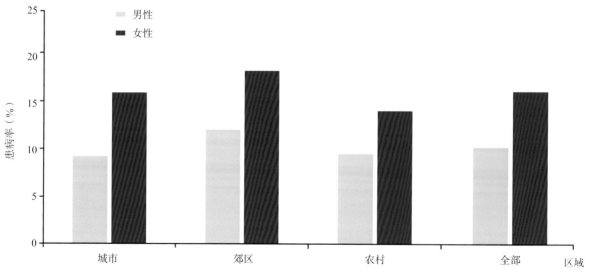

图 10-1-3　不同区域人群中颈椎病患者的性别差异[1]

表 10-1-1　不同年龄段、性别的 DCM 患者人数（例）

年龄组（岁）	1995—1999 年			2000—2004 年			2005—2009 年			1995—2009 年		
	男	女	合计	男	女	合计	男	女	合计	男	女	合计
20～29	1	0	1	1	0	1	3	1	4	5	1	6
30～39	11	1	12	14	8	22	26	6	32	51	15	66
40～49	22	11	33	26	10	36	75	24	99	123	45	168
50～59	39	13	52	43	8	51	66	32	98	148	53	201
60～69	25	4	29	32	13	45	36	18	54	93	35	128
≥70	2	1	3	8	2	10	18	16	34	28	19	47
合计	100	30	130	124	41	165	224	97	321	448	168	616

　　此外，亚洲人群中 DCM 患者应注意评估是否合并后纵韧带骨化症（ossification of posterior longitudinal ligament，OPLL），因为合并 OPLL 患者发生脊髓损伤（spinal cord injury，SCI）的风险更高。上海长征医院一项研究[3]中回顾了 1999 年 1 月～ 2013 年 12 月诊治的 DCM 患者，共有 17 258 例 DCM 患者接受了随访（图 10-1-4）。这些 DCM 患者的 SCI 总发病率为 2.022/（1000 人·年）。伴 OPLL 并经保守治疗的 DCM 患者 SCI 发病率最高，为 4.11/（1000 人·年）。伴 OPLL 并接受手术治疗的 DCM 患者 SCI 发生率较低，为 3.69/（1000 人·年）。无 OPLL 并经保守治疗的 DCM 患者 SCI 发生率更低，为 2.41/（1000 人·年）。无 OPLL 并经手术治疗的 DCM 患者 SCI 发生率最低，为 1.31/（1000 人·年）。DCM 患者 SCI 的总发病率约为每年 0.2%。Cox 回归模型表明，SCI 发生风险在男性患者和 OPLL 患者中显著增加（HR 分别为 2.00 和 2.24，$P < 0.001$ 和 $P = 0.007$）。手术可显著降低约 50% 的 SCI 风险（HR = 0.52，$P < 0.001$）。男性、合并 OPLL 和保守治疗与继发 SCI 的相关性最高。因此，对于有 OPLL 的男性 DCM 患者，建议及早进行手术治疗。

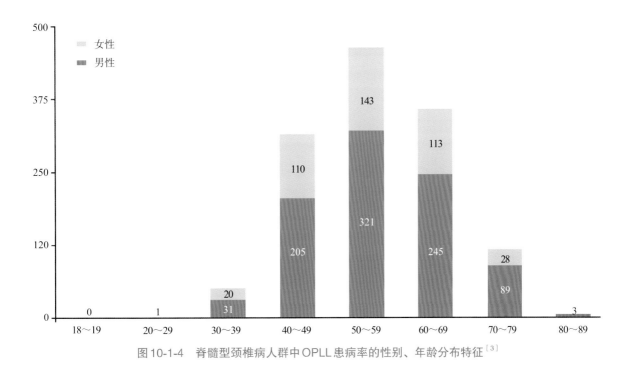

图 10-1-4　脊髓型颈椎病人群中 OPLL 患病率的性别、年龄分布特征[3]

10.1.2.2　住院率

　　2013 年，中国台湾的一项回顾性队列研究[4]，利用台湾健康保险研究数据库中 12 年的数据，分析了脊髓型颈椎病（DCM）引起的住院率。1998—2009 年，3.495 亿人·年的随访中，14 140 例患者因 DCM 住院（图 10-1-5）。与 DCM 相关的总住院率为 4.04/（10 万人·年）。具体而言，男性和老年人 DCM 的发病率较高。在对这些患者进行 13 461 人·年的随访期间，共有 166 例患者发生了 SCI，保守治疗组的 SCI 发生率高于手术组［分别为 13.9/（1000 人·年）和 9.4/（1000 人·年）］。在随访期间，相较于手术治疗的患者，保守治疗的 DCM 患者更容易发生 SCI（HR = 1.48，$P = 0.023$；校正 HR = 1.57，$P = 0.011$）（图 10-1-6）。因此，保守治疗的 DCM 患者应警惕 SCI。

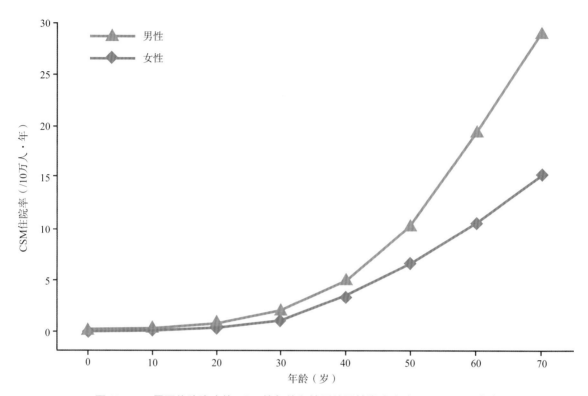

图 10-1-5 需要住院治疗的 DCM 的年龄和性别特异性发病率（1998—2009 年）

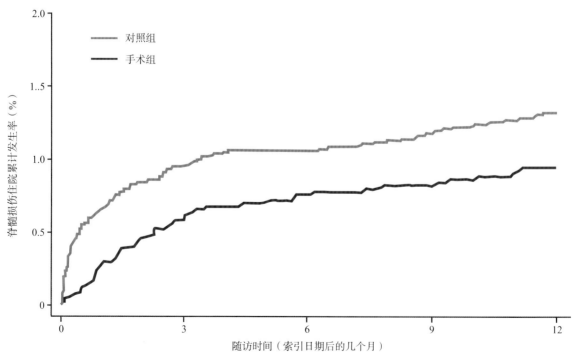

图 10-1-6 脊髓型颈椎病患者接受手术或保守治疗后随访期间因脊髓损伤导致的住院率[4]

10.1.3 临床表现

颈椎病患者症状较为复杂，一般可出现颈背疼痛、僵硬、四肢麻木无力伴不灵活、头晕、恶心、呕吐等症状，严重时甚至可表现行走困难、大小便失禁等症状[5]。

颈型颈椎病：其主要症状为枕部、颈部和肩部疼痛及感觉异常。体检无明显的神经功能障碍，部分患者颈椎活动受限，或者活动时疼痛加重，患者可能存在颈肩部肌肉紧张表现，压颈试验可能诱发颈痛，颈椎棘突可有压痛。

神经根型颈椎病：发病率最高，占颈椎病人群的70%～80%[5]。患者的典型症状为上肢放射性疼痛或麻木，此疼痛和麻木可沿着受压神经根的走向放射；当头部或上肢姿势不当或突然牵扯患肢时可发生剧烈的放电样锐痛；严重时患者感觉上肢沉重、无力、握力减退，有时会出现持物坠落。

脊髓型颈椎病：约占颈椎病人群的15%[5]。患者下肢多有麻木、沉重，行走时双脚有如踩棉花感；上肢麻木、疼痛，双手无力、不灵活，难以完成写字、系扣、持筷等精细动作，持物易落；躯干部出现感觉异常，患者常感觉在胸部腹部或双下肢有如皮带样捆绑感。在脊髓型颈椎病患者中，上肢麻木为最常见症状，可占70%，其次为行走时有踩棉花感，占22.1%；持物无力及手指不灵活，占20.5%；大小便障碍，占18.3%；胸部束带感，占18.0%；躯干麻木，占4.2%（表10-1-2）。在616例患者中，有6.3%出现DCM相关症状中的1种症状，19.0%出现2种症状，21.9%出现3种症状，22.4%出现4种症状，30.4%出现5种及以上症状，在发病过程中出现DCM相关症状平均有（3.76±1.68）种（中位数为4.0）[2]。

表10-1-2 脊髓型颈椎病患者发病过程中出现的相关临床症状 [n（%）]

相关症状	患者人数
上肢麻木	431（70.0）
行走障碍	416（67.5）
下肢麻木	335（54.4）
下肢无力	258（41.9）
上肢无力	225（36.5）
颈部不适	144（23.4）

其他类型的颈椎病，如交感型、椎动脉型、食管型颈椎病等，约占颈椎病人群的5%[5]。主要表现为眩晕、视物模糊、耳鸣、听力障碍、心动过速等。

10.1.4 危险因素

10.1.4.1 年龄

2014年的一项病例对照研究纳入了200名受试者（男性100名，女性100名），受试者年龄在20岁或以上，主诉有颈部疼痛、颈部僵硬、臂神经痛、颈椎神经根病或脊髓病症状，并分为三组。Ⅰ组：确诊神经根型颈椎病或脊髓型颈椎病（DCM）的患者；Ⅱ组：颈椎疼痛主诉患者，通过保守治疗而未改善的患者，观察时间超过2周；Ⅲ组：对照组，包括所有门诊报告与颈椎病无关的主诉，并查体没有颈椎病的体征。Ⅰ组、Ⅱ组50例，Ⅲ组100例。利用多变量logistic回归分析比较对照组（Ⅲ组）和颈椎病患者（Ⅰ组），结果显示只有年龄是两组间有显著性差异的因素（$P < 0.05$）（表10-1-3）[6]。但是随着电子产品的大量使用及生活习惯的改变，颈椎病有年轻化的趋势，18～40岁患者所占手术的比例有逐年增加的趋势。

表10-1-3　临床颈椎病患者（Ⅰ组）与对照组（Ⅲ组）多因素分析

	系数	St.Er.	Z值	P值	优势比		
					OR	下界	上界
年龄	0.055 0	0.014 3	3.844 8	0.000 1	1.057	1.027	1.087
高度	−0.038 5	0.027 0	−1.427 5	0.153 4	0.962	0.913	1.014
职业	0.199 4	0.278 0	0.7173	0.473 2	1.221	0.708	2.105
种族	−0.462 7	0.395 4	−1.1702	0.241 9	0.630	0.290	1.367
性别	−0.177 1	0.439 0	−0.403 4	0.686 6	0.838	0.354	1.981
重量	0.021 2	0.021 5	0.987 3	0.323 5	1.021	0.979	1.065
测试	统计			DF			P值
分数	22.625 3			6			0.000 9
似然比	23.940 4			6			0.000 5

10.1.4.2　劳动类型和睡眠时间

2018年，Lv等[1]对中国6个社区进行的基于社区的横断面调查研究中，多因素分析表明，居住在郊区（较居住在城区）、30岁以上人群（较30岁以下人群）、从事脑力劳动（较从事体力和混合劳动）、高强度家务劳动（较低强度家务劳动）、睡眠时间少于7小时/天（较睡眠时间＞7小时/天）与颈椎病的发生之间存在正相关。步行上班（较自行车上班和非人力交通工具上班）是颈椎病的一个保护因素（表10-1-4）。

不同年龄段的危险因素有所差异。对于30岁以下人群来说，每天保持相同的工作姿势1～3小时（较每天保持相同的工作姿势1小时以内）是一个危险因素；对于30～45岁人群，家务劳动强度是唯一危险因素；对于45～60岁人群来说，郊区居住（较城区居住）、男性（较女性）、从事脑力劳动（较从事体力劳动和混合性劳动）、睡眠时间不足7小时/天（较睡眠时间＞7小时/天）及工作中振动暴露是危险因素；对于60岁以上人群来说，家务劳动强度大（较家务劳动强度小）、从事脑力劳动（较从事体力劳动和混合性劳动）、睡眠时间不足7小时/天（较睡眠时间＞7小时/天）是危险因素[1]（表10-1-4）。

不同性别的危险因素也有所差异。对于男性而言，年龄在30岁及以上（较年龄在30岁以下）和工作环境中有振动暴露是颈椎病的危险因素；对于女性来说，居住在郊区（较居住在城区）、年龄在30岁以上（较年龄在30岁以下）、更年期（较未在更年期）、从事脑力劳动（较从事体力劳动及混合性劳动）、家务劳动强度大（较家务劳动强度小）和睡眠时间少于7小时/天（较睡眠时间＞7小时/天）是颈椎病的危险因素，而步行上班是颈椎病的保护性相关因素[1]（表10-1-4）。

表10-1-4　颈椎病危险因素的多因素分析[1]

	N	n	Pa	Sp	χ²	P值
居住地						
城市	1293	169	13.07	0.94	8.257	0.016
郊区	1284	205	15.97	1.02		
农村	1282	157	12.25	092		
年龄（岁）						
＜30	813	37	4.55	0.73	118.304	＜0.001

续表

	N	n	P^a	Sp	χ^2	P值
30	1065	114	10.70	0.95		
45	1199	245	20.43	1.16		
≥60	772	130	16:54	1.35		
性别						
男性	1820	191	10.49	0.72	29.432	＜0.001
女性	2029	335	16.51	0.82		
教育						
研究生及以上	598	60	10.03	1.23	18.503	＜0.001
大学本科	689	75	10.89	1.19		
高中	1121	167	14.90	1.06		
初中以下	1414	225	15.91	0.97		
体重指数（kg/m²）						
＜18.5	235	15	638	1.60	15.559	0.001
18.5～23.9	1912	250	13.08	0.77		
24.0～27.9	1324	201	15.18	0.99		
≥28.0	366	59	16.12	2.92		
劳动性质						
体力劳动	1466	202	13.78	0.90	2.785	0.426
文职	919	140	15.23	1.19		
混合	894	114	12.75	1.12		
人均月收入水平（元）						
＜2000	2194	300	13.67	0.73	0.765	0.682
2000～4999	1400	198	14.14	0.93		
≥5000	217	26	12.98	2.21		
饮酒						
是	768	115	14.97	1.29	1.191	0.275
否	3091	416	13.46	0.61		
吸烟						
是	929	110	11.84	1.06	3.798	0.051
否	2930	421	1437	0.65		
工作姿势						
坐	1280	180	1406	0.97	5.746	0.219
站	799	104	13.02	1.19		
经常弯腰	216	37	17.13	2.57		
移动	1156	166	1436	1.03		
其他	405	44	10.86	1.55		

续表

	N	n	P^a	Sp	χ^2	P值
日常交通工具						
非人力运输工具	2116	271	12.81	0.73	8.744	0.013
自行车	743	127	17.09	1.38		
徒步	992	132	13.31	1.08		
每天的睡眠时间（小时/天）						
≥7	3002	374	12.46	0.60	28.354	＜0.001
＜7	762	152	19.95	1.45		
振动						
是	334	50	14.97	2.96	0.451	0.502
否	3525	481	13.65	0.58		
相同工作姿势的持续时间（小时/天）						
＜1	981	124	12.64	1.06	10.440	0.015
1～1.9	987	164	16.62	1.19		
2～2.9	477	69	14.47	1.61		
≥3	1411	174	12.33	0.88		
运动频率						
≥2次/周	1107	201	18.16	1.16	35.174	＜0.001
1次/周	281	41	14.59	2.11		
1次/2周	77	8	10.39	3.50		
≤1次/月	37	10	27.03	7.40		
不运动	2336	267	11.43	0.66		
运动强度						
无	2389	272	11.39	0.65	45.389	＜0.001
轻度	759	150	19.76	1.45		
中度	158	36	22.78	3.35		
剧烈	553	73	13.20	1.44		
腰臀比						
正常	1602	187	11.67	0.80	9.369	0.002
中心型肥胖	2243	339	15.11	0.76		
绝经						
是	775	188	24.26	1.54	52.193	＜0.001
否	1145	134	11.70	0.95		

a.患病率

10.1.4.3　影像学危险因素

陈树东等[7]分析了颈椎病的影像学因素，包括颈椎稳定性、脊髓高信号、脊髓受压迫类型、压迫程度、压迫节段数目、发育性椎管狭窄，并进行多因素分析。结果发现，DCM患者以中老年人多见，无性别差异。其发病节段最多见于$C_{5/6}$节段和$C_{4/5}$节段，且与颈椎稳定性、脊髓高信号、受压迫类型等危险因素相关，与压迫程度、发育性椎管狭窄、压迫节段数目无相关性。

Yin等[8]报道了磁共振成像（MRI）T₂WI信号强度增加是脊髓型颈椎病进展以及发生脊髓损伤的危险因素。

10.1.4.4　颈椎椎体大小

2017年，北京协和医院一项回顾性研究[9]收集了182例颈椎病患者的临床资料和CT矢状位重建图像，分析颈椎病患者小椎体的特点。患者包括74名男性和108名女性，平均年龄31.8岁（范围20～40岁）。测量Torg-Pavlov比值和椎体矢状径。Torg-Pavlov比值＞1.2被视为小颈椎（small cervical vertebral body，SCVB），＜1.2被视为非小椎体（non-small cervical vertebral body，NSCVB）。NSCVB组比SCVB组更容易出现神经症状（$P < 0.05$），两组患者颈痛发生率无显著性差异（$P > 0.05$），SCVB组和NSCVB组保守治疗的治愈率相似（分别为81.8%和93.6%，$P > 0.05$），SCVB组的症状（如轴颈痛）复发率和持续率显著高于NSCVB组。故颈椎椎体较小是颈椎病的一个危险因素。颈椎椎体较小的患者容易出现持续性轴颈疼痛，但不会出现神经受累症状。

10.1.5　诊断评估技术

10.1.5.1　磁共振脊髓高信号

磁共振成像（MRI）在我国各级别医院中已经普遍推广。MRI检查T₂WI信号强度增加是脊髓型颈椎病进展及发生脊髓损伤的危险因素[8]。

2001年，Chen等分析64例脊髓型颈椎病患者的MRI特征，结合患者的临床特点，将脊髓高信号分两型：1型，高信号边界主要（＞50%）是微弱和模糊的；2型，高信号边界主要（＞50%）是清晰、对比显著的。结合患者的临床特点、手术预后等，发现1型比2型的手术效果好[10]。

10.1.5.2　弥散张量成像

弥散张量成像（diffusion tensor imaging，DTI）目前尚未在颈椎病的临床诊疗中推广，但有数篇文献将该技术用于临床研究中。2019年，Jin等招募了75例接受颈椎病手术治疗的患者进行DTI，并根据1年的随访恢复情况分为两组。结果显示DTI较常规MRI与预后结果的相关性更高[11]。2020年，戴等报道了将3.0T核磁DTI技术用于预测颈椎病的预后研究，通过对60例患者进行常规MRI和DTI扫描，再进行纤维束示踪成像（diffusion tensor tractography，DTT）处理，发现DTT分级与术前JOA评分和术后JOA评分改善率的相关系数较常规MRI更高，对于脊髓型颈椎病分级诊断和预后预测价值优于常规MRI[12]。

10.1.5.3　动力位磁共振

脊髓型颈椎病是静态因素和动态因素协同作用的结果，其中动态因素起着重要作用。在一些患者中，T₂图像上的脊髓高信号仅在颈部屈曲时可见。动力位MRI有助于更准确地确定脊髓受损的节段数量，更好地评估椎管狭窄和脊髓高信号部分。动力位MRI代表了传统静态磁共振成像的一种有效改进，并且有可能显示以前可能遗漏的病理学特征。2017年，Xu等对动力位MRI方面的13项研究进行了综述，结果发现动力位MRI可以更灵敏地显示脊髓压迫，提高脊髓型颈椎病的诊断准确性，进而可能会影响患者的手术计划[13]。

10.1.6　救治与转归

颈椎管狭窄（cervical spinal canal stenosis，CSCS）患者症状可能轻微或无症状，但CSCS可能因为轻微外伤导致严重脊髓损伤。对于"无症状"CSCS患者是否进行预防性手术，目前存在争议。在2017年中国香港和日本联合开展的一项回顾性研究中，32例"无症状"颈椎管狭窄患者出现颈脊髓损伤后大多数患者不能恢复到损伤前的神经状态。所有这些受试者都有预先存在的椎管狭窄，因此有脊髓损伤的风险。考虑到CSCS的神经系统预后较差，可以早期进行手术来避免脊髓损伤的灾难性后果[14]。

1997年中国台湾一项前瞻性队列研究中，56例患者接受了完整的神经系统检查、影像学检查或电生理学检查，确诊脊髓型颈椎病：17例（男性11例，女性6例）平均年龄52岁接受保守治疗，14例（男性11例，女性3例）平均年龄50岁接受手术治疗。保守治疗组的平均随访时间为54个月，手术治疗组的平均随访时间（从症状和体征出现到手术）为23个月。该研究中，保守治疗组35%的患者症状改善，手术治疗组改善率为43%。因此，正确的病例选择和手术治疗效果优于保守治疗[15]。

MRI检查T$_2$WI髓内有异常信号，则应早期治疗：病程较长的患者发生脊髓异常信号增加的风险更大[14]。治疗方式主要包括以下几种。

10.1.6.1 颈椎前路减压融合术

2018年一项荟萃分析表明，在JOA评分、NDI评分、颈椎前凸和融合率方面，零切迹椎间融合器和钢板治疗单节段或多节段颈椎病的效果相似。尽管零切迹组的下陷率高于钢板组，但零切迹组术后吞咽困难率较低，相邻节段骨化率可能较低[16]。

其中，在颈椎前路减压融合术（anterior cervical decompression and fusion，ACDF）手术中若不切除椎体后方骨赘，将影响治疗效果[17]。

10.1.6.2 颈椎前路椎体次全切除融合术

2016年，Wang等荟萃分析比较了颈椎前路减压融合术（ACDF）和颈椎前路椎体次全切除融合术（anterior cervical corpectomy and fusion，ACCF）治疗多节段脊髓型颈椎病的临床、影像学和手术结果。研究共纳入了8项研究，878例患者。结果显示在最终随访时，ACDF在术后C$_{2\sim7}$曲度、C$_5$神经根麻痹、失血量、融合率、融合器沉降率和总体并发症发生率方面优于ACCF。然而，在住院时间、手术时间、JOA评分、NDI评分、术前C$_{2\sim7}$曲度、吞咽困难、声音嘶哑、感染、脑脊液漏、硬膜外血肿、移植物移位和假关节发生率等方面没有显著性差异[18]。

10.1.6.3 椎板切除减压＋融合

2016年，Su等报道了椎管扩大成形术结合侧块螺钉融合治疗脊髓型颈椎病（DCM）的长期疗效和影响预后的因素。回顾性分析2008年2月～2012年2月治疗的49例多节段脊髓型颈椎病患者，平均59.44岁，平均随访4.6年。术前和术后JOA评分存在显著性差异，临床改善率为80.27%。在随访中，5例患者主诉颈部和肩部疼痛，但未发现C$_5$神经麻痹。所有患者术前均存在发育性颈椎管狭窄。术前与术后颈椎曲度无显著性差异。多变量线性回归分析结果显示，年龄、术前JOA评分和术前ISI对术后JOA评分有显著影响。除1例硬膜外血肿外，无手术并发症[19]。但应注意后路减压融合术后可能发生C$_5$神经根麻痹。

10.1.6.4 椎板成形术

2020年，Chen等报道了多节段脊髓型颈椎病（multiple-level DCM，MDCM）双开门椎管成形术（french-door laminoplasty，FDL）10年的手术结果和术后并发症发生情况，并分析FDL治疗MDCM的预后因素。研究纳入64例接受FDL手术的MDCM患者，并随访至少10年。临床评估包括改良日本骨科协会（mJOA）评分、手术年龄、术前症状持续时间、手术时间、失血量和术后并发症，影像学评估包括Cobb角、颈椎活动度、MRI上的髓内高信号、椎管狭窄率等指标。结果显示，术后mJOA评分较术前有明显改善，证实该手术的有效性。最终随访时mJOA评分的平均改善率为69.10%±7.32%，颈椎Cobb角和颈椎活动度显著降低。超过50%的患者出现MRI髓内高信号，显示mJOA评分的改善率较低。FDL的10年临床结果总体令人满意。MRI的髓内信号强度越高，椎管狭窄率越大，预后越差[20]。

10.1.7　并发症

10.1.7.1　轴性症状

轴性症状（axial symptoms，AS）是指颈肩部疼痛，常伴有酸胀、僵硬、沉重、肌肉痉挛等不良反应。2015年徐金林等[21]回顾了山东省莱州市人民医院155例颈椎病患者，发现术后轴性症状的发生率高达41.29%。多因素回归分析结果表明，术前有轴性疼痛、术前颈椎曲度变直、术后融合不良、术后锻炼不足是AS发生的危险因素[21]。

10.1.7.2　术后感染

2014年朱修桥等[22]回顾了山东省210例颈椎病患者，术后感染率为5.24%，导致颈椎术后感染的危险因素为手术时间与合并症，手术时间为术后感染的独立危险因素（OR＝2.164，$P < 0.05$）。

10.1.8　二级预防、社区防治

潘细桂等[23]分析了以"综合医院–康复医院–社区"三级康复服务模式为依托的社区防治神经根型颈椎病的具体方法与效果。通过分析社区65例神经根型颈椎病患者，以改良Macnab疗效评定标准评估患者症状体征改善情况，以视觉模拟评分法（VAS）评估患者疼痛程度，研究三级康复服务体系指导下的社区干预及综合防治措施。神经根型颈椎病患者经过2个疗程治疗后，临床症状及疼痛程度较干预前的治疗总优良率为90.77%（表10-1-5）。因此，通过"综合医院–康复医院–社区"三级康复服务体系为指导，社区综合管理颈椎病的新服务模式值得推广应用。

表10-1-5　神经根型颈椎病症状体征疗效改善情况比较

治疗前后	总例数	优	良	可	差	总优良率
治疗1个疗程	65	12	34	17	2	70.77%
治疗2个疗程	65	43	16	6	0	90.77%*

与治疗1个疗程比较，*.$P < 0.05$

10.1.9　指南共识

颈椎病相关指南共识见表10-1-6。

表10-1-6　颈椎病相关指南共识

年份	专家共识
2018	颈椎病的手术治疗及围手术期管理专家共识2018[25]
2018	颈椎病的分型、诊断及非手术治疗专家共识2018[5]
2015	神经根型颈椎病诊疗规范化的专家共识2015[24]

参 考 文 献

［1］Lv YW，Tian W，Chen DF，et al. The prevalence and associated factors of symptomatic cervical Spondylosis in Chinese adults：a community-based cross-sectional study［J］. BMC Musculoskelet Disord，2018，19（1）：325.

［2］章仁杰. 脊髓型颈椎病患病特征的流行病学调查［J］. 安徽医科大学学报，2011，46（9）：973-976.

［3］Liao，XY，Jin ZX，Shi L，et al. Prevalence of Ossification of Posterior Longitudinal Ligament in Patients With Degenerative Cervical Myelopathy：Cervical Spine 3D CT Observations in 7210 Cases［J］. Spine（Phila Pa 1976），2020，45（19）：1320-1328.

［4］Wu，JC，Ko CC，Yen YS，et al. Epidemiology of cervical spondylotic myelopathy and its risk of causing spinal cord injury：a national cohort study［J］. Neurosurg Focus，2013.35（1）：E10.

［5］中华外科杂志编辑部. 颈椎病的分型、诊断及非手术治疗专家共识（2018）［J］. 中华外科杂志，2018，56（6）：401-402.

［6］Singh S，Kumar D，Kumar S. Risk factors in cervical spondylosis［J］. J Clin Orthop Trauma，2014，5（4）：221-226.

［7］陈树东. 脊髓型颈椎病的影像学危险因素分析［J］. 广东医学，2017，38（22）：3458-3462.

［8］Yin，LQ，Zhang J，Wu YG，et al. Increased signal intensity of spinal cord on T_2W magnetic resonance imaging for cervical spondylotic myelopathy patients：Risk factors and prognosis（a STROBE-compliant article）［J］. Medicine（Baltimore），2020，99（49）：e23098.

［9］Lu，X，Tian Y，Wang SJ，et al. Relationship between the small cervical vertebral body and the morbidity of cervical spondylosis［J］. Medicine（Baltimore），2017，96（31）：e7557.

［10］Chen，CJ，Lyu RK，Les ST，et al. Intramedullary high signal intensity on T2-weighted MR images in cervical spondylotic myelopathy：prediction of prognosis with type of intensity［J］. Radiology，2001，221（3）：789-794.

［11］Jin RC，Luk KD，Cheung JPY，et al. Prognosis of cervical myelopathy based on diffusion tensor imaging with artificial intelligence methods［J］. NMR Biomed，2019，32（8）：e4114.

［12］戴飞，武刚. 3.0T磁共振纤维束示踪成像对脊髓型颈椎病的诊断和预后预测价值研究［J］. 哈尔滨医科大学学报，2020（3）：329-332.

［13］Xu，NF，Wang SB，Yuan HS，et al. Does Dynamic Supine Magnetic Resonance Imaging Improve the Diagnostic Accuracy of Cervical Spondylotic Myelopathy? A Review of the Current Evidence［J］. World Neurosurg，2017，100：474-479.

［14］Shigematsu H，Cheung JP，Mak KC，et al. Cervical spinal canal stenosis first presenting after spinal cord injury due to minor trauma：An insight into the value of preventive decompression［J］. J Orthop Sci，2017，22（1）：22-26.

［15］Wang，YL，Tsau JC，Huang MH，The prognosis of patients with cervical spondylotic myelopathy［J］. Kaohsiung J Med Sci，1997，13（7）：425-431.

［16］He，SH，Feng HL，Lan ZM，et al. A Randomized Trial Comparing Clinical Outcomes Between Zero-Profile and Traditional Multilevel Anterior Cervical Discectomy and Fusion Surgery for Cervical Myelopathy［J］. Spine（Phila Pa 1976），2018，43（5）：e259-e266.

［17］Liu Y，Luo XM，Zhou JH，et al. Prognosis of posterior osteophyte after anterior cervical decompression and fusion in patients with cervical spondylotic myelopathy using three-dimensional computed tomography study［J］. Eur Spine J，2016，25（6）：1861-1868.

［18］Wang T，Wang H，Liu S，et al. Anterior cervical discectomy and fusion versus anterior cervical corpectomy and fusion in multilevel cervical spondylotic myelopathy：A meta-analysis［J］. Medicine（Baltimore），2016，95（49）：e5437.

［19］Su N，Fei Q，Wang BQ，et al. Long-term outcomes and prognostic analysis of modified open-door laminoplasty with lateral mass screw fusion in treatment of cervical spondylotic myelopathy［J］. Ther Clin Risk Manag，2016，12：1329-1337.

［20］Chen GL，Liu XZ，Chen NN，et al. Ten-Year Surgical Outcomes and Prognostic Factors for French-Door Laminoplasty in the Treatment of Multilevel Cervical Spondylotic Myelopathy［J］. Biomed Res Int，2020：3627071.

［21］徐金林. 脊髓型颈椎病患者ACDFP术后轴性症状发生危险因素研究［J］. 中国临床实用医学，2015，6（3）：59-61.

［22］朱修桥. 颈椎病与腰椎管狭窄症术后感染的危险因素分析［J］. 中华医院感染学杂志，2014，24（17）：4319-4321.

［23］潘细桂，修忠标. 以三级康复服务模式为依托的神经根型颈椎病社区防治探讨［J］. 岭南急诊医学杂志，2016，21（5）：489-491.

［24］神经根型颈椎病诊疗规范化研究专家组. 神经根型颈椎病诊疗规范化的专家共识［J］. 中华外科杂志，2015（11）：

812-814.

[25] 中华外科杂志编辑部. 颈椎病的手术治疗及围手术期管理专家共识（2018）[J]. 中华外科杂志，2018，56（12）：881-884.

10.2　腰椎管狭窄症

10.2.1　定义

腰椎管狭窄症（lumbar spinal stenosis，LSS）是一种退行性疾病，是指构成椎管、神经根孔的结构，由于退变等因素造成椎管容积减小或神经根孔狭窄，导致椎管所容纳的神经、马尾及血管等受压，并产生相应临床症状的一类疾病。

10.2.2　流行病学

LSS患病率高，是导致腰腿痛或腰痛的常见病之一，也是脊柱外科常见的疾病之一。老年人群发生率较高，腰椎管狭窄患者通常在60岁以上，平均年龄64.6岁。在50岁以上正常人群中腰椎管狭窄的发生率为1.7%～8%[1, 2]。目前国内尚无关于LSS的大规模流行病学研究。随着老龄化社会的到来，诊断LSS的人数会越来越多。

先天性狭窄较为少见（2.6%～4.7%），主要因发育过程失调引起。大多数LSS是因腰椎退行性改变所致，随着年龄的增长，椎间盘高度丧失，椎间盘膨出，关节突关节增生，黄韧带肥厚导致腰椎管退行性狭窄。这种退变性狭窄最初的改变往往是腰椎间盘退变，也有医源性、感染或外伤性等其他原因[3]。

10.2.3　危险因素

该疾病的危险因素包括肥胖、吸烟、日常习惯以及尚未完全阐明的遗传因素[4]。LSS常见于肥胖患者和老年人，这主要是因为LSS本质是脊柱的退行性改变。

脊柱的生理曲度改变和体重指数（body mass index，BMI）的增加可能是LSS最相关的危险因素[5]。

在影像学上，糖尿病和低踝臂指数（ABI）与中度狭窄的LSS显著相关，但这两个因素与重度狭窄的LSS无显著相关性[6]。

多裂肌变性包括体积减小、脂肪浸润增加和双侧肌肉不对称，与LSS有关[7]。2017年，Jiang等回顾性分析40例LSS患者的临床资料，选择40名健康人作为对照。经1.5 T腰椎磁共振成像扫描，使用ImageJ软件测量磁共振成像上多裂肌的肌量、脂肪浸润率和$L_{4/5}$水平的双侧不对称性，以分析和比较两组之间的多裂肌参数。发现与对照组相比，LSS患者$L_{4/5}$水平的多裂肌肌层较低，脂肪浸润率较大，肌肉不对称性更为显著，两组之间的差异具有统计学显著意义。说明多裂肌变性是LSS的危险因素[1-3]。

10.2.4　临床表现

疼痛是最主要的症状，也是就医的重要原因。疼痛的主要部位有腰、臀、大腿、小腿等。不适感往往难以描述，或表达为抽搐、麻木、灼烧感或酸胀乏力。症状可以是双下肢，可以不对称，一侧椎间孔或侧隐窝狭窄的患者往往表现为单侧肢体的放射痛。首都医科大学宣武医院一项回顾性研究中，25例LSS患者中15例（60%）存在腰痛，22例（88%）存在下肢疼痛或麻木[8]。

LSS最核心的症状是间歇性神经源性跛行，但仅有约40%的患者出现典型的间歇性跛行症状[8]。神经源性跛行包括发作性且逐渐进展的下肢疼痛、麻木无力、腰部及臀部刺痛感，站立、行走时加重，坐或前屈时缓解。患者以"推购物车"的姿势来缓解症状是典型的体态。患者往往弯腰不能直立是最主要的问题。

LSS的主要鉴别诊断是血管性跛行。一般来说，血管性跛行可在直立休息时改善，而神经性跛行在坐下或腰部前屈时改善。

LSS会影响患者的日常生活自理能力及生活活动范围，从而降低患者的生活质量。大多数有症状的LSS患者行走能力有限，他们可能需要助行器或完全无法步行，这种身体上的限制可能对身心健康产生影响。由于活动不便，大多数患者倾向于不同程度的久坐。

10.2.5 诊断评估技术

LSS目前尚无客观诊断标准，主要通过结合病史、体格检查和影像学资料进行诊断。间歇性跛行是LSS最核心的症状，其他有助于诊断的病史包括下肢放射痛、站立或行走后加重、身体前屈或卧倒休息后改善，患者往往双下肢分开站立。LSS往往还伴有肌力下降、感觉麻木、腱反射降低等[3]。

临床诊断：在一项Delphi研究中，共有来自28个不同国家的432名临床医师参与，首次就LSS临床诊断中应使用的诊断试验达成国际共识。最终建议包括3个核心诊断项目：神经系统检查、MRI/CT和步行测试步态观察。还建议进行3项"排除"测试：足部脉搏/踝肱指数、髋部检查和颈脊髓病测试[9]。

影像诊断：影像学检查可为临床考虑LSS的患者提供明确的诊断信息，也是确诊LSS和制订有创治疗计划的依据[10]。

MRI可以了解椎管、椎间孔的大小以及脊柱与神经之间的关系，是目前推荐的LSS的诊断手段。当有MRI禁忌或不能使用MRI时可考虑CT检查。虽然MRI对软组织的成像能力较突出，但没有证据表明其诊断准确性优于CT。MRI和CT检查在我国各级别医院中已广泛应用。脊髓造影曾被广泛使用，但由于对LSS的诊断准确性并不优于MRI，因此现在已不推荐使用[10]。

2012年进行的Delphi研究发现，很难应用定量标准来定义影像学上的LSS。LSS患者的症状严重程度常常与影像学的狭窄程度不符。目前常用来定量描述LSS的参数包括：中央椎管前后径（<10mm）和横断面椎管面积（<70 mm^2），椎间孔狭窄高度和面积被用来描述神经根孔狭窄。Delphi研究中最重要的两项影像诊断指标是椎间盘突出和椎间孔神经周围脂肪。一项关于MRI的临床测量研究定义了发育性LSS为L_1前后径<20 mm，L_2、L_3前后<19mm，L_4前后径<17mm，L_5、S_1前后径<16mm[11]。

MRI诊断LSS的敏感度为87%～96%，特异度为68%～75%。研究发现MRI诊断中央椎管狭窄可靠，但诊断侧隐窝狭窄和椎间孔狭窄的可靠性较差。新的基于硬膜囊形态和中央椎管脑脊液与神经根关系半定量评估系统已经初步显示出评估LSS的应用前景。神经根沉降征（nerve root sedimentation sign，NRSS）：MRI检查中，NRSS诊断LSS具有较高的敏感性、特异性和有效性，具有良好的临床应用价值，可作为临床诊断和筛查的辅助工具[12]。

尽管腰椎管解剖狭窄与影像上血管神经受压是诊断LSS的必需条件，但并不充分。LSS是临床表现，并不仅仅是解剖或影像学表现，21%的解剖狭窄的患者并无临床症状，事实上很多老年人在影像上存在椎管狭窄却并没有临床症状。因此影像上的狭窄需要结合病史和临床表现才能诊断LSS。这种临床症状与影像学表现不一致，可能是因为磁共振检查是仰卧位，而LSS的症状是在站立和行走时出现，仰卧时减轻[13]。

10.2.6 治疗与转归

10.2.6.1 保守治疗

LSS有多种保守治疗方式，包括药物、理疗、注射治疗、改善生活方式和多学科康复。但保守治疗并不足以改善间歇性跛行和影像学表现，更确切的结论需要设计良好的大样本研究证实。尽管如此，多数LSS患者仍希望通过保守治疗来改善间歇性跛行，而临床也会先尝试保守治疗[3]。

10.2.6.1.1 药物

尽管有很多非处方和处方药都被用于治疗LSS，临床的循证依据却很少。前列腺素、加巴喷丁和维生素B$_1$可能对改善疼痛和行走距离有所帮助。NSAID药物、阿片类药物及肌松剂的效果并不优于乙酰氨基酚。激素与抗抑郁药物也是临床常用药物，但其效果尚缺乏临床的循证依据[3]。

10.2.6.1.2 理疗

理疗也是常用的保守治疗方式，包括有氧或力量锻炼、特殊的腰背肌锻炼、在额外支持下跑步机行走、肌肉协调性训练、平衡训练、腰椎支具、缓解疼痛的治疗（热敷、冰敷、电刺激、按摩、超声波治疗）、脊柱推拿、改善姿势等。关于理疗对于LSS疗效的研究很少，一些低级别的证据显示理疗对于腰腿痛有短期的效果[4]。

10.2.6.1.3 椎旁或硬膜外阻滞

关于硬膜外阻滞的研究结果差异较大。腰椎硬膜外皮质类固醇注射是基于神经根和压迫交界面炎症可能导致症状的假设。有研究认为硬膜外阻滞在2周内效果优于理疗。也有研究认为其效果并不优于安慰剂组。还有研究认为使用激素与单纯使用利多卡因相比，效果并没有差异[3]。

10.2.6.2 手术治疗

保守治疗无效时通常会考虑手术[3, 4]。

10.2.6.2.1 单纯减压

LSS手术的首要目的是解除神经压迫，从而改善神经功能和症状。手术入路因椎管狭窄位置、节段、是否伴有畸形或腰椎不稳、既往腰椎手术史及医师偏好而异。这些入路包括传统的椎板切除、单侧入路双侧减压及椎板成形术等。现有证据尚不足以得出何种入路更好的结论。由于狭窄的位置、节段、严重程度和医师的技巧各异，很难对不同的减压方式做出准确的比较。

10.2.6.2.2 融合手术

LSS手术的一个主要争议是：是否应该融合。脊柱融合被推荐用于退行性腰椎滑脱、LSS术后复发狭窄、腰椎不稳定或脊柱侧弯。2014年腰椎管狭窄症手术治疗规范中国专家共识认为：在没有腰椎不稳定或脊柱侧弯的情况下，融合并不能提高手术效果（证据等级C）。类似的NASS指南推荐在没有腰椎滑脱或脊柱侧弯的情况下使用减压治疗单纯下肢症状且不伴腰椎不稳定的LSS（证据等级B）[14]。

2012年，Pearson等总结SPORT队列研究的随访结果，探索预测LSS减压手术效果的影响因素，发现对抑郁、心血管疾病、影响行走能力的疾病以及脊柱侧弯患者的预后较差。相反，行走能力更好、自我健康评价更好、更高的收入、更少的合并症、显著的中央狭窄预后更好。然而，尚不清楚这些指标是否可预测非手术治疗的结果。在手术结果预测因子的研究中，吸烟是手术结果差的重要预测因素。其他预测因素包括一般情况不佳、椎间孔狭窄、腿痛为主、不能抬腿和已经存在神经功能障碍[15]。

目前普遍认为术后康复对于LSS手术治疗比非手术治疗效果更好。2020年，李海霞等做了关于功能锻炼对LSS术后结局影响的荟萃分析，发现术后积极康复治疗与普通护理相比对术后短期和长期功能状态及腰痛都更有利[16]。

10.2.7 并发症

10.2.7.1 术后残留麻木

2007年，崔志明等[17]回顾性研究中纳入了80例腰椎管狭窄经手术治疗的患者，术前81.3%患者有麻木，经手术治疗后，术后10天、1个月、3个月和1年分别有42.5%、38.8%、33.7%和36.3%的患者残留麻木，研究显示残留麻木与病程、术前JOA评分和椎管狭窄类型有关，与年龄和神经根直径无明显相关（表10-2-1）。

表10-2-1　腰椎管狭窄术后残留麻木的发生率[17]

项目	例数	年龄（岁）	病程（月）	术前JOA评分	神经根直径（mm）
无麻木	51	59.3±11.4	31.9±18.3	18.2±1.5	3.9±1.2
有麻木	29	64.1±5.4	41.5±24.4	16.5±1.7	4.2±1.5
t值	/	0.25	2.05	2.83	1.02
P值	/	$P > 0.05$	$P < 0.05$	$P < 0.01$	$P > 0.05$

10.2.7.2　术后感染

2011年，杨林等[18]报道了一项回顾性研究，对2009年1月～2010年12月首都医科大学附属北京朝阳医院骨科206例腰椎管狭窄症患者临床资料进行统计分析。腰椎管狭窄症术后感染发生率为3.4%，其中上呼吸道感染占42.9%，肺部感染占57.1%，伴有伤口局部感染占42.9%；病原菌以革兰阴性菌为主，占57.1%，其次是革兰阳性菌，占42.9%，且对多种抗菌药物有不同程度的耐药性。2014年，朱修桥等[19]回顾性分析了200例腰椎管狭窄患者，术后感染率为4%。

10.2.8　卫生经济学

2018年，陆兵分析了南阳市骨科医院脊柱外科收治的80例腰椎管狭窄的预后和治疗成本，其中保守治疗40例，手术治疗40例。保守治疗组平均住院12.98天，花费8570元，总有效率为72.5%；手术组平均住院23.57天，花费48 530千元，总有效率为95%[20]（表10-2-2，表10-2-3）。

表10-2-2　患者保守治疗和手术治疗的住院时间和住院费用比较

组别	例数	住院时间（天）	治疗成本（千元）
手术组	40	23.57±4.25	48.53±18.62
保守组	40	12.98±6.13	8.57±4.12
t值		8.979	13.249
P值		0.000	0.000

表10-2-3　患者保守治疗和手术治疗的治疗效果比较

组别	例数	治愈	显效	有效	无效	总有效率
手术组	40	10（25.00）	16（40.00）	12（30.00）	2（5.00）	38（95.00）
保守组	40	3（7.50）	12（30.00）	14（35.00）	11（27.50）	29（72.50）
X^2值						7.439 7
P值						0.006 4

10.2.9　指南共识

腰椎管狭窄症手术治疗规范中国专家共识（2014年）[21]。

参 考 文 献

［1］ Szpalski M，Gunzburg R. Lumbar spinal stenosis in the elderly：an overview［J］. Eur Spine J，2003，12，2：S170-S175.

［2］ Kalichman L，Cole R，Kim DH，et al. Spinal stenosis prevalence and association with symptoms：the Framingham Study［J］. The Spine Journal，2009，9（7）：545-550.

［3］ Katz JN，Harris MB. Clinical practice. Lumbar Spinal Stenosis［J］. New England Journal of Medicine，2008，358（8）：818-825.

［4］ Bagley C，MacAllister M，Dosselman L，et al. Current concepts and recent advances in understanding and managing lumbar spine stenosis［J］. F1000Res，2019，8：F1000 Faculty Rev-137.

［5］ Hirano K，Imagama S，Hasegawa Y，et al. Impact of spinal imbalance and BMI on lumbar spinal canal stenosis determined by a diagnostic support tool：cohort study in community-living people［J］. Arch Orthop Trauma Surg，2013，133（11）：1477-1482.

［6］ Maeda T，Hashizume H，Yoshimura N，et al. Factors associated with lumbar spinal stenosis in a large-scale，population-based cohort：The Wakayama Spine Study［J］. PLOS ONE，2018，13（7）：e0200208.

［7］ Jiang JY，Wang HB，Wang L，et al. Multifidus Degeneration，A New Risk Factor for Lumbar Spinal Stenosis：A Case-Control Study［J］. World Neurosurg，2017，99：226-231.

［8］ 刘振磊，段婉茹，菅凤增，等.微创后路椎间融合术治疗腰椎退行性疾病的初步研究［J］. 中华神经外科杂志，2018，34（9）：926-930.

［9］ Tomkins-Lane C，Melloh M，Wong A. Diagnostic tests in the clinical diagnosis of lumbar spinal stenosis：Consensus and Results of an International Delphi Study［J］. Eur Spine J，2020，29（9）：2188-2197.

［10］ de Schepper EI，Overdevest GM，Suri P，et al. Diagnosis of Lumbar Spinal Stenosis：An Updated Systematic Review of the Accuracy of Diagnostic Tests［J］. Spine，2013，38（8）：E469-E481.

［11］ Mamisch N，Brumann M，Hodler J，et al. Radiologic Criteria for the Diagnosis of Spinal Stenosis：Results of a Delphi Survey［J］. Radiology，2012，264（1）：174-179.

［12］ Wang GY，Peng Z，Li J，et al. Diagnostic performance of the nerve root sedimentation sign in lumbar spinal stenosis：a systematic review and meta-analysis［J］. Neuroradiology，2019，61（10）：1111-1121.

［13］ Cheung JP，Samar tzis D，Shigematsu H，et al. Defining Clinically Relevant Values for Developmental Spinal Stenosis：A Large-scale Magnetic Resonance Imaging Study［J］. Spine，2014，39（13）：1067-1076.

［14］ North American Spine Society，Diagnosis and Treatment of Degenerative Lumbar Spinal Stenosis［J］. NASS Clinical Guidelines，2011.

［15］ Pearson A，Lurie J，Tosteson T，et al. Who should have surgery for spinal stenosis? Treatment effect predictors in SPORT. Spine（Phila Pa 1976），2012，37（21）：1791-1802.

［16］ 李海霞，等. 功能锻炼对腰椎管狭窄症患者术后结局影响的Meta分析［J］宁夏医学杂志，2020，42（10）：941-943.

［17］ 崔志明，等. 腰椎间盘突出症和腰椎管狭窄症术后下肢麻木的发生率和影响因素［J］. 颈腰痛杂志，2007，28（5）：377-379.

［18］ 杨林，等. 腰椎管狭窄症术后感染及危险因素分析. 中华医院感染学杂志［J］，2011，21（14）：2906-2908.

［19］ 朱修桥，等. 颈椎病与腰椎管狭窄症术后感染的危险因素分析［J］. 中华医院感染学杂志，2014，24（17）：4319-4321.

［20］ 陆兵. 保守及手术治疗对腰椎管狭窄患者预后及治疗成本的影响［J］. 医药论坛杂志，2018，39（2）：97-99.

［21］ 腰椎管狭窄症手术治疗规范中国专家共识组. 腰椎管狭窄症手术治疗规范中国专家共识（2014年）［J］. 中华医学杂志，2014（35）：2724-2725.

10.3 腰椎滑脱

10.3.1 定义

腰椎滑脱是由于先天性发育不良（例如峡部裂）、创伤、劳损等原因造成相邻椎体骨性连接异常而发生的上位椎体与下位椎体部分或全部滑移，表现为腰骶部疼痛、坐骨神经受累、间歇性跛行等症状的疾病。

10.3.2 流行病学

腰椎滑脱（lumbar spondylolisthesis，LS）是一种常见的腰椎疾病，不同国家或地区LS的患病率并不一致。

2021年一项流行病学研究纳入北京社区居民4548人，年龄50～64岁。根据CT图像研究$L_{1\sim5}$椎体的滑动情况（表10-3-1，表10-3-2）。在4548名受试者中，有785名受试者患有腰椎滑脱，总发生率为17.26%。50～54岁男性患病率13.55%，女性患病率12.53%，55～59岁男性患病率14.77%，女性患病率14.93%，差异无统计学意义。但60～64岁女性LS患病率（28.57%）与55～59岁女性（14.93%）相比显著增高，且和60～64岁男性（18.76%）相比亦显著增高。共有847个节段发生滑脱，$L_5S_1>L_{4/5}>L_{3/4}>L_{2/3}>L_{1/2}$。其中后倾滑脱最多，占61.51%（521/847）；前倾滑脱占38.49%（326/847），其中前倾滑脱Ⅰ级占95.71%（312/326），前倾滑脱Ⅱ级占4.29%（14/326）。前移和后移均不超过Ⅲ级。在所有受试者中，318人有前移，总发生率为6.99%，467人仅有后移。研究显示，北京市社区中年人群LS总患病率为17.26%，男性15.98%，女性18.80%，60岁以后女性更易患LS[1]。

表10-3-1 北京社区腰椎滑脱发病情况[1]

年龄（岁）	患有LS的受试者（病例数，%）		
	男性	女性	总计
50～54	87（13.55%）	62（12.53%）	149（13.10%）
55～59	132（14.77%）	133（14.93%）	265（14.85%）
60～64	179（18.76%）	192（28.57%）	371（22.82%）
总数	398（15.98%）	387（18.80%）	785（17.26%）

表10-3-2 腰椎滑脱的节段分布特征[1]

	椎体水平					
	$L_{1/2}$	$L_{2/3}$	$L_{3/4}$	$L_{4/5}$	L_5S_1	总计
男性	7	60	128	123	160	478
女性	3	32	87	141	106	369
总数	10	92	215	264	266	847

一项南昌大学附属第一医院的回顾性研究根据腰椎正侧位X线评估有无滑脱、滑脱部位及滑脱程度纳入了2014年7月～2016年10月50～60岁受检者5510名（男性2198名，女性3312名）（表10-3-3）。结果显示，该人群中腰椎滑脱总体发生率为11.20%，男性腰椎滑脱发生率为8.19%，女性腰椎滑脱发生率为13.19%。男女腰椎滑脱的人数比为1:1.61。腰椎滑脱在$L_{4/5}$水平更常见，以Ⅰ度滑脱更常发生[2]。

表10-3-3 中国大陆中老年人腰椎滑脱的发生率[2]

性别	有滑脱例数	所有椎体中有Ⅱ度及以上滑脱例数	向后滑脱:向前滑脱	既有向前滑脱又有向后滑脱
男性	180（8.19）	21（10.82）	30:146（20.55）	3（1.67）
女性	437（13.19）	51（11.38）	25:411（6.08）	1（0.23）
	$P<0.001$	$P=0.837$	$P<0.001$	$P=0.151$

男性受检者与女性受检者腰椎滑脱患病率之比为1:1.61（8.19%/13.19%）。女性腰椎滑脱患病率高于男性（$P<0.001$），男性更易发生腰椎后滑脱（$P<0.001$）。而Ⅱ度及以上腰椎滑脱患病率（$P=0.837$）及同时有腰椎前后滑脱者（$P=0.151$）无明显的男女倾向

一项针对≥65岁老年人骨骼健康的大规模前瞻性人群研究中，对1994例男性和1996例女性患者的腰椎侧位片进行分析，结果发现老年男性腰椎滑脱的患病率为19.1%，老年女性腰椎滑脱的患病率为25.0%[3]。

10.3.3　临床表现

腰椎滑脱所引起的临床症状有很大的差异，并非所有的滑脱都有临床症状，且不同的患者可能临床症状的表现及轻重程度均可不一。这除了与脊柱周围结构的代偿能力有关外，还取决于继发损害的程度，如关节突增生、椎管狭窄、马尾及神经根的受压等。

腰椎滑脱常见症状包括腰骶部疼痛，多表现为钝痛，极少数患者可发生严重的尾骨疼痛；坐骨神经受累，表现为下肢放射痛和麻木，这是由于峡部断裂处的纤维结缔组织或增生骨痂可压迫神经根；间歇性跛行，若神经受压或合并腰椎管狭窄则常出现间歇性跛行症状；马尾神经受牵拉或受压迫症状，可出现下肢乏力、鞍区麻木及大小便功能障碍等症状；生理曲度变化，腰椎前凸增加，臀部后凸。

10.3.4　诱发因素及危险因素

10.3.4.1　先天性发育

腰椎在发育时有椎体及椎弓骨化中心，每侧椎弓有两个骨化中心，其中一个发育为上关节突和椎弓根，另外一个发育为下关节突、椎板和棘突的一半，如果两者之间没有愈合，则会导致先天性峡部崩裂不连，引起腰椎滑脱。另外也可因骶骨上部或L_5椎弓发育异常而产生滑脱，但这种情况下其峡部并无崩裂[4]。

2021年有关退变性腰椎滑脱发病的相关因素探讨中，魏见伟等[5]的一项病例对照研究纳入了198例腰腿疼痛患者，其中退变滑脱组95例，无滑脱组103例，通过测量两组患者的体重指数（BMI）、骨盆入射角、骨盆倾斜体、骶骨倾斜角、腰骶角、腰椎前凸角，采用Kalichman关节突退变分级和Pfirrmann椎间盘退变分级评价退变程度。结果显示两组的身体质量指数、骨盆入射角、骨盆倾斜角、骶骨倾斜角、腰骶角、腰椎前凸角差异无统计学意义（$P > 0.05$）。退变滑脱组的骨盆入射角明显大于无滑脱组，$L_{4/5}$节段关节突关节角明显大于无滑脱组。因此，结果提示退变性腰椎滑脱的关节突关节和椎间盘退变程度重，骨盆入射角较大，$L_{4/5}$关节突关节的方向更趋向矢状位。

2019年脊柱骨盆矢状位参数预测退变性腰椎滑脱发生及发展的危险因素研究中，周子玉等[6]研究了脊柱骨盆矢状位参数预测退变性腰椎滑脱的关系，发现高骨盆入射角度（pelvic incidence，PI）可能引起退变性腰椎滑脱发生及发展，L_5椎体倾斜角是退变性腰椎滑脱发生的预测因素之一，退变性腰椎滑脱下腰椎骨盆前凸明显小于退变性腰椎管狭窄症。

10.3.4.2　创伤

急性外伤、后伸性外伤产生急性骨折可导致腰椎滑脱，这种情况多见于竞技运动类活动中或劳动搬运中。

10.3.4.3　疲劳骨折或慢性劳损

人体处于站立时，下腰椎负重较大，导致前移的分力作用于骨质相对薄弱的峡部，长期反复作用可导致疲劳性骨折及慢性劳损损伤。

10.3.4.4 退变性因素

由于长时间持续的下腰不稳或应力增加，使相应的小关节磨损，发生退行性改变，关节突变得水平，加之椎间盘退变、椎间不稳、前韧带松弛，从而逐渐发生滑脱，但峡部仍然保持完整，又称为假性滑脱，多见于老年人[7]。

10.3.5 诊断评估技术

10.3.5.1 前后位X线片

不易显示峡部病变。通过仔细观察，可能发现在椎弓根阴影下有一密度减低的斜行或水平裂隙，多为双侧。明显滑脱的患者，滑脱的椎体倾斜，下缘模糊不清。

10.3.5.2 侧位X线片

能清楚显示椎弓崩裂形态。裂隙于椎弓根后下方，在上关节突与下关节突之间，边缘常有硬化征象。侧位片可显示腰椎滑脱征象，并能测量滑脱分度。LS常用的程度分级是Meyerding分级[8]，即将下位椎体上缘分为4等份，根据椎体相对下位椎体向前滑移的程度分为Ⅰ～Ⅳ度。Ⅰ度：指椎体向前滑动不超过椎体中部矢状径的1/4者。Ⅱ度：超过1/4，但不超过2/4者。Ⅲ度：超过2/4，但不超过3/4者。Ⅳ度：超过椎体矢状径的3/4者。

10.3.5.3 斜位X线片

可清晰显示椎弓峡部病变。在椎弓峡部裂时，峡部可出现一条裂隙，称为苏格兰（Scotty）狗颈断裂征。

10.3.5.4 动力位X线片

可判断滑移的活动性，对判断有无腰椎不稳价值较高。腰椎不稳的X线诊断标准有过伸、过屈位片上向前或向后位移＞3mm或终板角度变化＞15°。

10.3.5.5 腰椎CT

腰椎滑脱的CT表现主要有：①双边征；②双管征；③椎间盘变形，即出现滑脱水平的纤维环变形，表现为前一椎体后下缘出现对称的软组织影，而下一椎体后下缘无椎间盘组织；④峡部裂隙出现在椎弓根下缘平面，走行方向不定，边缘呈锯齿状。三维CT或矢状面重建可以明确椎间孔变化及滑脱程度。

10.3.5.6 腰椎磁共振成像

磁共振成像（MRI）可观察腰椎神经根受压情况及各椎间盘退变程度，有助于确定减压和融合范围。

10.3.6 治疗与转归

10.3.6.1 保守治疗

Ⅰ度以下的腰椎滑脱，可以采取保守治疗，包括卧床休息、腰背肌锻炼、戴腰围或支具；可进行适当有氧运动以减轻体重；禁止进行增加腰部负重的活动，如提重物、弯腰等；此外还可结合物理治疗如红外线、热疗；如有疼痛等症状可口服抗炎镇痛药如塞来昔布、布洛芬等对症治疗[7]。

10.3.6.2 手术治疗

国内未见关于LS的大样本量研究报道。在2017年报道的SPORT队列研究中，7%的腰椎滑脱患者接受了单纯减压治疗，21%的患者接受了非固定的脊柱融合术，71%的患者接受内固定的融合手术治疗[9]。

10.3.6.2.1 神经减压术
主要目的是充分让神经根减压，可通过单侧或双侧椎板开窗减压。如果椎板切除不可避免，则必须附加脊柱融合术。而如果腰椎滑脱的症状是由腰椎不稳引起的，不存在椎管狭窄的情况，则只需腰椎融合固定而不必椎管减压。

10.3.6.2.2 脊柱融合术
长期的稳定性有赖于坚强的生物性融合。脊柱融合的方法很多，按照植骨的部位可分为椎间融合、后外侧融合、椎体环周360°融合等；按手术入路椎间融合又可分为前路椎间融合与后路椎间融合、经椎间孔椎间融合。目前以后路TLIF手术为主流手术，即经单侧椎间孔椎间融合手术。

10.3.6.2.3 腰椎滑脱复位术
目前普遍认为如果能够复位尽量复位，因为可以重建正常的腰椎及神经根的解剖位置。但不主张扩大手术强行完全解剖复位，因为长期形成的腰椎滑脱，其周围结构发生了相应改变，具有对抗牵拉、维持滑脱的固有应力，强行复位不仅难以完全复位，而且会破坏已适应的解剖关系，易导致术后神经根紧张、神经牵拉损伤等并发症。

10.3.6.2.4 脊柱内固定术
主要是指坚强的椎弓根螺钉内固定。廖腾等[10]回顾性分析了2016年3月～2019年7月采用PLIF后路腰椎椎体间融合术治疗的147例腰椎滑脱症，119例PLIF术后未再行手术治疗，28例PLIF术后再行手术治疗（再手术率19%），多因素logistic回归分析结果显示年龄＞60岁、合并硬膜外血肿、合并糖尿病、术后不合理功能锻炼是PLIF术后二次手术的危险因素。

10.3.6.2.5 峡部关节直接修复术
即进行峡部重建或峡部直接修补。方法有螺钉固定、椎板钩等。适用于年轻患者[4]。

10.3.7 并发症

10.3.7.1 腰椎邻近节段退变

腰椎融合术的一个潜在长期并发症是腰椎邻近节段退变（adjacent segment disease，ASD）的发展，这可能需要二次手术并对结果产生不利影响。2017年Zhong等回顾性评估了2006年1月～2012年12月因腰椎滑脱接受减压和内固定融合术的成年患者，分析了ASD的发病率。研究共纳入154例患者（平均年龄58.4岁），平均随访时间为28.6个月。18例（11.7%）因ASD再次手术，15例在近端ASD再次手术，3例在远端ASD再次手术。研究确定相邻节段同时减压（$P = 0.002$）和颅骨相邻节段先前存在的椎管狭窄（$P = 0.01$）是ASD的危险因素。ASD的发生不受患者相关因素、腰椎滑脱的类型、分级和程度、手术入路、融合程序、融合水平、融合水平的数量、骨移植类型、骨形态发生蛋白（bone morphogenetic protein，BMP）的使用以及矢状面序列的影响。在成年腰椎滑脱患者中，融合术后ASD的总发生率为11.7%[11]。

10.3.7.2 脑脊液漏

2016年陈智等[12]回顾了2013年1月～2016年7月于重庆市中医院接受骨科腰椎滑脱术的患者214

例，有脑脊液漏并发者共28例，发生率为13.08%（28/214）。患者年龄超过70岁（OR＝2.088，95%CI：1.079～4.286）、有吸烟史（OR＝1.774，95%CI：1.321～2.894）、Meyerding分度高（OR＝2.617，95%CI：1.032～3.672）是造成患者术后脑脊液漏的危险因素。类似地，王飞等[13]回顾性研究中报告，201例患者中共有20例并发脑脊液漏，发生率为9.95%（20/201）。

10.3.7.3 伤口感染

2019年刘春等[14]对2013年1月～2017年12月因腰椎滑脱症行后路减压融合内固定术的296例患者进行回顾性分析，术后伤口感染29例，发生率10%。其中男13例，女16例，平均年龄（67.03±1.01）岁。多因素Logistic回归分析显示：年龄≥74岁、糖尿病史、激素药物使用史、引流管时间＞48小时是术后伤口感染的独立危险因素。

10.3.7.4 上位神经根损伤

2016年肖善富等[15]回顾了2006年4月～2014年8月行PLIF手术治疗的腰椎滑脱症患者228例，术后出现上位神经根损伤8例，发生率为3.5%。对出现上位神经根损伤患者立即行CT和MRI检查，显示椎弓根螺钉均在椎弓根内；其中1例螺钉位置较靠下，造成椎弓根下壁膨胀，形成神经根管狭窄，压迫神经根；1例神经根管处明胶海绵填塞较多，1例神经根严重水肿增粗，1例椎间融合器稍大，其他原因不明[15]。

参 考 文 献

［1］He D，Li ZC，Zhang TY，et al. Prevalence of Lumbar Spondylolisthesis in Middle-Aged People in Beijing Community［J］. Orthop Surg，2021，13（1）：202-206.

［2］邬莺莺，等. 中老年人腰椎滑脱发生率等情况的调查与分析［J］. 江西中医药，2018，49（8）：31-34.

［3］He LC，Wang YX，Gong JS，et al. Prevalence and risk factors of lumbar spondylolisthesis in elderly Chinese men and women［J］. Eur Radiol，2014，24（2）：441-448.

［4］North American Spine Society，Diagnosis and Treatment of Adult Isthmic Spondylolisthesis NASS Clinical Guidelines，2014.

［5］魏见伟、陈龙伟、姜良海，等. 退变性腰椎滑脱发病的相关因素探讨［J］. 中国矫形外科杂志，2021，29（2）：131-134.

［6］周子玉、侯彩云、司建炜. 脊柱骨盆矢状位参数预测退变性腰椎滑脱发生及发展的危险因素［J］. 临床外科杂志，2019（4）：324-327.

［7］Guigui P，Ferrero E. Surgical treatment of degenerative spondylolisthesis［J］. Orthop.Traumatol. Surg. Res，2017，103（1）：S11-S20.

［8］Koslosky E，Gendelberg D，Classification in Brief：The Meyerding Classification System of Spondylolisthesis［J］. Clin Orthop Relat Res，2020，478（5）：1125-1130.

［9］Gerling MC，Leven D，Passias PG，et al. Risk Factors for Reoperation in Patients Treated Surgically for Degenerative Spondylolisthesis：A Subanalysis of the 8-year Data From the SPORT Trial［J］. Spine，2017，42（20）：1559-1569.

［10］廖腾，等. 腰椎滑脱症PLIF术后再次手术危险因素分析与防范措施［J］. 中国骨与关节损伤杂志，2021，36（3）：259-261.

［11］Zhong ZM，Deviren V，Tay B，et al. Adjacent segment disease after instrumented fusion for adult lumbar spondylolisthesis：Incidence and risk factors［J］. Clin Neurol Neurosurg，2017，156：29-34.

［12］陈智、蔡明. 退行性腰椎滑脱术后脑脊液漏的发生率及危险因素分析［J］. 基因组学与应用生物学，2017，36（8）：3384-3389.

［13］王飞，等. 退行性腰椎滑脱术后脑脊液漏的发生率及原因分析［J］. 中国脊柱脊髓杂志，2016，26（7）：609-613.

［14］刘春、钱志刚、孙启才. 腰椎滑脱症术后伤口感染危险因素分析［J］. 中国骨伤，2019（10）：882-885.

［15］肖善富、张喜善、从先锐. 腰椎滑脱症椎间融合后出现上位神经根损伤的病因分析［J］. 中国现代手术学杂志，2016（2）：d126-d128.

10.4　腰椎间盘突出

10.4.1　定义

腰椎间盘各部分（髓核、纤维环及软骨板），有不同程度的退行性改变后，在外力因素作用下，椎间盘的纤维环破裂，髓核组织从破裂之处突出（或脱出）于后方或椎管内，导致相邻脊神经根遭受刺激或压迫，从而产生腰部疼痛，一侧下肢或双下肢麻木、疼痛等一系列临床症状。

10.4.2　流行病学

2009年一项以人群为基础的横断面研究报告显示，湖南省某市3个乡全部50 123名常住居民中，其中男性25 855人（51.6%），女性24 268人（48.6%）。经医院确诊腰椎间盘突出（lumbar disc herniation，LDH）患者303例，患病率6.045%[1]。同年湖南省4个市的一项流行病学研究中，对15～89岁人群采用分层整群抽样方法，调查了15岁以上、居住半年以上的常住人口1904人（其中男性970人，女性934人），检出LDH患者145人，检出率7.62%[2]（表10-4-1～表10-4-3）。有76例疑似LDH，发生率3.99%[2]。

表10-4-1　2009年湖南省四市腰椎间盘突出流行病学研究不同地区LDH检出率

区域	组别	男女样本数检出数		I类		II类		合计	
				检出率	检出数	检出率	检出数	检出率	检出数
长沙市	A	男性	175	12	6.86	7	4.00	19	10.86
		女性	156	14	8.97	3	1.92	17	10.90
	B	男性	92	7	7.60	4	4.35	11	11.96
		女性	105	5	4.76	2	1.90	7	6.67
常德市	A	男性	153	13	8.50	6	3.92	19	12.42
		女性	157	12	7.64	5	3.18	17	10.83
	B	男性	86	5	5.86	5	5.81	10	11.63
		女性	74	7	9.46	1	1.35	8	10.81
娄底市	A	男性	91	8	8.79	5	5.49	13	14.29
		女性	102	9	8.82	4	3.92	13	12.75
	B	男性	129	12	9.30	6	4.65	18	13.95
		女性	133	7	5.26	9	6.77	16	12.03
永州市	A	男性	128	13	10.16	5	3.91	18	14.06
		女性	110	9	8.18	3	2.73	12	10.91
	B	男性	116	6	5.17	7	6.03	13	11.21
		女性	97	6	6.19	4	4.12	10	10.31
总计			1 904	145	7.62	76	3.99	221	11.61

I类为患者；II类为疑似患者；A.城镇组；B.农村组[2]

表10-4-2　2009年湖南省四城市腰椎间盘突出流行病学研究不同年龄段LDH检出率[2]

组别（岁）	总人数	I 类		II 类		合计	
		检出数	检出率	检出数	检出率	检出数	检出率
15～24	324	1	3.09	8	2.47	9	2.78
25～39	402	46	11.44	10	2.49	56	13.93
40～54	621	60	9.66	25	4.03	85	13.69
≥55	557	38	6.82	33	5.92	71	12.75
合计	1904	145	7.62	76	3.99	221	11.61

表10-4-3　2009年湖南省四城市腰椎间盘突出流行病学研究不同职业LDH检出率[2]

职业性质	男性			女性			合计			排序
	样本数	检出数	检出率	样本数	检出数	检出率	样本数	检出数	检出率	
重力劳动	89	17	19.10	56	9	16.07	145	26	17.93*	1
车辆驾驶	76	15	19.74	30	2	6.67	106	17	16.04**	2
教学工作	121	17	14.05	141	19	13.48	262	36	13.74**	3
农活劳动	217	28	12.90	132	19	14.39	349	47	13.47	4
电脑操作	49	5	10.20	64	8	12.50	113	13	11.50	5
手工劳动	84	9	10.71	30	4	13.33	114	13	11.40	6
家务劳动	48	4	8.33	167	15	8.98	215	19	8.84	7
文秘办公	34	3	8.82	46	4	8.70	80	7	8.75	8
商贸工作	199	19	9.55	236	17	7.20	435	36	8.28*	9
管理工作	53	4	7.55	32	3	9.38	85	7	8.23**	10
合计	970	121	12.47	934	100	10.71	1904	221	11.61	

*.组间比较 $P < 0.05$（$\chi^2 = 10.62$）；**.组间比较 $0.01 < P < 0.05$（χ^2值分别为4.10、5.81、5.27、5.51）

青少年腰椎间盘突出相对少见，文献中报道青少年腰椎间盘突出症的发病率占全部腰椎间盘突出症的 $0.6\% \sim 2.6\%$[3, 4]。

LDH的患病率随着年龄的增长而增加，但LDH的发病率随年龄的增长逐渐降低。2013年安徽省一项回顾性研究中分析了601例腰椎间盘突出症的临床资料，纳入65岁以上LDH患者。LDH最常见的部位是 $L_4 \sim L_5$ 和（或）$L_5 \sim S_1$ 节段。老年人LDH的发病率随年龄的增长而下降，尤其是80岁以后，其中老年女性LDH发病率降低更明显[5]（图10-4-1）。

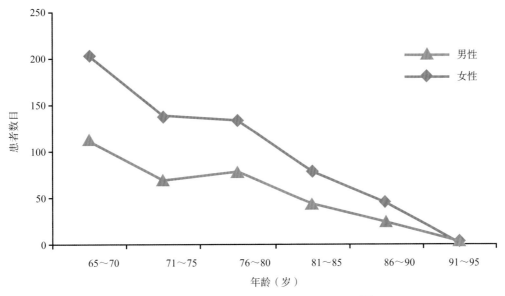

图10-4-1 老年人腰椎间盘突出的年龄分布[5]

10.4.3 诱发因素

腰椎间盘的早期退变与意外的外伤及长期的运动劳损有关。青少年腰椎间盘突出症的发病原因比较复杂，外伤及椎间盘早期退行性变可能是其发病的主要原因[3]。

10.4.4 危险因素

10.4.4.1 年龄

老年人LDH的发病率随年龄的增长而下降，尤其是80岁以后。老年女性LDH明显降低[5]。

10.4.4.2 吸烟

2015年的一项综述对截至2014年12月的6项队列研究和6项病例对照研究进行了研究，综合报告值显示，吸烟与LDH之间的相关风险总体为1.27（95%CI：1.15～1.40）。病例对照研究为1.48（95%CI：1.27～1.73），队列研究为1.17（95%CI：1.05～1.30）。说明吸烟是LDH危险因素[6]。

10.4.4.3 家族史、腰椎负荷、工作强度和有无紧迫时间感

2009年一项病例对照研究，对4180名受试者调查家族史、职业特征、吸烟状况、工作心理社会因素等，并采用多元非条件logistic回归分析危险因素。结果发现，家族史（OR＝3.6，$P＝0.000$，95%CI：1.932～6.528）是腰椎间盘突出症最重要的危险因素，其次是腰椎负荷大（OR＝2.1）较腰椎负荷小、工作努力（OR＝1.8）较工作懈怠以及有时间紧迫感（OR＝1.1）较无时间紧迫感。此外，体育锻炼（OR＝0.5）和睡眠于硬床（OR＝0.4）较睡眠于软床似乎是腰椎间盘突出症的保护因素。根据年龄分层分析后，30岁以下人群的危险因素是家族史（OR＝14.5）、从事体力劳动（OR＝5.2）和体育锻炼少（OR＝0.2）。在30～55岁的受试者中，家族史（OR＝5.1）、腰椎负荷大（OR＝1.91）、工作强度大（OR＝1.9）、体育锻炼少（OR＝0.5）、有时间紧迫感（OR＝1.3）、睡眠于软床（OR＝0.4）是危险因素。在55岁以上的受试者中，腰椎负荷大（OR＝2.9）和睡眠于软床（OR＝0.4）是腰椎间盘突出症的主要危险因素。所以

可以得出家族史、腰椎负荷大、工作强度大和有时间紧迫感是腰椎间盘突出症的主要危险因素，体育锻炼和睡眠于硬床是保护因素[7]。

10.4.4.4　身体质量指数、持续久坐时间、腰部损伤史、弯腰程度

多因素logistic回归分析显示腰椎间盘突出症与身体质量指数（BMI）、持续久坐时间、腰部损伤史、弯腰程度等指标有关。因而，倡导健康的工作和生活方式与饮食习惯，有助于降低腰椎间盘突出症的发病率[8, 9]。

10.4.4.5　腰椎许莫结节

2010年一项横断面人群磁共振成像研究对2449名志愿者的腰椎矢状位T_2加权磁共振成像进行分析，结果显示16.4%的中国南方受试者有1个或更多腰椎水平的许莫结节（Schmorl nodules，SN），男性、身高和体重较高的个体患SN的可能性增加，且SN与椎间盘退变的严重程度高度相关[10]（图10-4-2）。

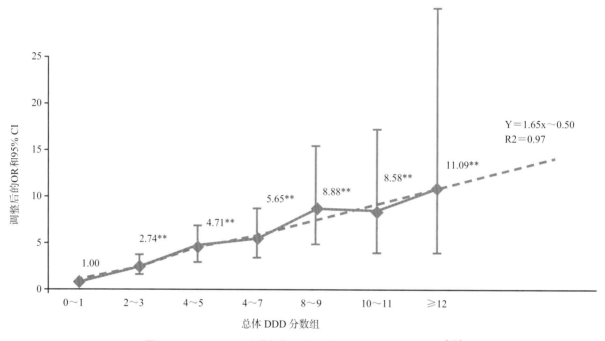

图10-4-2　Schmorl结节与椎间盘退变的严重程度高度相关[10]

10.4.4.6　椎体楔形变合并胸腰椎后凸

2019年一项回顾性研究纳入了2012年1月～2016年12月在河北医科大学第三医院-河北省骨科医院医疗中心行手术治疗的65例单节段上腰椎间盘突出症患者，结果显示椎体楔形变合并胸腰椎后凸的患者发生上腰椎椎间盘突出症的风险较高[11]。

10.4.4.7　矢状位脊柱骨盆参数

2018年的一项回顾性分析纳入了2013年1月～2016年12月收治的284例腰椎退变性椎间盘疾病（腰椎间盘突出和退变性腰椎不稳）患者的临床资料进行相关性分析，结果显示脊柱-盆腔矢状面形态影响腰椎间盘退变的发生位置。骨盆入射角（pelvic incidence，PI）值小的人群在$L_{4/5}$和L_5/S_1椎间盘易发生退变，PI值大的人群在$L_{3/4}$和$L_{4/5}$椎间盘易发生退变。矢状垂直轴（sagittal vertical axis，SVA）值与腰椎间盘退变

的总体程度呈正相关[12]。

10.4.4.8　遗传因素

2019年的一篇研究采用聚合酶链反应-限制性片段长度多态性检测380例腰椎间盘突出症患者（病例组）和400例健康人（对照组）的基因型频率分布，进行等位基因、基因型和单倍型分析，结果表明 *CHRNA5/CHRNA3* 基因变异与腰椎间盘突出症的风险相关[13]。

另外 *TRP2* 等位基因是退行性变发展和严重程度的重要危险因素，且这种联系与年龄有关，该基因在某些年龄组中比在其他年龄组中更为普遍。芬兰人和中国人之间 Trp 等位基因频率的对比表明椎间盘退行性疾病的遗传危险因素在不同种族间存在差异[14]。*FasL*、*CASP-9* 基因和腰椎负荷及其交互作用在 LDH 发病机制中发挥重要作用[15]。

10.4.4.9　心理因素

2019年的一项研究评估了腰椎间盘突出症患者的抑郁和焦虑状况及相关危险因素，研究使用视觉模拟量表和 Oswestry 残疾指数评估疼痛强度和腰椎功能，采用 Zung 抑郁和焦虑自评量表评估患者的抑郁和焦虑状况。研究纳入了65例患者，在多因素 logistic 回归分析中，性别（$OR = 6.281$，$P = 0.03$）、疼痛强度（$OR = 4.672$，$P = 0.01$）、焦虑自评量表（SAS）（$OR = 11.213$，$P = 0.00$）和病程（$OR = 7.955$，$P = 0.001$）被确定为抑郁状态的独立危险因素，疼痛强度（$OR = 6.771$，$P = 0.02$）、病程（$OR = 4.361$，$P = 0.002$）和 SDS（Zung 抑郁自评量表）（$OR = 9.436$，$P = 0.003$）是腰椎间盘突出症患者焦虑状态的独立危险因素，如表10-4-4中所示。腰椎间盘突出症患者 Zung 抑郁自评量表与焦虑量表有显著相关性（$P < 0.05$）。心理干预对腰椎间盘突出症患者至关重要，尤其是对疼痛严重、病程较长的女性患者[16]。

表10-4-4　患者抑郁和焦虑的独立危险因素

变量	P 值	OR	OR 95% CI	
			下届	上届
抑郁				
性别	0.03	6.281	1.745	29.501
VAS	0.01	4.672	1.985	10.462
SAS	0.00	11.213	4.701	45.681
病程	0.001	7.955	2.391	19.872
焦虑				
VAS	0.02	6.771	3.596	26.812
SDS	0.003	9.436	1.892	31.259
病程	0.002	4.361	2.392	11.581

10.4.5　临床表现

2012年，四川省自贡市第一人民医院康复科回顾了收治的12～18岁的63例青少年腰椎间盘突出症患者，所有患者均有腰部活动受限，以弯腰受限明显为主。63例患者中，椎旁肌肉紧张42例，占67%；椎旁有压痛28例，占44%；疼痛向单侧或双下肢放射28例，占44%；直腿抬高试验检查均为阳性，加强试验检查均呈阳性，小腿外侧和足背皮肤感觉有减退12例，占19%。足肌力减弱15例，占24%；膝反射减弱

12例，占19%；跟腱反射减弱16例，占25%[3]。

10.4.6 诊断评估技术

10.4.6.1 X线

腰椎间隙后方弧形软组织影：腰椎侧位片椎间隙后方可见一弧形软组织影。腰椎间隙改变：腰椎侧位片示椎间隙变窄，或前后等宽、前窄后宽，有明确的定位意义。生理曲度的改变：正位片示腰椎向一侧偏曲，侧位片示生理曲度变直。腰椎骨质改变：以椎间盘面硬化及椎体后缘软骨结节和许莫结节形成为诊断标准[17]。

10.4.6.2 CT

椎间盘后缘形态改变：正常间盘形态改变，后方可见软组织影向后突出。硬膜外脂肪间隙变窄、移位或消失，硬膜囊受压、变形，椎间孔型LDH还可见神经根受压、移位征象。

10.4.6.3 MRI

MRI可以清楚地显示腰椎间盘突出的位置、程度，以及硬膜囊受压的程度、神经根是否受到压迫等。从脊柱解剖和形态学角度分析腰椎间盘突出症的病因，为腰椎间盘突出症的早期诊断和预防提供依据。腰骶丛神经成像可以更好地显示神经受压节段及位置，亦可通过神经根是否有强化表现协助判断受压部位或神经症状来源。

10.4.6.4 诊断性椎间孔神经阻滞

可通过诊断性椎间孔阻滞技术提高责任节段确定的准确性，改善选择性经皮内镜下腰椎间盘切除术治疗伴有单神经根症状的多节段椎间盘突出症的临床疗效[18]。

10.4.7 治疗与转归

10.4.7.1 保守治疗

10.4.7.1.1 卧床休息、牵引、理疗、推拿、药物治疗
腰椎间盘突出症大多数患者可以经保守治疗缓解或治愈，包括卧床休息、牵引、理疗、推拿、药物治疗[19]。其治疗原理并非将退变突出的椎间盘组织回复原位，而是改变椎间盘组织与受压神经根的相对位置或部分回纳，减轻对神经根的压迫，松解神经根的粘连，消除神经根的炎症，从而缓解症状。保守治疗主要适用于：①年轻、初次发作或病程较短者；②症状较轻，休息后症状可自行缓解者；③影像学检查无明显椎管狭窄[19]。

10.4.7.1.2 封闭治疗
皮质激素硬膜外注射，皮质激素是一种长效抗炎剂，可以减轻神经根周围炎症和粘连。一般采用长效皮质类固醇制剂＋2%利多卡因行硬膜外注射，每周1次，3次为1个疗程，2～4周后可再用1个疗程。

10.4.7.1.3 髓核化学溶解法
利用胶原蛋白酶或木瓜蛋白酶，注入椎间盘内或硬脊膜与突出的髓核之间，选择性溶解髓核和纤维环，而不损害神经根，以降低椎间盘内压力或使突出的髓核变小从而缓解症状。但该方法有产生过敏反应

的风险[20]。

10.4.7.1.4　腰椎间盘突出自发吸收

Zhong等[21]开展了一项队列研究的荟萃分析和系统回顾，使用PubMed、Embase和Cochrane数据库对1990年1月～2015年12月进行搜索，纳入了11项队列研究的汇总结果，得出LDH后自发吸收的总发生率为66.66%（95%CI：51%～69%），另一项荟萃分析[22]显示，中国人腰椎间盘突出后重吸收的发生率为54%（图10-4-3）。

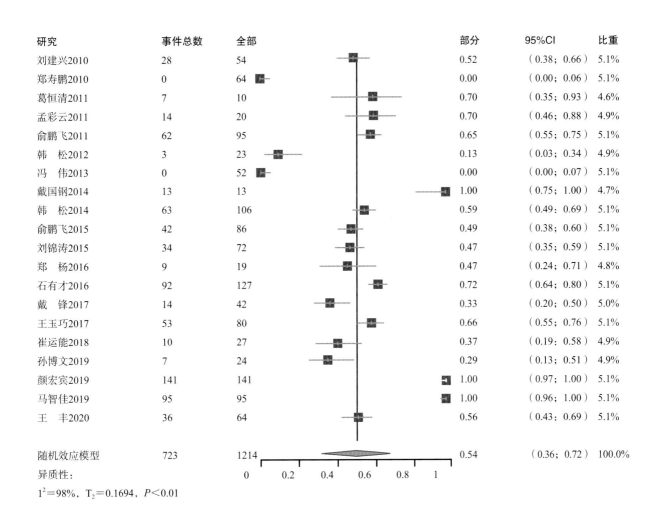

研究	事件总数	全部		部分	95%CI	比重
刘建兴2010	28	54		0.52	（0.38；0.66）	5.1%
郑寿鹏2010	0	64		0.00	（0.00；0.06）	5.1%
葛恒清2011	7	10		0.70	（0.35；0.93）	4.6%
孟彩云2011	14	20		0.70	（0.46；0.88）	4.9%
俞鹏飞2011	62	95		0.65	（0.55；0.75）	5.1%
韩　松2012	3	23		0.13	（0.03；0.34）	4.9%
冯　伟2013	0	52		0.00	（0.00；0.07）	5.1%
戴国钢2014	13	13		1.00	（0.75；1.00）	4.7%
韩　松2014	63	106		0.59	（0.49；0.69）	5.1%
俞鹏飞2015	42	86		0.49	（0.38；0.60）	5.1%
刘锦涛2015	34	72		0.47	（0.35；0.59）	5.1%
郑　杨2016	9	19		0.47	（0.24；0.71）	4.8%
石有才2016	92	127		0.72	（0.64；0.80）	5.1%
戴　锋2017	14	42		0.33	（0.20；0.50）	5.0%
王玉巧2017	53	80		0.66	（0.55；0.76）	5.1%
崔运能2018	10	27		0.37	（0.19；0.58）	4.9%
孙博文2019	7	24		0.29	（0.13；0.51）	4.9%
颜宏宾2019	141	141		1.00	（0.97；1.00）	5.1%
马智佳2019	95	95		1.00	（0.96；1.00）	5.1%
王　丰2020	36	64		0.56	（0.43；0.69）	5.1%
随机效应模型	723	1214		0.54	（0.36；0.72）	100.0%

异质性：
$I^2=98\%$，$T_2=0.1694$，$P<0.01$

图10-4-3　中国人腰椎间盘突出后重吸收的发生率荟萃分析[22]

10.4.7.2　手术治疗

10.4.7.2.1　经皮内镜腰椎间盘切除术

经皮内镜腰椎间盘切除术（percutaneous endoscopic lumbar discectomy，PELD）在腰椎间盘突出症的外科治疗中取得了与显微内镜椎间盘切除术（microendoscopic discectomy，MED）相似的满意的长期临床效果。然而，与MED相比，FELD具有手术时间短、住院时间短、术后恢复快等优点[23]。

单节段LDH患者PELD术后再手术多发生于术后1年以内，发生率约为7.6%（36/476），BMI≥24kg/m²是导致PELD术后再手术的危险因素，而椎间盘未突出部位钙化可能是再手术的保护性因素[24]。Shi等[25]报道PELD术后复发率为3.1%（68/2186），低级别手术椎间盘退变、高级别邻近椎间盘退变、高椎间盘高度指数（disc height index，DHI）和大矢状运动范围（sagittal range of motion，sROM）是PTED后复发

LDH的影像学独立危险因素。小关节参数显著影响相应节段的生物力学，小关节参数可能在复发LDH的发病机制中发挥更重要的作用[26]。

Wang等[27]报道了280例PELD的手术经验，与年轻患者相比，≥60岁（P＝0.001）患者的失败率更高。随着外科医师对手术的熟悉程度提高，成功率有所提高。早期使用PELD技术（病例1～70）的失败率为17.1%；失败率随后降至5.7%（P＝0.034）（病例141～210），最后稳定在10.0%（病例211～280和病例281～350）。总体来说，腰椎间盘突出症PELD手术失败率为10.3%。

10.4.7.2.2 显微内镜椎间盘切除术

显微内镜椎间盘切除术（MED）具有微创优势，能有效减少术中出血量、降低操作对病变髓核周围组织造成的损伤，提高患者术后恢复速度，缓解临床症状与体征，但手术应建立在严格筛查手术适应证的基础上[28]。

10.4.7.2.3 腰椎融合术

合并腰椎不稳、脊柱畸形、纤维环破口较大或复发椎间盘突出的患者，需要同时行脊柱融合术。

10.4.8 并发症

2016年有关后路椎体间融合术治疗复发性腰椎间盘突出症围手术期并发症及其危险因素的研究中，赵新华等[29]报道了71例PLIF治疗腰椎间盘突出的结果，术后出现短暂神经功能缺失或神经痛（10例次，14.1%）和硬膜囊撕裂（6例次，8.5%）最常见，其他并发症包括神经根或马尾损伤（3例，4.2%）、浅表或深部感染（5例，7.0%）、泌尿系统感染（5例，7.0%）、呼吸系统并发症（1例）、心血管并发症（1例）、谵妄（1例）。

10.4.8.1 腰椎间盘突出症复发

在2019年有关腰椎间盘突出症患者椎间孔镜手术后复发的危险因素分析中，魏兵等回顾性分析2016年1月～2017年2月接收的130例经椎间孔镜手术后治疗的LDH患者的临床资料，术后1年内复发13例，复发率10%[30]。

10.4.8.2 术后残留麻木

2007年有关腰椎间盘突出症和腰椎管狭窄症术后下肢麻木的发生率和影响因素的研究中发现，腰椎间盘突出症患者术前有76.2%的患者有麻木，术后10天、1个月、3个月和1年分别有33.7%、25.0%、22.5%和21.3%的患者下肢残留麻木，与手术年龄、神经根直径、椎间盘突出症类型和椎间盘钙化有关[31]（表10-4-5）。

表10-4-5　LDH突出类型与术后残留麻木发生率的关系[31]

组别	旁侧型突出	中央型突出	极外侧型突出	椎间盘钙化
无麻木	52	10	1	8
有麻木	14	1	2	15
麻木发生率（%）	21.2	9.1	66.7	65.2

10.4.8.3 术后感染

2020年有关腰椎间盘突出症患者术后椎间隙感染发生情况及危险因素分析中，李大猛等[32]回顾了

2013年1月～2019年1月河北省唐山市遵化市人民医院手术治疗的932例腰椎间盘突出症患者，34例术后发生椎间隙感染，感染率3.65%。其中25例患者在有氧条件下培养出病原菌26株，检出率最高的为金黄色葡萄球菌，占30.77%，其次为大肠埃希菌（19.23%）和表皮葡萄球菌（15.38%）。多因素logistic回归分析显示，年龄≥55岁、有糖尿病史、BMI≥27 kg/m²、营养不良、手术时间≥3小时、术后合并其他系统感染为腰椎间盘突出症患者术后椎间隙感染发生的独立危险因素（$P<0.05$）。2018年一项3500例腰椎间盘突出症患者术后伴椎间隙感染的危险因素分析及其防治对策研究[33]显示，腰椎间盘突出症患者术后发生椎间隙感染与年龄>50岁、BMI>28 kg/m²、手术时间>3小时、术中出血量>1500 ml、合并糖尿病、合并高血压、合并呼吸系统感染和合并泌尿系统疾病相关，其中年龄>50岁、BMI>28 kg/m²、合并糖尿病、合并高血压、合并呼吸系统感染和合并泌尿系统疾病是引发感染的独立危险因素。

10.4.8.4　足下垂

2013年有关563例腰椎间盘突出症术后并发足下垂危险因素的相关性分析中，王健伟等[34]回顾了563例腰椎间盘突出症手术病例，术后发生足下垂患者17例，多因素分析显示神经牵拉程度、术后血肿、神经根紧张度、神经根粘连与术后足下垂密切相关。

10.4.9　二级预防

社区内腰椎间盘突出症患者的健康教育是社区卫生服务的重要内容，配合合理的功能锻炼，是腰椎间盘突出症治疗过程中极为重要的一环。一些社区防治腰椎间盘突出症的措施有以社区为中心，管理本辖区腰椎间盘突出症的慢性患者，成立互助组，患者之间相互交流使患者消除担忧、害怕的心理，以积极的态度和行为配合治疗，通过授课使患者了解脊柱骨盆的解剖知识和腰椎间盘突出的原因，并懂得如何提高腰椎稳定性及改变生活方式和习惯以防止疼痛，自觉自主地自我防病抗病[35]；还有在社区医院内开展以增加腰背肌力量为主的一些服务项目，在社区医院添置上述医疗设备并请有经验的医师培训，开展腰椎间盘突出症的康复治疗将改善和提高社区医院的综合医疗服务能力。真正做到"小病在社区，大病进医院"，这样不仅符合成本效益原则，也为社区居民提供了有效、经济、方便、综合的卫生服务[36]。

10.4.10　卫生经济学

2013年，喻新华[37]分析了山东省某医院663例腰椎间盘突出症患者的数据，平均住院8.69天，平均住院费用10 027.18元，平均药费1877.71元（药费占比18.73%）；手术和住院天数是腰椎间盘突出症治疗费用的主要影响因素（表10-4-6）。

表10-4-6　不同特征患者住院医疗费用比较

特征分类	因素	因素分类	例数	中位数	上四分位数	下四分位数	统计量t	P值
	性别	男性	385	7058.23	6051.89	9874.13	88.30	0.000
		女性	278	7234.89	5858.80	10487.90		
社会经济学特征变量	年龄（岁）	<30	64	6400.96	4400.06	7080.27	80.45	0.000
		30～40	157	7122.21	6351.47	7838.24		
		40～50	236	7007.28	5931.21	9079.38		
		50～60	127	7862.46	6145.20	20450.45		
		≥60	79	8178.71	6081.12	21033.71		

续表

特征分类	因素	因素分类	例数	中位数	上四分位数	下四分位数	统计量t	P值
临床特征变量	出院情况	治愈	419	7279.61	6644.92	17006.84	78.18	0.000
		好转	226	6725.78	3398.40	8570.08		
		未愈及其他	18	2067.74	1637.65	2395.45		
	是否手术	没有	101	2692.16	2163.30	3516.84	47.41	0.000
		手术	562	7331.97	6670.83	18137.15		
	住院次数（次）	1	629	7138.08	6082.73	9949.06	139.01	0.048
		2	29	6609.64	4577.75	19245.56		
		>2	5	7287.20	3481.80	14339.29		

2020年，谢世伟等[38]分析了攀枝花市中心医院腰椎间盘突出患者的住院费用，将2018年就诊的腰椎间盘突出患者954例作为研究样本，使用因子分析法分析各项医疗费用，费用构成方面：材料费37.94%，手术费15.44%，药费15.17%，检查费10.74%（表10-4-7）。

表10-4-7　腰椎间盘突出患者住院费用构成情况

变量	例数	均数（元）	中位数（元）	费用值（元）	构成比（%）
床位费	972	153.11	130.50	148 822.92	1.07
治疗费	974	1274.42	285.00	1 241 285.08	8.93
护理费	972	232.00	167.50	225 504.00	1.62
检查费	960	1555.15	1428.00	1 492 944.00	10.74
检验费	970	757.25	684.00	734 532.50	5.29
手术费	456	4704.35	2383.00	214 518 3.60	15.44
药费	958	2200.26	791.00	2 107 849.08	15.17
血费	56	1047.64	157.00	58 667.84	0.42
材料费	968	5447.65	165.07	5 273 325.20	37.94
其他费用	970	484.05	341.00	469 528.50	3.38
合计				13 897 642.72	100.00

2011年，卢粲等[39]分析了腰椎间盘突出症实施临床路径治疗的医疗费用控制及效果，共纳入102例患者。结果显示，与非临床路径患者比较，进入临床路径患者总住院天数、手术前后住院天数、总住院费用、手术前后及手术日住院费均显著减少（$P < 0.05$）（表10-4-8，表10-4-9）。说明临床路径可缩短患者住院时间，降低住院费用，规范诊疗行为，节约卫生资源。

表10-4-8　临床路径组和非临床路径组住院天数比较

组别	住院天数	手术前住院天数	手术后住院天数
临床路径组	15.36±6.15	5.24±1.16	10.12±4.28
非临床路径组	11.27±3.17	4.35±1.02	6.92±2.82
P值	0	0	0

表10-4-9 临床路径组和非临床路径组住院费用比较

组别	住院费用	诊所护理费用	药费	检查和测试费用	手术费用
临床路径组	6015±4 537	258±220	1752±1 274	713±524	1585±774
非临床路径组	4665±2 614	219±196	1372±1 013	564±513	1409± 725
P值	0	0	0	0	0

10.4.11 指南共识

腰椎间盘突出专家共识与指南见表10-4-10。

表10-4-10 腰椎间盘突出专家共识与指南

年份	专家共识与指南
2021	Chinese Association for the Study of Pain：Expert consensus on diagnosis and treatment for lumbar disc herniation[42]
2020	腰椎间盘突出症诊疗中国疼痛专家共识[41]
2020	腰椎间盘突出症诊疗指南[19]
2017	"腰椎间盘突出症的康复治疗"中国专家共识[40]
2014	腰椎间盘突出症的介入和微创治疗操作规范的专家共识[20]

参 考 文 献

[1] 张斯钰，黄鹏，黄昕，等. 湖南省农村居民腰椎间盘突出的危险因素及预测模型研究 [J]. 中华流行病学杂志，2009（11）：1152-1155.

[2] 王国基，王国军，彭健民，等. 腰椎间盘突出症致病因素的流行病学研究 [J]. 现代预防医学，2009，36（13）：3.

[3] 章荣. 63例青少年腰椎间盘突出症康复治疗疗效分析及临床病因初探 [J]. 临床医学，2012，32（9）：13-14.

[4] 张帮可，卢旭华. 青少年腰椎椎间盘突出症流行病学及病因学研究进展 [J]. 脊柱外科杂志，2015（4）：247-249.

[5] Ma DY，Liang YB，Wang DM，et al. Trend of the incidence of lumbar disc herniation：decreasing with aging in the elderly [J]. Clin Interv Aging，2013，8：1047-1050.

[6] Huang WM，Qian Y，Zheng K，et al. Is smoking a risk factor for lumbar disc herniation？[J]. Eur Spine J，2016，25（1）：168-176.

[7] Zhang YG，Sun ZM，Zhang Z，et al. Risk factors for lumbar intervertebral disc herniation in Chinese population：a case-control study [J]. Spine（Phila Pa 1976），2009，34（25）：E918-E922.

[8] 菅新民，周健华，胡亚威，等. 86例腰椎间盘突出症相关危险因素分析 [J]. 医学综述，2014，20（15）：2875-2876.

[9] 柯东港. 腰椎间盘突出症发病危险因素及CT影像特点分析 [J]. 中国CT和MRI杂志，2016，14（6）：133-136.

[10] Mok FP，Samnrtzzs D，Karppinen J，et al. ISSLS prize winner：prevalence，determinants，and association of Schmorl nodes of the lumbar spine with disc degeneration：a population-based study of 2449 individuals [J]. Spine（Phila Pa 1976），2010，35（21）：1944-1952.

[11] Wang F，Dong Z，Li YP，et al. Wedge-shaped vertebrae is a risk factor for symptomatic upper lumbar disc herniation [J]. J Orthop Surg Res，2019，14（1）：265.

[12] Xu W，Li GW，Chen C，et al. Correlations between the sagittal plane parameters of the spine and pelvis and lumbar disc degeneration [J]. J Orthop Surg Res，2018，13（1）：137.

[13] Yang XJ，Guo XD，Huang Z，et al. CHRNA5/CHRNA3 gene cluster is a risk factor for lumbar disc herniation：a case-control study [J]. J Orthop Surg Res，2019，14（1）：243.

［14］Jim JJ，Hietala N，Cheung KM，et al. The TRP2 allele of COL9A2 is an age-dependent risk factor for the development and severity of intervertebral disc degeneration［J］. Spine（Phila Pa 1976），2005，30（24）：2735-2742.

［15］袁启令，李新友，刘亮，等. Fas/FasL/Caspase-9凋亡基因多态性和环境危险因素的交互作用与腰椎间盘突出症的关系［J］. 西安交通大学学报·医学版，2015，36（3）：349-356.

［16］Mu WZ，Shang Y，Zhang CC，et al. Analysis of the depression and anxiety status and related risk factors in patients with lumbar disc herniation［J］. Pak J Med Sci，2019，35（3）：658-662.

［17］李彦，石峰. 青年人腰椎间盘突出症的X线平片与CT诊断及病因分析［J］. 中国中西医结合影像学杂志，2011，9（3）：271-273.

［18］Li K，Zhang T，Gao K，et al. The Utility of Diagnostic Transforaminal Epidural Injection in Selective Percutaneous Endoscopic Lumbar Discectomy for Multilevel Disc Herniation with Monoradicular Symptom：A Prospective Randomized Control Study［J］. World Neurosurg，2019，126：e619-e624.

［19］中华医学会骨科学分会脊柱外科学组，中华医学会骨科学分会骨科康复学组. 腰椎间盘突出症诊疗指南［J］. 中华骨科杂志，2020，40（8）：477-487.

［20］中华医学会放射学分会介入学组. 腰椎间盘突出症的介入和微创治疗操作规范的专家共识［J］. 中华放射学杂志，2014（1）：10-12.

［21］Zhong M，Liu JT，Jiang H，et al. Incidence of Spontaneous Resorption of Lumbar Disc Herniation：A Meta-Analysis［J］. Pain Physician，2017，20（1）：E45-E52.

［22］王一，李冷钧，王澜洁，等. 中国人腰椎间盘突出后重吸收发生率的Meta分析［J］. 中医正骨，2021，33（1）：27-33.

［23］Tu ZM，Li YW，Wang B，et al. Clinical Outcome of Full-endoscopic Interlaminar Discectomy for Single-level Lumbar Disc Herniation：A Minimum of 5-year Follow-up［J］. Pain Physician，2017，20（3）：E425-E430.

［24］张坡，王运涛，洪鑫，等. 经皮内窥镜下腰椎间盘切除术治疗腰椎间盘突出症术后再手术的危险因素分析［J］. 中国脊柱脊髓杂志，2019，29（4）：319-324.

［25］Shi H，Zhu L，Jiang ZL，et al. Radiological risk factors for recurrent lumbar disc herniation after percutaneous transforaminal endoscopic discectomy：a retrospective matched case-control study［J］. Eur Spine J，2021，30（4）：886-892.

［26］Li ZH，Gui GM，Zhang Y，et al. Are facet joint parameters risk factors for recurrent lumbar disc herniation? A pilot study in a Chinese population［J］. J Clin Neurosci，2020，77：36-40.

［27］Wang HW，Zhou Y，Li CQ，et al. Risk factors for failure of single-level percutaneous endoscopic lumbar discectomy［J］. J Neurosurg Spine，2015，23（3）：320-325.

［28］李云建，刘志明，李志荣，等. 后路显微内镜下椎间盘切除术对腰椎间盘突出症患者症状改善及预后的影响［J］. 医学综述，2020，26（22）：319-324.

［29］赵新华，袁航，钱金黔，等. 后路椎体间融合术治疗复发性腰椎间盘突出症围手术期并发症及其危险因素［J］. 中华骨科杂志，2016，36（17）：1121-1125.

［30］魏兵. 腰椎间盘突出症患者椎间孔镜手术后复发的危险因素分析［J］. 实用骨科杂志，2019，25（2）：101-104，116.

［31］崔志明，保国锋，蔡卫华，等. 腰椎间盘突出症和腰椎管狭窄症术后下肢麻木的发生率和影响因素［J］. 颈腰痛杂志，2007，28（5）：377-379.

［32］李大猛，鲁锋，田云，等. 腰椎间盘突出症患者术后椎间隙感染发生情况及危险因素分析［J］. 颈腰痛杂志，2020，41（2）：140-142.

［33］张在恒，赵朝阳，邓少杰. 3500例腰椎间盘突出症患者术后伴椎间隙感染的危险因素分析及其防治对策［J］. 抗感染药学，2018，15（5）：802-804.

［34］王建伟，杨良锁，鹿永良，等. 563例腰椎间盘突出症术后并发足下垂危险因素的相关性分析［J］. 河南外科学杂志，2013，19（5）：17-19.

［35］黄锦军，孙大为，雷龙鸣. 社区医疗中如何对腰椎间盘突出症患者实施功能锻炼［J］. 长春中医药大学学报，2010，26（4）：582-583.

［36］徐宝华. 腰椎间盘突出症病因及社区防治［J］. 社区医学杂志，2010（14）：64-65.

［37］喻新华. 山东省某医院腰椎间盘突出症住院医疗费用影响因素研究［J］. 医学与社会，2013，26（9）：47-49.

［38］谢世伟，赵晨阳，肖衡，等. 攀枝花市某三甲医院腰椎间盘突出患者住院费用因子分析［J］. 中国卫生产业，2020，17（9）：178-179，182.

［39］卢粲，陈秋燕，范召辉，等. 腰椎间盘突出症实施临床路径治疗的医疗费用控制及效果评价［J］. 中国组织工程研究与临床康复，2011，15（39）：7399-7402.

［40］中国康复医学相关专家组. "腰椎间盘突出症的康复治疗"中国专家共识［J］. 中国康复医学杂志，2017，32（2）：130-135.

［41］中华医学会疼痛学分会脊柱源性疼痛学组. 腰椎间盘突出症诊疗中国疼痛专家共识［J］. 中国疼痛医学杂志，2020，26（1）：2-6.

［42］Cheng ZX，Zheng YJ，Feng ZY，et al. Chinese Association for the Study of Pain：Expert consensus on diagnosis and treatment for lumbar disc herniation［J］. World J Clin Cases，2021，9（9）：2058-2067.